主訴から攻める心電図

異常波形を予測し、緊急症例の診断に迫る！

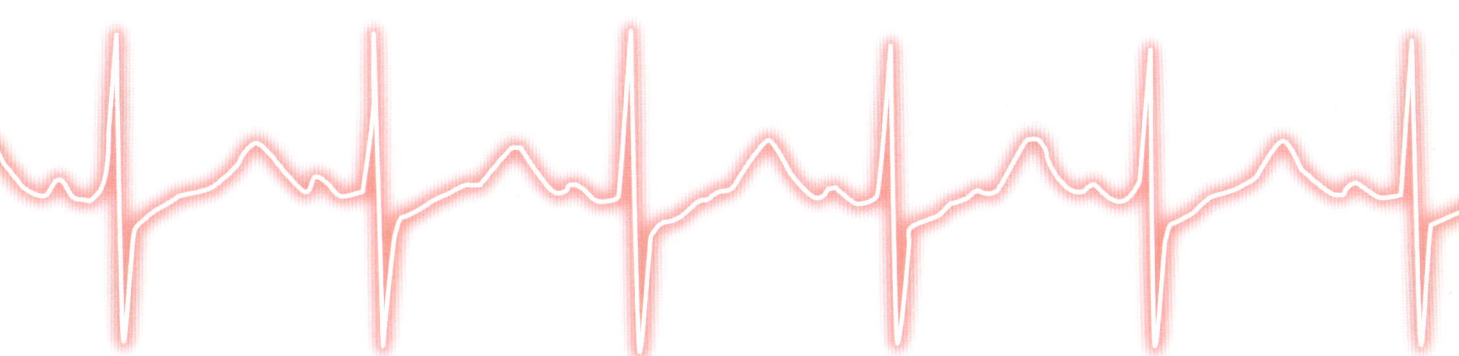

渡瀬 剛人［編］
(Division of Emergency Medicine,
University of Washington)

EM Alliance 教育班［著］

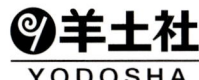

謹告

　本書に記載されている診断法・治療法に関しては，発行時点における最新の情報に基づき，正確を期するよう，著者ならびに出版社はそれぞれ最善の努力を払っております．しかし，医学，医療の進歩により，記載された内容が正確かつ完全ではなくなる場合もございます．

　したがって，実際の診断法・治療法で，熟知していない，あるいは汎用されていない新薬をはじめとする医薬品の使用，検査の実施および判読にあたっては，まず医薬品添付文書や機器および試薬の説明書で確認され，また診療技術に関しては十分考慮されたうえで，常に細心の注意を払われるようお願いいたします．

　本書記載の診断法・治療法・医薬品・検査法・疾患への適応などが，その後の医学研究ならびに医療の進歩により本書発行後に変更された場合，その診断法・治療法・医薬品・検査法・疾患への適応などによる不測の事故に対して，著者ならびに出版社はその責を負いかねますのでご了承ください．

序

　心電図．それは医療で使用されている機器のなかでも歴史が深く，また頻繁に使用されるものだろう．技術が進歩し，先端技術を取り込んださまざまな医療機器が開発されるなか，古くからあるのにいまだに心電図の存在意義は高い．したがって，心電図に関する書物は国内外問わず多く存在する．そんななか，今回なぜ心電図の書籍を発行することになったのか．

　結論から述べると，多くの心電図の書物は臨床の思考プロセスに沿っていないからである．画像でもいえることだが，心電図の意義はその患者さんの主訴によって大きく影響される．例えば，ST上昇が疑われる心電図において，健康で若い無症状の患者さんなのか，喫煙歴・糖尿病ありの胸痛で受診した高齢者なのかによって大きく心電図の受け取り方は異なる．高K血症の心電図はこうだ！と述べても，どういった場合に心電図をとらないといけないかという思考プロセスが多くの書物で省かれている．本書では，「主訴」→「どういった心電図変化を予測するか？」→「心電図の読み方」という思考プロセスを紐解くことに力を入れた．

　本書に出てくる心電図はEM Alliance（EMA）のウエブサイトに掲載されてきた心電図を読みやすく編集したものである（EMAについては，本書30頁のコラムで紹介している）．症例によってはウエブ上で実施したアンケートの興味深い結果なども載せている．

　本書は救急医のみならず，心電図をとることが予想される病棟や外来でも大いに役立つものだと自負している．また，症例によって心電図の読み方のコツや治療のまとめなども含まれており，多くの豆知識も散りばめられている．

　EMA初期の頃にウエブで心電図を多く提示してくださった東京ベイ・浦安市川医療センター救急科の志賀隆先生，マサチューセッツ総合病院救急部の長谷川耕平先生にこの場を借りてお礼を申し上げたい．

　アメリカの救急医で心電図の大家として知られているDr Amal Mattuの格言を最後に紹介したい．"ECGs are basic tests. But your ability to read ECGs shouldn't necessarily be basic as well."（心電図は初歩的な検査であるが，心電図を読む力は決して初歩的であってはいけない）

　それでは皆さん，主訴から心電図を攻めていきましょう！

2015年9月

渡瀬剛人

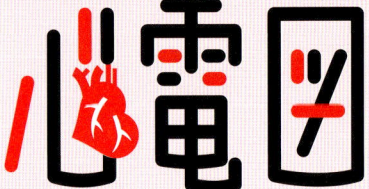

CONTENTS

序 .... 渡瀬剛人　3

第1章　意識障害

1　24歳男性　意識障害，頻脈 .... 難易度 ★★☆ …… 後藤　縁　10
2　84歳男性　意識障害，進行する浮腫と呼吸困難 .... 難易度 ★★★ …… 薬師寺泰匡　14
3　87歳女性　意識障害と徐脈，ショック .... 難易度 ★★☆ …… 中島義之　18
4　80歳女性　意識障害，高血圧 .... 難易度 ★★☆ …… 後藤　縁　22
5　38歳女性　意識障害，徐脈，腹壁からカテーテル？ .... 難易度 ★☆☆ …… 渡瀬剛人　26

第2章　失　神

1　83歳女性　繰り返す失神 .... 難易度 ★★★ …… 舩越　拓　32
2　7歳男児　体育の授業中の失神，顔面打撲 .... 難易度 ★★☆ …… 舩越　拓　36
3　73歳女性　失神，抗菌薬内服中 .... 難易度 ★★☆ …… 薬師寺泰匡　40
4　28歳男性　既往のない動悸，失神 .... 難易度 ★★☆ …… 森川美樹　44
5　22歳男性　若年男性の失神 .... 難易度 ★☆☆ …… 安藤裕貴　50
6　36歳男性　失神，胸痛，呼吸困難 .... 難易度 ★☆☆ …… 舩越　拓　54
7　54歳女性　前失神，現在自覚症状なし .... 難易度 ★★★ …… 薬師寺泰匡　58

第3章　胸　痛

1　67歳男性　ときどき胸痛，息切れ .... 難易度 ★★☆ …… 中山由紀子　64
2　51歳女性　1週間前からの呼吸苦と，今朝からの胸痛 ... 難易度 ★★☆ …… 森川美樹　68
3　17歳男性　バスに乗っているときに胸痛 .... 難易度 ★☆☆ …… 花木奈央　72
4　45歳男性　正中から肩にかけての突然の胸痛，徐脈 .... 難易度 ★〜★★ …… 花木奈央　76
5　82歳女性　冠動脈のリスクの高い患者さんの胸痛 .... 難易度 ★★☆ …… 中島義之　82

CONTENTS

第4章 呼吸困難感

1. 68歳男性 呼吸苦，左脚ブロック既往　難易度 ★☆☆ …… 中島義之　88
2. 75歳男性 急性発症の起座呼吸　難易度 ★★★ …… 中島義之　92
3. 52歳男性 呼吸困難，非小細胞性肺癌の既往あり　難易度 ★★☆ …… 花木奈央　96
4. 56歳女性 進行性の呼吸苦　難易度 ★★★ …… 舩越 拓　100
5. 82歳女性 半年前から続く呼吸苦の急性増悪　難易度 ★★☆ …… 森川美樹　104
6. 56歳男性 呼吸苦，その後心肺停止　難易度 ★★★ …… 中島義之　108

第5章 めまい（浮遊感）

1. 67歳女性 浮遊感，失神　難易度 ★★☆ …… 花木奈央　114
2. 32歳男性 遷延するめまい　難易度 ★★☆ …… 安藤裕貴　118
3. 78歳女性 3時間ほど続くめまい，嘔気，嘔吐　難易度 ★☆☆ …… 中山由紀子　124

第6章 動 悸

1. 73歳男性 動悸，ペースメーカーあり　難易度 ★★★ …… 渡瀬剛人　130
2. 27歳男性 突然の動悸，呼吸苦　難易度 ★★★ …… 森川美樹　134
3. 12歳女児 数時間続く動悸，嘔吐　難易度 ★☆☆ …… 安藤裕貴　138
4. 45歳女性 数年前からの自然軽快する動悸　難易度 ★☆☆ …… 舩越 拓　144
5. 55歳男性 動悸，虚血性心疾患＋アブレーション既往あり　難易度 ★★★ …… 渡瀬剛人　148
6. 43歳女性 突然発症し，継続する動悸　難易度 ★★☆ …… 渡瀬剛人　154

第7章 嘔気・嘔吐

1. 80歳女性 嘔吐，徐脈，強い全身倦怠感　難易度 ★★☆ …… 渡瀬剛人　160
2. 87歳女性 嘔気，食欲低下　難易度 ★☆☆ …… 薬師寺泰匡　164
3. 51歳男性 嘔吐，下痢は治ったけど…　難易度 ★☆☆ …… 後藤 縁　168
4. 59歳男性 嘔気，食欲不振，下痢　難易度 ★★☆ …… 中山由紀子　172

第8章　その他

1. 23歳女性 意識障害，精神科通院中　難易度 ★☆☆　後藤　縁　178
2. 25歳男性 2日前から続くだるさ，発熱　難易度 ★★★　舩越　拓　182
3. 1歳6カ月女児 顔色不良，枝豆をつまらせた　難易度 ★★☆　中山由紀子　186
4. 78歳男性 徐脈，進行する麻痺　難易度 ★★☆　安藤裕貴　190

略語一覧　195
索引　196

Basic Lecture

- TCA中毒の治療　13
- 粘液水腫性昏睡の急性期治療　17
- 高Mg血症の治療　20
- 「失神」でやってくるSAH　25
- 高K血症の治療三本柱　29
- 心血管性失神について　35
- QT延長症候群　39
- 薬剤性QT延長症候群　43
- Brugada症候群の診断基準　48
- 失神の鑑別 4分類　53
- PEの診断　57
- ARVD/Cの診断　61
- Wellens'症候群におけるT波の変化について　67
- 肺塞栓症のリスクファクター　71
- 心外膜炎のマネジメント　75
- 急性大動脈解離における心電図所見　80
- 急性大動脈解離と心臓超音波検査　80
- 後壁梗塞の追加誘導　85
- 新規発症の左脚ブロックはSTEMIか？　91
- STEMIと同様に扱うべき心電図　95
- 心外膜炎の原因について　99
- aVRって役に立つの？　103
- PERCルール　107
- 心肺停止と心筋梗塞　111
- 心肺停止後にST上昇がないときにはどうする？　111
- 心電図検査を考慮する失神とは　117
- irregular wide complex tachycardiaの読み方　121
- めまいと高齢者と心電図　127
- PMTの機序　133
- 束枝頻拍について　137
- WPW症候群のPSVT　141
- AVRTとAVNRTって？　147
- regular WCTについて　151
- いくつかのVT診断アルゴリズムを知る　151
- 不整な頻脈のtips　157
  - P波らしきものがある場合は？　157
  - 不整の定義は？　不規則な不整vs規則的な不整　158
  - wide QRSで不整の場合は？　158
- 徐脈の心電図診断　163
- ジギタリス中毒の臨床症状　167
- 「消化器症状」でやってくる心筋梗塞　171
- 低K血症の原因・症状・治療　176
- トライエージの注意点　181
- 最凶のシマウマ：心筋炎　185
- SVTの初期対応　189
- 洞不全症候群の考え方　193

CONTENTS

COLUMN
- Emergency Medicine Alliance（EMA）の歴史 …… 30
- Torsade de Pointes の読み方 …… 43
- 心電図の機械読みの上手な使い方 …… 49
- History of EKG …… 86
- CPR 中のコミュニケーション …… 112
- 救急医として働き続けるということ …… 123
- ER あるある「ER での問診」 …… 143

本書で紹介している症例の診断名（50音順）

欧文
- Brugada 症候群 …… 48
- de Winter's ST/T complex（前壁梗塞）…… 111
- QT 延長症候群 …… 38
- ST 上昇型急性心筋梗塞（LMT 病変を疑う）…… 103
- Wellens' 症候群 …… 67, 127
- WPW 症候群＋心房細動（Afib）…… 121
- WPW 症候群の pseudo infarction …… 53

あ・か
- 癌性心外膜炎，心タンポナーデ …… 99
- 完全房室ブロック …… 117
- 急性心筋梗塞（下壁梗塞＋後壁梗塞），1度房室ブロック …… 85
- 急性大動脈解離 DeBakey Ⅱ型，右室梗塞 …… 80
- くも膜下出血（SAH）…… 25
- 高 K 血症（K 値 9.2 mEq/L）…… 29
- 高 K 血症＋ベラパミル中毒による slow Afib …… 162
- 高 Mg 血症 …… 20
- 広範前壁心筋梗塞 …… 171

さ・た
- 左冠動脈主幹部（LMT）の急性心筋梗塞（AMI）…… 95
- 左脚ブロックに伴う急性心筋梗塞（AMI）…… 91
- 三環系抗うつ薬（TCA）中毒 …… 13, 181
- ジギタリス中毒 …… 167
- 重度の低 K 血症 …… 175
- 上室性頻拍（SVT）…… 188
- 心外膜炎 …… 75
- 心室細動（VF）…… 35
- 心室頻拍（VT）…… 185
- 束枝頻拍（fascicular tachycardia）…… 136
- 洞不全症候群（SSS）…… 193

な・は・ま
- 粘液水腫性昏睡 …… 17
- 肺動脈塞栓症（PE）…… 57, 70, 107
- 頻脈性の心房細動（Afib w/ RVR）…… 156
- 不整脈原性右室異形成/心筋症（ARVD/C）…… 60
- ペースメーカー関連頻脈（PMT）…… 132
- 発作性上室頻拍（PSVT）…… 141, 147, 150
- マクロライド系抗菌薬による薬剤性 QT 延長症候群 …… 43

EM Alliance 教育班 メンバー (掲載順)

渡瀬 剛人 (編集)
Division of Emergency Medicine, Harborview Medical Center, University of Washington

後藤 縁
名古屋掖済会病院救急科

薬師寺 泰匡
岸和田徳洲会病院救命救急センター

中島 義之
東京ベイ・浦安市川医療センター救急科

舩越 拓
東京ベイ・浦安市川医療センター救急科

森川 美樹
順天堂大学医学部附属浦安病院救急診療科

安藤 裕貴
名古屋掖済会病院救急科

中山 由紀子
沖縄県立中部病院救命救急センター

花木 奈央
京都大学大学院医学研究科初期診療・救急医学分野/医療経済学分野

第1章 意識障害

意識障害で受診した場合に考えるべき鑑別疾患

- **A**：alcohol（アルコール）
- **I**：insulin（インスリン＝低血糖）
- **U**：uremia（尿毒症）
- **E**：encephalopathy（脳症）
  electrolyte（電解質異常）
  endocrine（甲状腺異常）
- **O**：oxygen（低酸素）
- **T**：trauma（外傷）
  temperature（低・高体温）
- **I**：infection（感染症）
- **P**：pharmacologic（中毒・薬剤副作用）
  psychogenic（精神症状）
- **S**：stroke（脳梗塞・脳出血）
  space occupying lesion（脳腫瘍・脳膿瘍）
  seizure（痙攣）
  shock（ショック）

心電図で診断できる，もしくは大きく治療が変わる鑑別疾患は？

- **U（uremia）**
  - 主に高K血症による変化
- **E（electrolyte）**
  - 高K（P波消失，鋭いT波，wide QRSなど）
  - 低K（大きいP波，平坦/陰性T波，U波出現）
  - 高Ca（QT短縮）
  - 低Ca/Mg（QT延長）
- **T（temperature）** マネージメント・治療に影響しないが興味深い
  - 低体温（オズボーンJ波）
- **P（pharmacologic）**
  - TCA（QRS延長，aVRのR波）
  - 向精神薬（QT延長）
  - 不整脈薬（wide QRS）
  - ジギタリス（いろいろ）
  - 抗ヒスタミン薬（TCAに準ずる）
- **S（stroke）** マネージメント・治療に影響しないが興味深い
  - 脳出血・SAH（ST低下，QT延長，陰性T波）

略語

- **SAH**：subarachnoid hemorrhage（くも膜下出血）
- **TCA**：tricyclic antidepressants（三環系抗うつ薬）

 第1章 意識障害

難易度 ★★☆

1 24歳男性 意識障害，頻脈

後藤 縁

症例提示

現病歴：会社を無断欠勤したので，同僚が自宅を訪ねたところ，自室で倒れていたため救急要請．最近は仕事上のストレスが多いようだった
既往歴・内服薬：同僚の話では特に聞いたことはないとのこと
来院時現症：BT 37.5℃，BP 90/60 mmHg，HR 140/min，RR 25/min，SpO$_2$ 99%（RA）
意識：GCS7（E1V2M4）

頭 部：明らかな外傷なし
頸 部：項部硬直なし
胸 部：呼吸音清，心音整
腹 部：平坦，軟
四 肢：運動に左右差はなし
皮 膚：乾燥し，やや赤みがある
神 経：瞳孔4 mm/4 mm

症状・症候から攻める！

意識障害の鑑別である『AIUEOTIPS』のうち，「心電図が診断に結びつく」もしくは「心電図で治療が大きく変わる」疾患を以下にあげる Ⓐ．

■ U：uremia
△ 主に高K血症による変化：普通に仕事をしていた若年者であり考えにくいが，内服や既往は不明で，否定はできない．

■ E：electrolyte
△ 高K（P波消失，鋭いT波，wide QRSなど）．
△ 低K（大きいP波，平坦/陰性T波，U波出現）．
△ 高Ca（QT短縮）．
△ 低Ca/Mg（QT延長）．

｝特に既往のない若年者ならば考えにくいが，内服や既往は不明で，否定はできない．

■ T：temperature（マネージメント・治療に影響しないが，興味深い）
✕ 低体温（オズボーンJ波）：若年者が自室で低体温になるとは考えにくい．体温も正常．

■ P：pharmacologic
○〜△ TCA（QRS延長，aVRのR波），向精神薬（QT延長），抗ヒスタミン薬（TCAに準ずる）：若年者の意識障害であり，薬剤は積極的に疑う必要がある（ストレスのエピソードも疑うきっかけに）．頻脈であることも矛盾しない．
✕〜△ 不整脈薬（wide QRS），ジギタリス（いろいろ）：積極的に疑う病歴はないが，内服はチェックする必要がある．

■ S：stroke（マネージメント・治療に影響しないが，興味深い）
✕〜△ 脳出血・SAH（ST低下，QT延長，陰性T波）：低血圧，頻脈のバイタルからは積極的には疑わない．

✦センスアップ！✦

Ⓐ「意識障害に心電図？」と思うかもしれないが，実は『AIUEOTIPS』のなかにも，「心電図が診断に結びつく」「心電図で治療が大きく変わる」疾患がたくさんある．心電図だけで診断を確定するわけではないが，低侵襲で，ベッドサイドで即座に施行できる心電図によって，より迅速に診断に近づき，有効な治療に結びつけることができる．

異常所見を探してみよう！

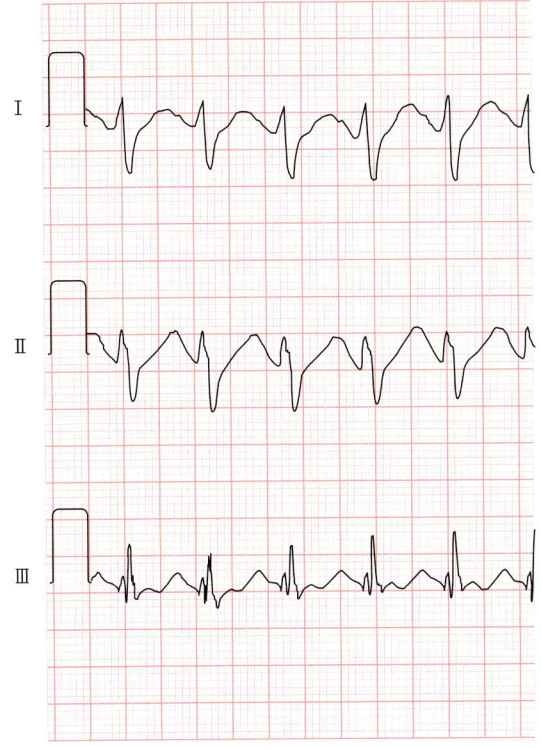
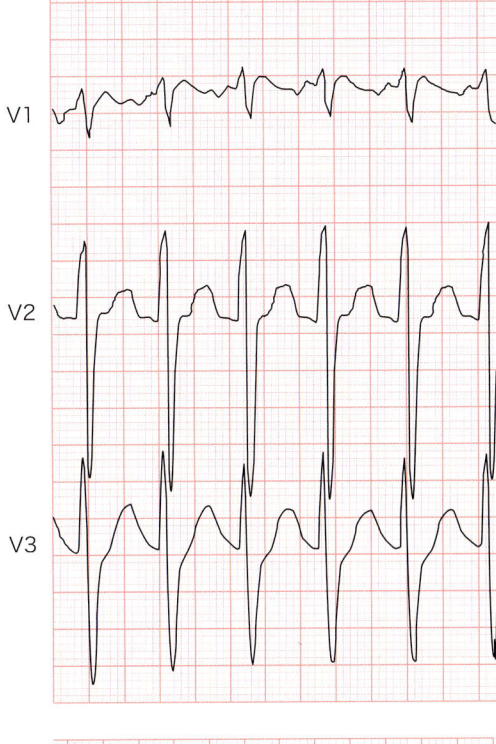
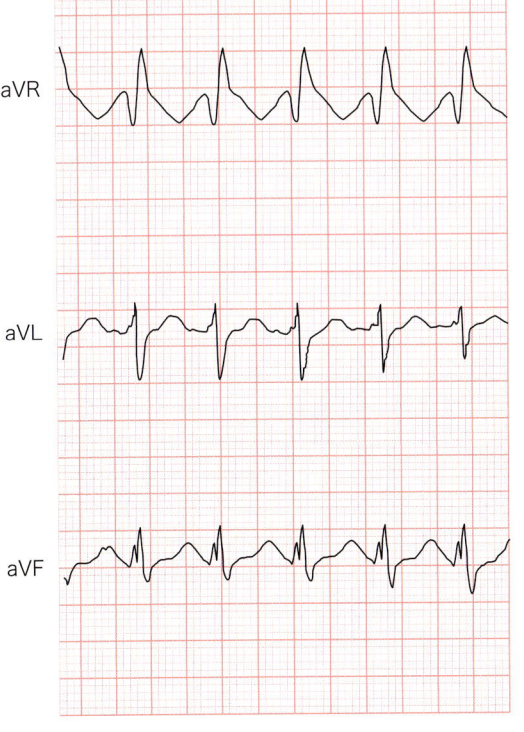
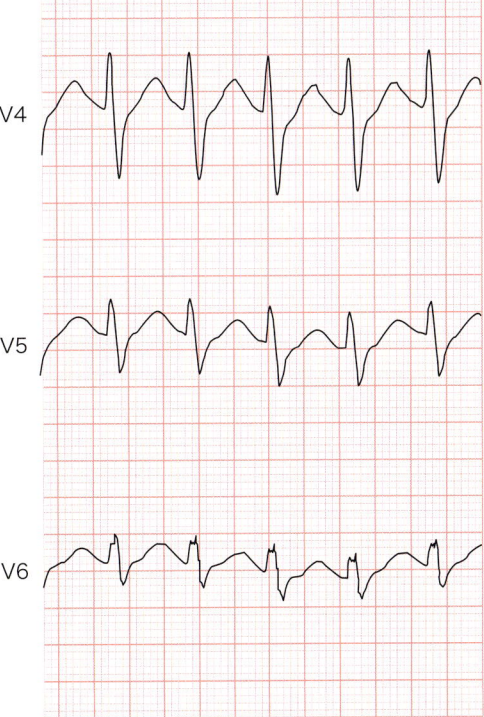

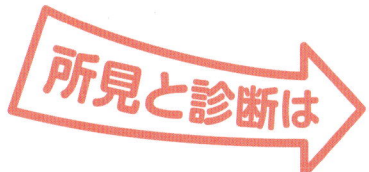
所見と診断は

心電図を攻める！

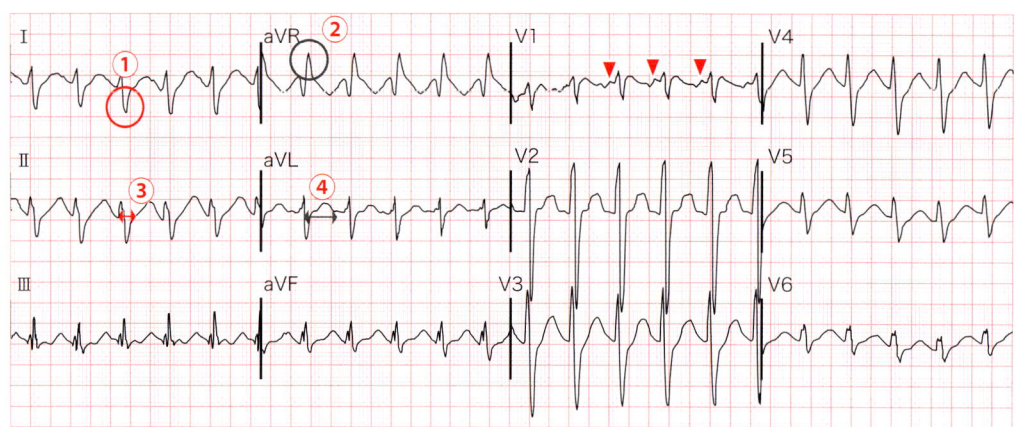

- レート：140/minと頻脈
- 軸：右軸偏位【上図①】（Ⅰ誘導のQRSが下向きである）
- P波の存在：P波は存在する（頻脈だが，V1【▶】がわかりやすい）
- P波とQRSの関係：解離はない
- QRSの形：aVRでR波の上昇を認める【上図②】
- PR間隔：正常
- QRS幅：wide QRS！【上図③】（0.14 secと延長）
- QT間隔（QTc）：QT延長を認める！（0.61 sec）【上図④】
- ST-Tの異常：Ⅰ，Ⅱ，V3〜V6誘導など，ST低下に見える部分はあるがはっきりしない

診断に迫る！

意識障害の心電図で，QRS延長，aVRのR波増高！ さらに頻脈，QT延長とくれば…
そう，**三環系抗うつ薬**（Tricyclic Antidepressants：**TCA**）**中毒**である[B]．

「overdose」とわかっている患者を診察する場合はもちろん，「原因不明の意識レベル低下」や，「モニターで原因のはっきりしない不整脈」を認めた場合に，以下のポイントをチェックすることでTCA中毒を疑うことができるかもしれない．TCA中毒は致死的となる可能性があり，かつ拮抗薬のある数少ない中毒のため，ぜひ念頭におきたい病態である（第8章-1も参照）．

TCA中毒の心電図所見では，①QRS延長（心室内での伝導遅延），②aVRにおけるR波増高（≧3 mm）が重要である[1,2]（QRS幅が注目されやすいが，『「aVRでの3 mm以上のR波増高」が，痙攣または心室性不整脈を予測する唯一の有意な所見であった』とする報告もある）[3][C]．

他に，頻脈，右軸偏位，QT延長があげられる．

今回提示した心電図は，いずれも当てはまる典型的なものなので，ぜひもう一度所見をチェックしてもらいたい．

TCA中毒において問題となるのは，死因となりうる「致死的不整脈」，そして合併症としての「痙攣」である．これらを引き起こすTCAの薬理作用を**表1**にまとめたので復習してみよう．

今回の症例では，入院し治療を行ったところ，徐々に意識レベルは回復し，頻脈・心電図異常ともに改善した．会話が可能になったところで本人から話を聞くと，数カ月前からやる気が起きず，様子を心配した彼女に連れられて精神科のクリニックを受診したとのこと．「うつ病」として処方された薬には抵抗があり内服していなかったが，今回「仕事でいろいろあって嫌になった」と，もらっていた薬をまとめて飲んだことが判明した．同僚に再度部屋を確認してもらうと，クロミプラミン（アナフラニール®）の殻が多量に見つかり，TCA中毒と診断した．

こんな症状にも注意！

[B] TCA以外に，TCA中毒と同様の心電図変化を呈する薬剤がある（下記）．いずれもNaチャネル遮断薬としての作用があるため，それによって心電図変化，さらには心室性不整脈を起こすことがある．

〈TCA中毒と同様の心電図変化を呈する薬剤〉
- ジフェンヒドラミン（抗ヒスタミン薬）
- classⅠ抗不整脈薬
- classⅢ抗不整脈薬
- 局所麻酔薬
- カルバマゼピン

センスアップ！

[C] aVRは普段あまり注目しない誘導かもしれないが，大事な所見が隠れていることがある．今回のTCA中毒の他に，
- aVRでのST上昇→左冠動脈主幹部（LMT）病変を示唆
- aVRでのPR上昇→心膜炎に特徴的

などは診断に非常に有用．ぜひ「aVRに注目！」してみよう．

表1 ● TCAの薬理作用と所見

作用	心電図変化	その他の所見
Kチャネル遮断	QT延長	
ノルアドレナリン・セロトニン再取り込み阻害		初期の血圧上昇，その後の血圧低下
Naチャネル遮断	QRS延長 心室性不整脈 Brugada様心電図変化	心収縮を抑制し血圧低下
ムスカリン様抗コリン受容体拮抗		抗コリン薬のトキシドローム（散瞳，粘膜皮膚乾燥・発赤，腸蠕動低下など）
抗ヒスタミン作用		中枢神経刺激または抑制
αアドレナリン受容体拮抗		血圧低下
GABA受容体遮断		痙攣

文献3，5より作成

最終診断　三環系抗うつ薬（TCA）中毒

その後の経過

入院後，治療薬である炭酸水素ナトリウム（メイロン®）（治療についてはBasic Lecture参照）を使用し，モニター経過観察としたが，幸い心室性不整脈や痙攣は出現しなかった．意識レベルが回復したところで精神科にも相談．希死念慮は認めず，退院し外来フォローとなった．

Basic Lecture

TCA中毒の治療

TCA中毒の治療としては，まず慎重な経過観察が重要である．初診時に無症状であっても，急激に悪化する可能性があるため，6時間はモニター観察しよう．

胃洗浄のエビデンスはないが，内服量が大量で，内服から1時間以内のときは考慮する場合があり，活性炭は有効といわれている（ただし，TCA中毒では意識障害をきたしていることが多く，胃洗浄や活性炭を使用する場合には，気道確保のため挿管を前提に考えるほうが安全である）．

TCA中毒といえば拮抗薬として炭酸水素ナトリウム（メイロン®）が存在する．補液にもかかわらず低血圧が続く場合，心筋の伝導異常（QRS延長）や心室性不整脈を認める場合には使用しよう．QRS幅を正常（＜100 msec）に保つこと，血液のpHを7.50〜7.55に保つことを目標に治療する．

メイロン®によって，pH7.50〜7.55が達成されているにもかかわらず，不整脈や心電図異常，低血圧が改善されない場合の治療として，「高張食塩水（7.5％NaCl）」という選択肢もある．表1にもあるように，TCAはNaチャネル遮断薬なので，それに対し，Na^+を負荷する目的で高張食塩水を使用するのである．効果のほどは症例報告程度に限られてはいるが，メイロン®の補助として考慮してもよいだろう[4]．

また，TCA中毒による不整脈に，class Ⅰa・class Ⅰc・β遮断薬・class Ⅲの抗不整脈薬は禁忌！

class Ⅰa・class Ⅰc抗不整脈薬の作用機序は，「Naチャネル遮断薬」，つまりTCAと同様の作用となってしまうので禁忌である．TCAはαアドレナリン受容体拮抗薬なので，β遮断薬は無効．class Ⅲ抗不整脈薬は十分な研究がされておらず，かつQT延長の危険性もあるためである．

不安定な頻脈が持続する場合は，同期下除細動も考慮される．

まとめ

- 「原因不明の意識障害」や「overdoseを疑う状況」では，TCA中毒を疑う心電図所見（QRS延長やaVRのR波増高）に注意しよう．
- TCA中毒では，突然の不整脈や痙攣に注意！

文献

1) Kerr GW：Emerg Med J, 18：236-241, 2001
2) 「Tintinalli's Emergency Medicine：a comprehensive study guide, 7th edition」（Tintinalli J, et al），McGraw-Hill Professional, 2010
3) Liebelt EL, et al：Ann Emerg Med, 26：195-201, 1995
4) McCabe JL, et al：Ann Emerg Med, 32：329-333, 1998
5) Podcast 98-cyclic（Tricyclic）Antidepressant Overdose：http://emcrit.org/podcasts/tricyclic-antidepressant-overdose/

第1章 意識障害

難易度 ★★★

2 84歳男性 意識障害，進行する浮腫と呼吸困難

薬師寺泰匡

症例提示

主　訴：意識障害

現病歴：来院2カ月前から四肢の浮腫を認めていた．来院1カ月前から食事摂取量が低下．来院の数日前から起床時に呼吸困難の訴えがあったが20〜30分で軽快しており様子をみていた．来院日も起床時に呼吸困難があったが自然軽快．同日23時頃に排尿した直後から呼びかけに反応がなくなったため救急要請

既往歴：糖尿病，高血圧，脂質異常症，脳梗塞，心筋梗塞，腎機能障害

内服薬：カンデサルタン，ジゴキシン，アゾセミド，スピロノラクトン，ランソプラゾール，フロセミド，ニコランジル，カルベジロール，ワルファリン，グリメピリド

来院時現症：BT 35.4℃，BP 175/107 mmHg，HR 79/min，RR 24/min，SpO$_2$ 95％（mask 12 L/min）

意　識：JCS Ⅲ-100

頭　部：眼球の偏倚・眼振なし，顔面全体眼瞼まで浮腫あり，眼瞼結膜貧血なし

頸　部：頸静脈怒張あり，甲状腺腫大なし

胸　部：呼吸音清，心音やや減弱，心雑音なし

腹　部：平坦，軟，圧痛なし

四　肢：上肢に非圧痕性浮腫あり，下肢に比較的戻りの早い圧痕浮腫あり

皮　膚：冷汗なし，皮膚乾燥気味

その他：特記事項なし

症状・症候から攻める！ Ⓐ

■ U：uremia
- ○ 主に高K血症による変化：食欲の低下，腎機能障害の既往からは考えておきたい．

■ E：electrolyte
- △ 高K（P波消失，鋭いT波，wide QRSなど）．
- △ 低K（大きいP波，平坦/陰性T波，U波出現）．
- △ 高Ca（QT短縮）．
- △ 低Ca/Mg（QT延長）．

投与薬剤から十分考えられる．ただし，呼吸困難の説明が難しいか．

■ E：endocrinopathy
- ○ 粘液水腫（徐脈，低電位，T波平坦化），甲状腺クリーゼ（頻脈）：浮腫と意識障害から粘液水腫は考えておきたい．

■ T：temperature（マネージメント・治療に影響しないが，興味深い）
- × 低体温（オズボーンJ波）：体温は正常である．

■ P：pharmacologic
- ○ TCA（QRS延長，aVRのR波），向精神薬（QT延長），不整脈薬（wide QRS），ジギタリス（いろいろ），抗ヒスタミン薬（TCAに準ずる）：内服歴からはありうる．

✦センスアップ！✦

Ⓐ 本症例に挑んだ医師達の回答ではPEという意見が多かった．意識障害が遷延することと浮腫を一元的に説明するのが難しくなるが，ERにおいてはやはり命に直結するところから考えたい．PEの解説は「第2章-6」「第3章-2」「第4章-5」参照．

■ **S：stroke**（マネージメント・治療に影響しないが，興味深い）
  △ 脳出血・SAH（ST低下，QT延長，陰性T波）：巣症状が乏しい印象である．

異常所見を探してみよう！

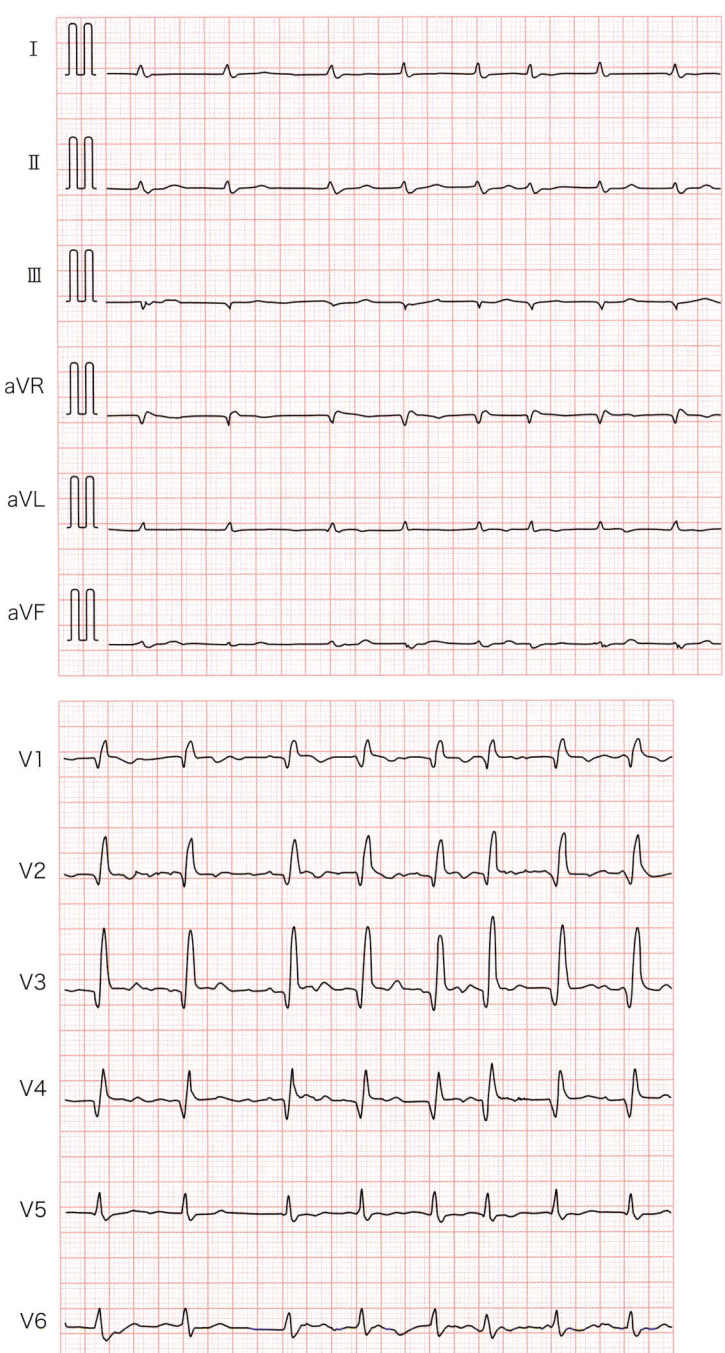

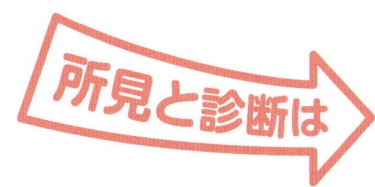

心電図を攻める！

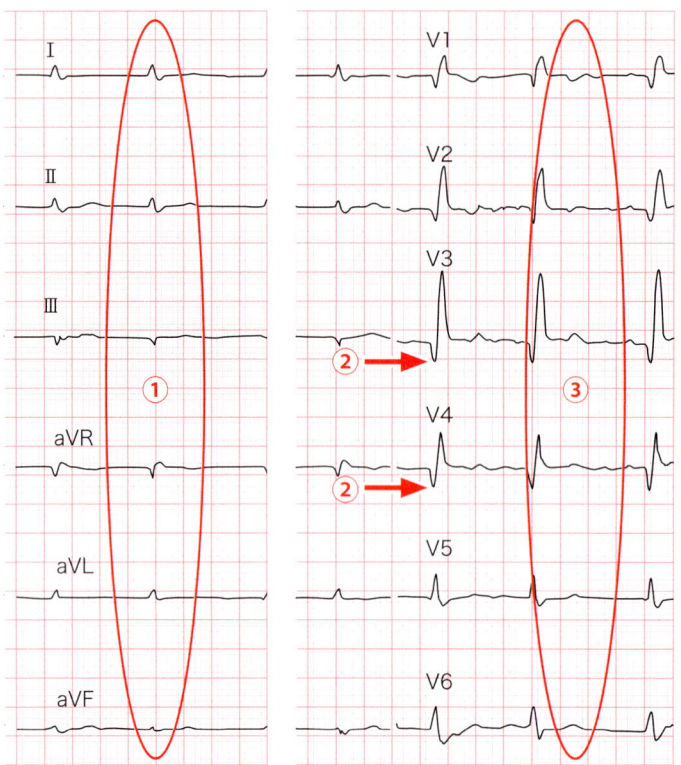

- レート：80/min
- 軸：左軸偏位
- P波の存在：認めない
- P波とQRSの関係：なし
- QRSの形：肢誘導で低電位[B]【上図①】．胸部誘導でV1～V4にQ波【上図②】を認める．完全右脚ブロック波形
- PR間隔：評価できない
- QRS幅：広い（>0.12 sec）
- QT間隔（QTc）：正常
- ST-Tの異常：なし
- T波：全体的に平坦化【上図③】

✦センスアップ！✦

[B] 低電位について
肢誘導においては「Ⅰ～aVFすべてのQRS振幅≦0.5 mV」で，胸部誘導においては「V1～V6すべてのQRS振幅≦1.0 mV」と定義される．肢誘導のみで低電位を示す場合は四肢の浮腫を示唆し，肢誘導・胸部誘導ともに低電位を示す場合は，心筋全体の起電力が低下したか，心臓周囲に何らかの不良伝導を招く要素があることを示唆する．粘液水腫やアミロイドーシス，心嚢液貯留でよく認められる変化だが，胸膜炎，肺気腫，肥満でも認められる．広範囲のMIでも認められるかもしれない．

診断に迫る！

すべてを説明可能な病態を考えてみたい．T波の平坦化はあるが盆状低下ではなくジギタリス効果ではないようである．T波が平坦化しておりKの低下は考える必要がありそうだ．何らかの薬剤に特異的な変化は見出せない．前述の鑑別疾患から甲状腺機能低下も考えられる．甲状腺機能低下症に伴う心電図変化では，**徐脈，低電位，ST変化を伴わないT波の陰性化や平坦化が特徴といわれており，その他にもQ波，QT延長，種々の房室ブロック，心室内伝導遅延**などの非特異的な変化をさまざまに呈する[1]．国内の報告では，甲状腺機能低下症の16例のうち，7例に徐脈，6例にT波平坦陰性化，3例にAfib，2例に不完全右脚ブロック，1度房室ブロック，完全房室ブロック，洞不全症候群を1例ずつ認めたというものがあり，この報告では低電位を認めていない[2]．また別の報告では，甲状腺機能低下症の13例のうち，全例でT波の平坦陰性化を認め，低電位および1度房室ブロックがそれぞれ8例，5例でQT延長，4例でST変化を認めたというものもある[3]．

これらはムコ多糖が心筋やHis束に沈着したり，ホルモン低下に伴い心筋代謝が低下したり，心嚢液が貯留したりすることにより出現すると考えられている．本症例の心電図は特異的とはいえないが，粘液水腫性昏睡は示唆される．

陳旧性心筋梗塞ベースの心不全の増悪やジギタリス中毒，甲状腺機能低下症を念頭に諸検査を行ったところ，胸部X線で両側胸水が著明であったが，BNP 189.7 pg/mL，ジゴキシン＜0.3 ng/mLとどちらも高値ではなくそれらしくない印象である．甲状腺ホルモンの検査結果は，TSH＞100 μIU/mL，free T$_4$ 0.29 ng/dLと甲状腺機能低下を示唆していた．さらに，本症例は日本甲状腺学会の診断基準[C]の必須項目2項目を満たし（甲状腺機能低下症，JCS Ⅲ-100），かつ症候検査項目2点〔低体温（35.4℃），低換気（酸素投与）〕となるため粘液水腫性昏睡と診断した．

最終診断　粘液水腫性昏睡

Basic Lecture

粘液水腫性昏睡の急性期治療

粘液水腫性昏睡の死亡率は50〜60％と高く，疑いをもったときから治療を開始する必要がある内科系の緊急疾患といえる．治療は全身管理しながらの甲状腺ホルモン薬の補充となるが，T$_4$製剤を使うべきかT$_3$製剤を使うべきか，どの程度の量を使うべきかということについては確立されていない．T$_3$製剤は効果発現が早いが，高濃度では死亡率が増加するという報告[5]もあり使いづらい面もある．海外の総説では大量T$_4$製剤と少量T$_3$製剤の静注が推奨されているものも散見されるが，日本には経口薬しかない．またT$_3$製剤を扱っていない医療機関もあるだろう．T$_4$製剤単剤で治療開始する場合，レボチロキシンNaを200 μg/日で開始して意識改善まで継続するものや，500 μg/日で開始して翌日から200 μg/日とするやり方などがあるが，大量投与は控えられる傾向にあるようである．どちらかのやり方を選択して治療するのがよいだろう．甲状腺ホルモンの他にも，副腎不全の合併や相対的副腎不全となっていることが考えられ，副腎皮質ステロイドの投与も推奨される．この場合，ヒドロコルチゾンを8時間ごとに100 mg投与するのが一般的だろう[4,6]．

こんな症状にも注意！

[C] 甲状腺ホルモンの低下はさまざまな症状を呈する．
〔無気力，易疲労感，眼瞼浮腫，寒がり，体重増加，動作緩慢，嗜眠，記憶力低下，便秘，嗄声など．〕
日本甲状腺学会が作成している粘液水腫性昏睡の診断基準では，以下の必須項目2項目＋症候検査項目2点以上で確実例とされる[4]．

必須項目
①甲状腺機能低下症．
②中枢神経症状（JCS≧10，GCS≦12）．

症候検査項目
①低体温（35℃以下：2点，35.7℃以下：1点）．
②低換気（PaCO$_2$ 48 mmHg以上，動脈血pH 7.35以下，酸素投与：どれかあれば1点）．
③循環不全（平均血圧75 mmHg以下，HR 60/min以下，昇圧剤投与：どれかあれば1点）．
④代謝異常（血清Ｎa 130 mEq/L以下：1点）．

その後の経過

T$_4$製剤の補充を行い入院経過観察した．意識は数日で改善し，呼吸状態も徐々に改善した．

まとめ

- 長期経過の浮腫では甲状腺機能低下も考える．
- 甲状腺機能低下症では，徐脈・低電位・非特異的ST変化をはじめとする心電図変化が出現する．
- 粘液水腫性昏睡を疑ったら迅速に治療をしよう．

文献

1）佐藤敏：心電図の読み方　褐色細胞腫，甲状腺機能亢進症および甲状腺機能低下症の心電図所見．綜合臨牀，33：1215-1225, 1984
2）宋興康, 他：Japanese circulation journal, 45：686, 1981
3）鬼倉俊一郎, 他：Japanese circulation journal, 39：1368, 1975
4）田中祐司, 他：日本甲状腺学会雑誌, 4：47-52, 2013
5）Hylander B, et al：Acta Endocrinol, 108：65-71, 1985
6）Kwaku MP, et al：J Intensive Care Med, 22：224-231, 2007

第1章 意識障害

難易度 ★★☆

3 87歳女性 意識障害と徐脈, ショック

中島義之

症例提示

現病歴：来院当日午前6時に子供が本人のところに行くと普段通りベッドに臥床していた．8時に本人のところに再度行くと意識がないため救急車要請となり，当院救急室に午前8時50分到着した

既往歴：高血圧，発作性心房細動，多発性脳梗塞，神経因性膀胱

内服歴：オルメサルタン，アスピリン，エソメプラゾール，ピルジカイニド，酸化マグネシウム，ジメチコン

アレルギー歴：なし

ADL：ベッド上で全介助だが，普段は呼びかけに開眼し発声する

来院時現症：BT 36.2℃，BP 橈骨にて微弱に触知，HR 42/min，RR 24/min，SpO₂ 100%（mask 10 L）

意　識：GCS3（E1V1M1）
頭　部：明らかな外傷なし
胸　部：呼吸音清，心音不整
腹　部：平坦，軟
四　肢：運動なし
皮　膚：湿潤，冷感あり
神　経：瞳孔 3.0 mm/3.0 mm，対光反射 ＋/＋

症状・症候から攻める！

■ **U：uremia**
　△ 主に高K血症による変化：腎機能障害の既往はないが薬剤性の腎機能障害の可能性もあり考慮すべきである．

■ **E：electrolyte**
　△ 高K（P波消失，鋭いT波，wide QRSなど）．
　△ 低K（大きいP波，平坦/陰性T波，U波出現）．
　△ 高Ca（QT短縮）．
　△ 低Ca/Mg（QT延長）．
　　同様に薬剤性の可能性があり考慮すべきである．

■ **T：temperature**（マネージメント・治療に影響しないが，興味深い）
　× 低体温（オズボーンJ波）：バイタルで低体温は認めず考えにくい．

■ **P：pharmacologic**
　○ TCA（QRS延長，aVRのR波），向精神薬（QT延長），抗不整脈薬（wide QRS），ジギタリス（いろいろ），抗ヒスタミン薬（TCAに準ずる）：抗不整脈薬も内服しており可能性の高い鑑別疾患である．

■ **S：stroke**（マネージメント・治療に影響しないが，興味深い）
　△ 脳出血・SAH（ST低下，QT延長，陰性T波）：否定はしきれないがショック状態であることと合わない ⒜．

✦センスアップ！✦

Ⓐ 徐脈＋ショックの鑑別にはVF AED ONという語呂合わせがある．
　V：Vasovagal reflex（迷走神経反射）
　F：Freezing（低体温）
　A：AMI/Acidosis/Arrhythmia（心筋梗塞/アシドーシス/不整脈）
　E：Electrolyte/Endocrine（電解質異常/内分泌）
　D：Drug（薬剤性）
　O：Oxygen（低酸素）
　N：Neurogenic shock（神経原性ショック）

異常所見を探してみよう！

第1章 意識障害

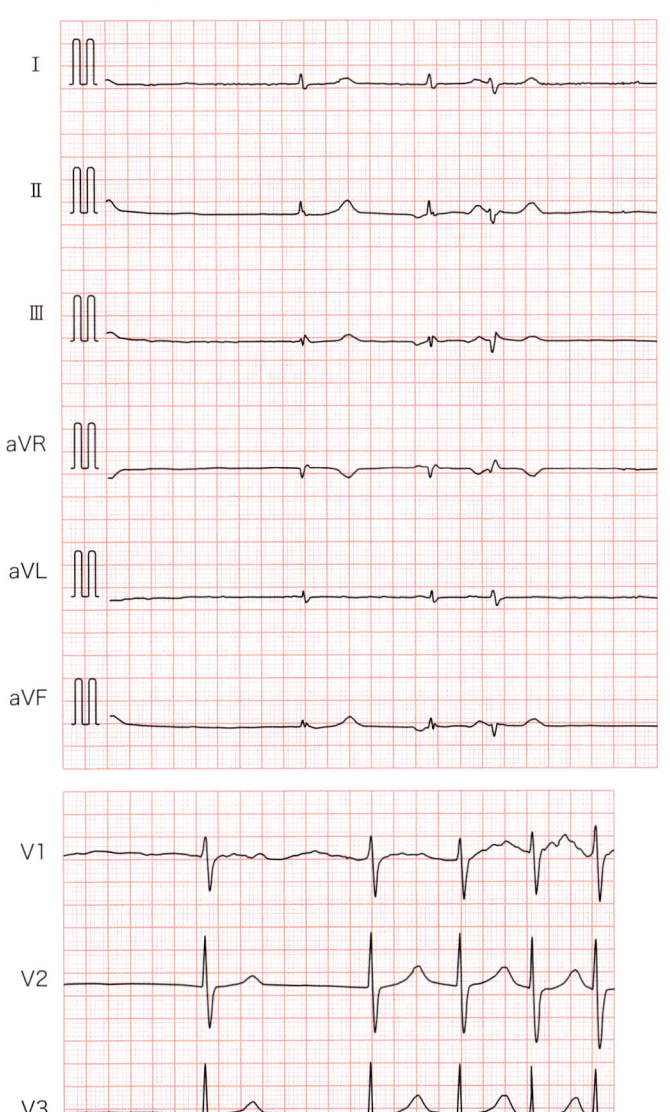

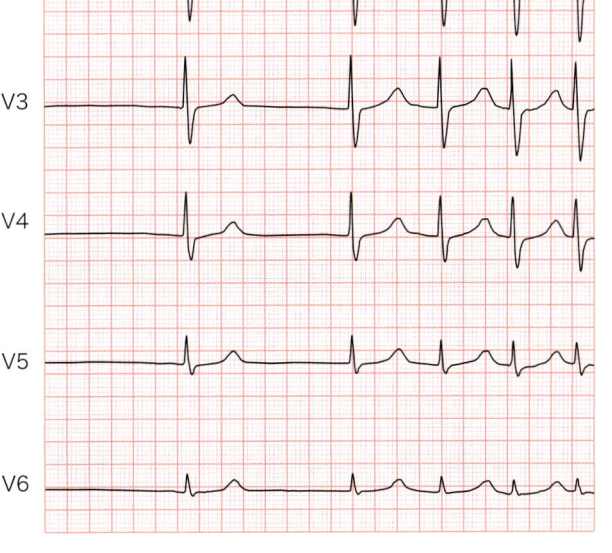

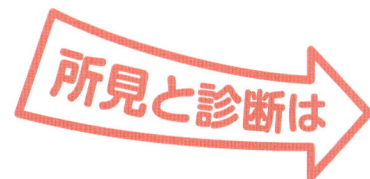
所見と診断は

心電図を攻める！

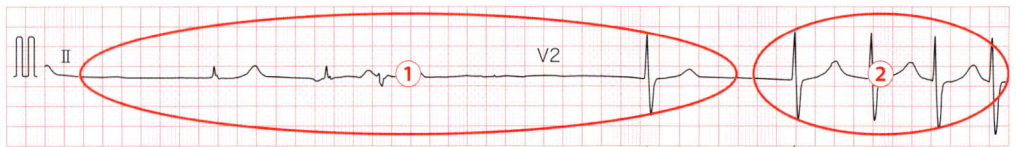

- レート：①で40〜50/min 不整，②では70〜100/min 不整
- 軸：**正常**
- P波の存在：消失している
- P波とQRSの関係：なし
- QRSの形：特記すべき異常なし
- PR間隔：なし
- QRS幅：正常範囲内（0.06 sec）
- QT間隔（QTc）：延長（**0.49 sec**）
- ST-Tの異常：認めない

診断に迫る！

　診断はP波が消失し，narrow QRSが認められることから**洞停止，促進性房室接合部調律**である（洞停止，房室接合部調律に関しては第8章-4参照）．ちなみに上図②で認める房室接合部調律は，通常HR 40〜60/minが正常である．今回の症例のように脈拍が60〜100/minでは促進性房室接合部調律，100/min以上では房室接合部頻拍と定義される．

　心エコー上の異常，心筋逸脱酵素上昇は認めないものの，採血にて血清Mgが13.6 mg/dLと著明な上昇を認めていたⓑ．Mg濃度による心電図変化を表1に示す[3,4]．

表1 ● Mg濃度による心電図変化

値	心電図変化
5〜10 mg/dL	PR間隔延長，QRS拡大，QT延長
10 mg/dL以上	洞房ブロック，房室ブロック，心室性不整脈
20 mg/dL付近	心停止

最終診断　高Mg血症ⓒ

Basic Lecture

高Mg血症の治療

　治療としては生理食塩水，フロセミド，Ca点滴である[5]．Caは細胞内のMgの効果と拮抗し，低血圧，呼吸抑制，不整脈に対して作用する．投与方法は100〜200 mg（グルコン酸Caは425 mg/5 mL）を初回投与し，重症患者では持続点滴とし，透析も選択肢となる．

✦センスアップ！✦

Ⓑ Mgは一般的に高くなることはまれである[1]．ある横断調査研究ではランダムに5,100人に採血を行ったところ2.4 mg/dL以上（正常1.8〜3.0 mg/dL）であったのは95人のみであった[2]．ただMgは腎排泄のため腎機能障害では高値になることがある．また本症例のような高齢者の場合には腎機能が正常でも高Mg血症を呈することがあるため注意が必要である．

こんな症状にも注意！

Ⓒ 高Mg血症の臨床症状/心電図は，血中のMg濃度に依存している[3,4]．5〜10 mg/dLで嘔気，腱反射低下が生じる．10 mg/dL以上で呼吸抑制，イレウス，意識レベル低下，20 mg/dLに近づくと表1で示したように心停止が起こる．MgはCaと性質的に似ているためCaチャネルを細胞内外でブロックし心収縮，心伝導障害を起こすとされている[5]．

その後の経過

来院後自然と洞性徐脈に改善を認め，Caを投与しICU入室となった．Ca持続投与にて徐々にMg値，意識も改善を認め，入院10日目に帰宅となった．原因としては酸化Mg 250 mgを1日6錠毎日内服しており，入院後に自然と高Mg血症が改善したことから摂取過量によるものと考えられた．

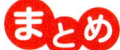

- 徐脈＋ショックの鑑別はVF AED ON.
- 意識障害を伴う徐脈ショックでは高Mg血症を鑑別に入れる．
- 高Mg血症の心電図所見は心伝導障害，QRS延長，PR間隔延長，QT延長であり，最悪の場合は心肺停止に至る．

文献

1) Schelling JR, et al：Clin Nephrol, 53：61-65, 2000
2) Woodard JA, et al：Am J Emerg Med, 8：297-300, 1990
3) 「Emergency Medicine 1st edition」（Adams JG, et al ed), Saunders, 2008
4) 「Practice Guide to the Care of the Medical Patient 8th edition」（Ferri FF), Mosby, 2011
5) 「Williams Textbook of Endocrinology 12th edition」（Melmed S, et al), Saunders, 2012
6) 「Rosen's Emergency Medicine 8th edition」（Mary JA, et al ed), Saunders, 2014

第1章 意識障害

難易度 ★★☆

4　80歳女性 意識障害，高血圧

後藤　縁

症例提示

現病歴：自宅で生活し，身の回りのことは自分でできる方．朝は普段通りの様子だったが，22時30分頃家族が帰宅したところ，意思疎通が取りにくかった．しだいに「おかしい」など，同じ言葉を繰り返すばかりになり，家族が救急要請

既往歴：高血圧，腎機能障害の指摘

家族歴：特になし

内服薬：バルサルタン，アムロジピン，スピロノラクトン，アトルバスタチン

来院時現症：BT 36.5 ℃，BP 147/53 mmHg，HR 99/min，RR 28/min，SpO_2 98%（RA）

意　識：GCS9（E3V2M4）

頭　部：明らかな外傷なし

胸　部：呼吸音清，心音整

腹　部：平坦，軟

四　肢：運動左右差なし

神　経：瞳孔3.5 mm/3.5 mm，対光反射 ＋/＋

症状・症候から攻める！

『意識障害』の鑑別である『AIUEOTIPS』（1章–1参照）のうち，「心電図が診断に結びつく」もしくは「心電図で治療が大きく変わる」疾患を以下にあげる．

■ **U：uremia**
- ○ 主に高K血症による変化：腎機能障害を指摘されている高齢者が，バルサルタン（ARB），スピロノラクトン（抗アルドステロン薬）を内服している．ぜひ考えたい．

■ **E：electrolyte**
- ○ 高K（P波消失，鋭いT波，wide QRSなど）：上記の「U：uremia」に同じ．腎機能障害の指摘と内服から疑う必要がある．
- × 低K（大きいP波，平坦/陰性T波，U波出現）
- × 高Ca（QT短縮）
- × 低Ca/Mg（QT延長）

　これらを生じる内服はなく，積極的に疑わない．

■ **T：temperature**（マネージメント・治療に影響しないが，興味深い）
- × 低体温（オズボーンJ波）：高齢者だが自立しており，自宅内で低体温になるとは考えにくい．体温も正常．

■ **P：pharmacologic**
- × TCA（QRS延長，aVRのR波），向精神薬（QT延長），不整脈薬（wide QRS），ジギタリス（いろいろ），抗ヒスタミン薬（TCAに準ずる）：内服薬にこれらは含まれていない．

■ **S：stroke**（マネージメント・治療に影響しないが，興味深い）
- ○ 脳出血・SAH（ST低下，QT延長，陰性T波）：血圧の高い高齢者であり(A)，頻度からもぜひ考えたい．脳血管障害でもさまざまな心電図変化が出現する．

＋センスアップ！＋

(A) 意識障害患者の診察では，血圧に注目！　<u>低血圧（SBP＜90 mmHg）</u>の場合は頭蓋内病変<u>以外</u>の可能性が高く，<u>高血圧（SBP＞170 mmHg）</u>の場合は頭蓋内病変の可能性が高くなる，という報告がある．意識障害の鑑別診断に有用なので知っておこう[1]．

異常所見を探してみよう！

第1章 意識障害

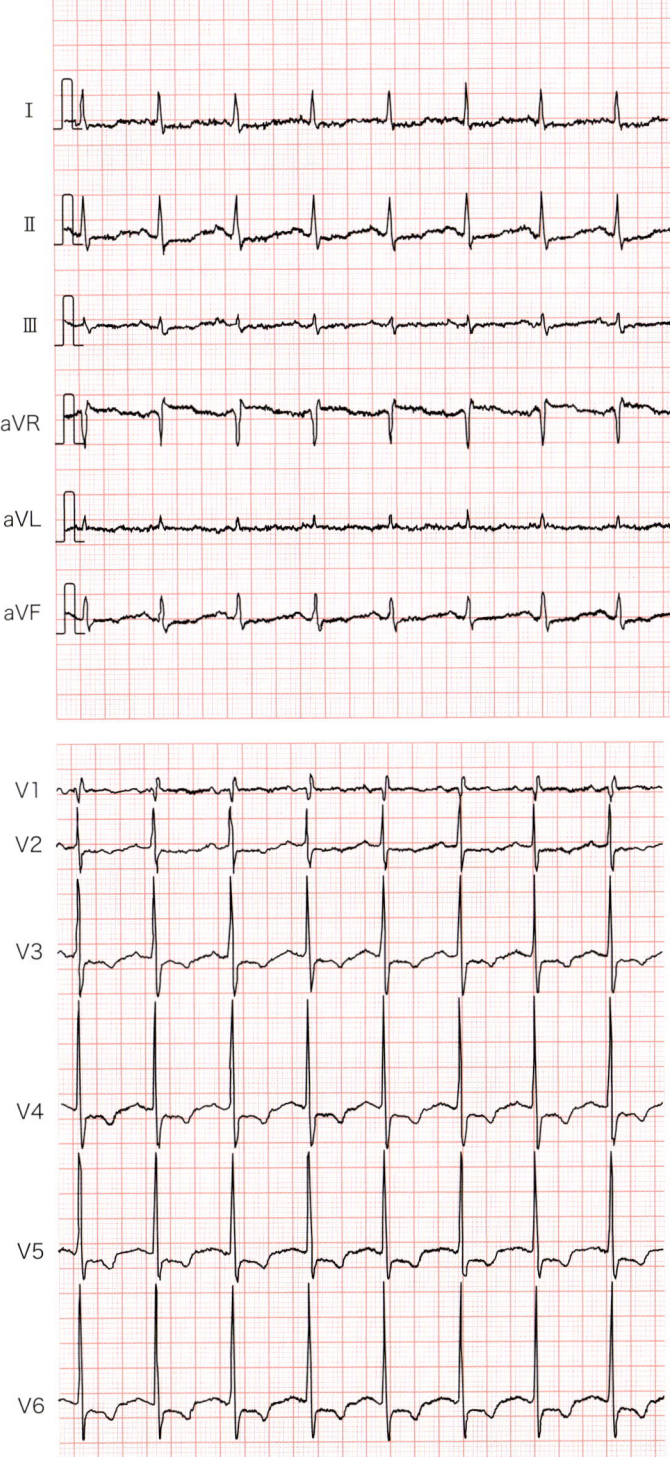

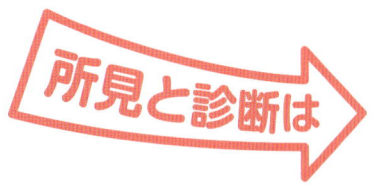
所見と診断は

23

心電図を攻める！

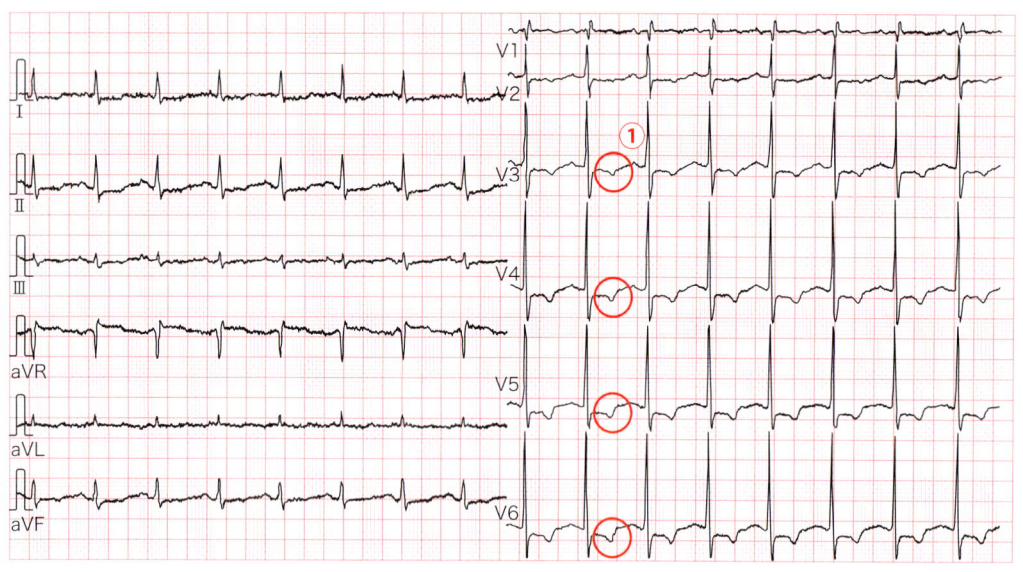

- レート：95/min
- 軸：正常
- P波の存在：存在する
- P波とQRSの関係：解離はない
- QRSの形：特記すべき異常なし
- PR間隔：正常（0.16 sec）
- QRS幅：正常（0.09 sec）
- QT間隔（QTc）：正常（0.46 sec）
- ST-Tの異常：V3〜V6誘導でのST低下，陰性T波【上図①】を認める

診断に迫る！

　結果を先に述べると，この症例では明らかに意識障害が認められ，かつバイタルが保たれていたため，血液ガスで血糖値と電解質に大きな異常がないことを確認したうえで，頭部CTを施行した．すると図1のような，明らかなSAHの所見を認めた．

　ではこの症例で，心電図からどのような思考が働くか考えてみよう[B]．

　心電図ではV3〜V6誘導でST低下，陰性T波を認めた．

　「ST低下，陰性T波」を呈する疾患・病態として，

- 労作性狭心症，不安定狭心症（心膜内虚血を示唆する所見）
- Wellens' 症候群（左前下行枝の近位狭窄を示唆し，緊急性の高い所見．「第3章-1」「第5章-3」参照）
- 肺塞栓（V1〜V4の陰性T波の感度は高いといわれている．「第2章-6」「第3章-2」「第4章-5」参照）
- たこつぼ心筋症（stress cardiomyopathy）

などが重要な鑑別である．

　ただ，これらで意識障害が生じるとすれば，やはりショック（脳への血流が悪くなるほどの循環不全）になっていないと説明がつかない．この症例のバイタルでは「意識障害」を説明することは難しそうである．そこで，**「脳血管障害でも，さまざまな心電図変化が出現」**することを思い出してみよう．

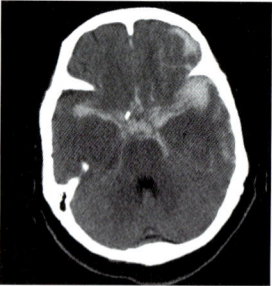

図1●頭部CT

✦センスアップ！✦

[B] SAHの患者において「虚血様の心電図変化は，1年後の神経機能不良と関連していた（OR：4.7）」という報告[2]がある．つまり，SAHに伴う心電図変化は予後不良と関連しており，より注意深い管理が必要となる．

SAHに引き続いてさまざまな心電図変化が生じることが知られており，頻度が高いものは，ST低下，QT延長，陰性T波（deep symmetric T wave inversion），U波の出現などである[2]．

これらの心電図変化は，左室の心内膜下虚血を反映したもので，頭蓋内出血により交感神経が過剰になり，過度のカテコラミンが放出されることにより，虚血が生じると考えられている[3〜4]．

もちろん今回の症例を心電図のみから診断できるわけではなく，SAHや頭蓋内出血に特異的な心電図変化があるわけでもない．ただ「頭蓋内疾患でもさまざまな心電図変化が出現しうる」と知っておくことで，冠動脈支配に合わない心電図変化や，急性冠症候群では説明できない症状の心電図変化では，SAHをはじめとした頭蓋内疾患も鑑別にあげて検索することが可能になる[C]．

最終診断　くも膜下出血（SAH）

Basic Lecture

「失神」でやってくるSAH

今回の症例のように，「明らかな意識障害」で搬送されれば，誰もが『頭』（脳血管障害）を疑うだろう．しかし，SAHは「失神」で搬送されることもある（SAH患者の53％でloss of consciousness（意識消失）があったという報告もある）[5]．

今回の心電図が「失神」患者さんのものだったとしたら…．すぐに『心臓！』『心カテ！』と走り出してしまうかもしれない．本当はSAHの患者さんに，カテーテル検査でヘパリンを使われる…という恐ろしいことになってしまう．

失神の患者さんの鑑別に「SAH」をあげられるかどうかは，皆さんの病歴聴取と洞察力（今回のような心電図変化を見つける目も含めて！）にかかっている．

こんな症状にも注意！

[C] SAHは救急外来で絶対に見逃したくない疾患の代表である．
『突然の（何をしていたときかはっきりわかる）』『人生最悪の（バットで殴られたような）』頭痛があれば，否定できるまでSAHを疑おう．意識障害，嘔吐も頻度の高い症状である．
「Basic Lecture」でも述べたように「失神」にも注意．発症時に一時的な意識消失があった場合，「頭痛」のエピソードを覚えていないことがある．
一方，突発（ピークまで1時間以内）の頭痛で来院した，神経学的異常のない患者で，以下のいずれもなければSAHは否定的，という報告（The Ottawa SAH Rule）[6]もある．患者の選択基準などに制約はあるが，参考にあげる．
① 40歳以上
② 頸部痛あるいは項部硬直
③ （目撃された）意識消失
④ 運動中の発症
⑤ 雷鳴頭痛（痛みのピークが瞬時に）
⑥ （身体診察で）頸部の屈曲が制限される

その後の経過

3D-CT angioにて，左内頸動脈後交通動脈分岐部（IC-PC）動脈瘤破裂によるものと判断され，クリッピング術が施行された．術後，右麻痺と失語が残ったが，徐々に改善．つかまり歩きが可能な程度に回復し，退院となった．

まとめ

- 「S：stroke＝脳血管障害」でもさまざまな心電図変化が出ることを知ろう．
- SAHで生じる心電図変化（ST低下，QT延長，陰性T波，U波の出現）を確認しよう．

文献

1) Ikeda M, et al：BMJ, 325：800, 2002
2) Junttila E, et al：Anesth Analg, 116：190-197, 2013
3) Saritemur M, et al：Am J Emerg Med, 31：271, 2013
4) Clinical manifestations and diagnosis of aneurysmal subarachnoid hemorrhage：http://www.uptodate.com/contents/clinical-manifestations-and-diagnosis-of-aneurysmal-subarachnoid-hemorrhage
5) Fontanarosa PB：Ann Emerg Med, 18：1199-1205, 1989
6) Perry JJ, et al：JAMA, 310：1248-1255, 2013

第1章 意識障害

難易度 ★☆☆

5　38歳女性 意識障害，徐脈，腹壁からカテーテル？

渡瀬剛人

症例提示

現病歴：意識状態がおかしいということで，家族に救急外来に連れてこられた．本人からは病歴聴取不能．家族も帰ってきたらこの状態だったと繰り返すのみ

既往歴・内服薬：不明

来院時現症：BT 36.4℃，BP 131/87 mmHg，HR 50/min，RR 12/min，SpO₂ 96%（RA）

意識：GCS11（E2V4M5）

頸部：頸静脈怒張

胸部：呼吸音微弱だが清，心音整・心雑音なし

腹部：軽度膨満，臍右側腹壁からカテーテルあり，軟

下肢：両側に軽度浮腫あり

神経：瞳孔2mm/2mm，対光反射＋/＋，四肢は左右差なく動かしている，Babinski陰性

その他：特記事項なし

症状・症候から攻める！

■ **U：uremia**
　○ 主に高K血症による変化：腹膜透析患者用のカテーテルを認め，尿毒症の可能性が高い．

■ **E：electrolyte**
　○ 高K（P波消失，鋭いT波，wide QRSなど）：透析患者なので可能性は高い．
　△ 低K（大きいP波，平坦/陰性T波，U波出現）：透析患者は高K血症のほうが多い．
　△ 高Ca（QT短縮）：頻度は低Caのほうが高い．
　○ 低Ca/高Mg（QT延長）：透析患者では頻繁に認める異常．

■ **T：temperature**（マネージメント・治療に影響しないが，興味深い）
　× 低体温（オズボーンJ波）：本症例では体温は正常．

■ **P：pharmacologic**
　○ TCA（QRS延長，aVRのR波），向精神薬（QT延長），不整脈薬（wide QRS，洞停止・房室ブロックによる徐脈），ジギタリス（いろいろ），抗ヒスタミン薬（TCAに準ずる）：内服薬は不明だが，意識障害＋徐脈をきたす代表的なものとしてβ遮断薬やジギタリスがある．

■ **S：stroke**（マネージメント・治療に影響しないが，興味深い）
　△ 脳出血・SAH（ST低下，QT延長，陰性T波）：明らかな麻痺を認めないが，意識障害があるため除外したい．

異常所見を探してみよう!

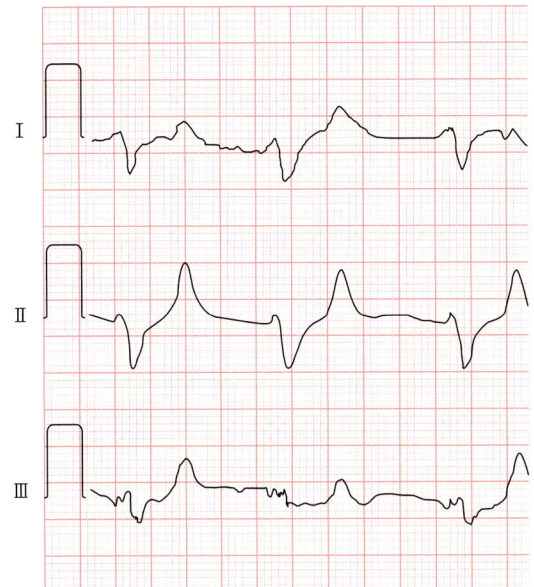

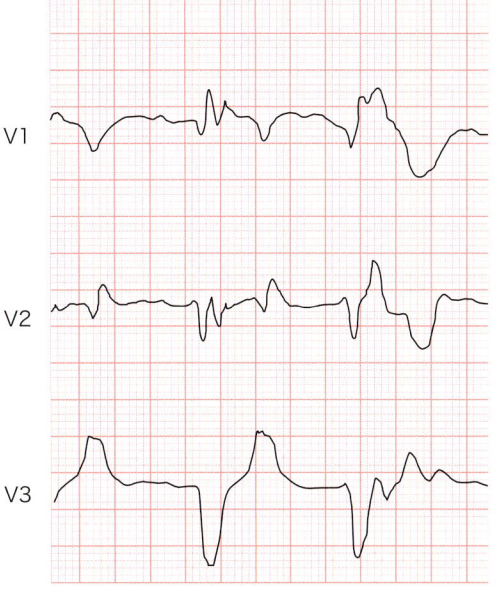

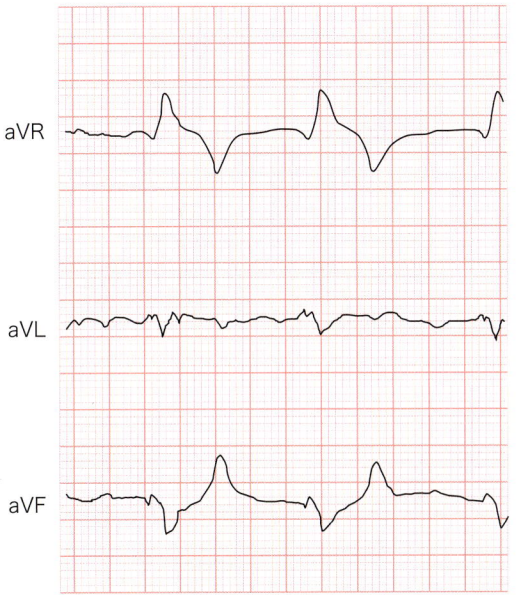

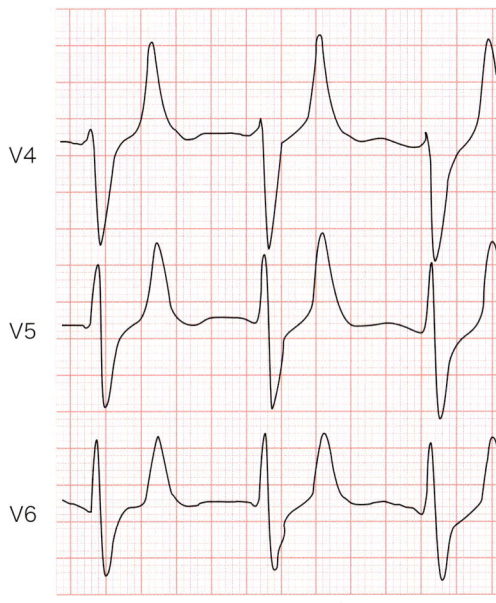

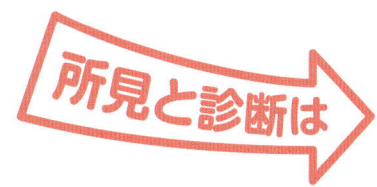

心電図を攻める！

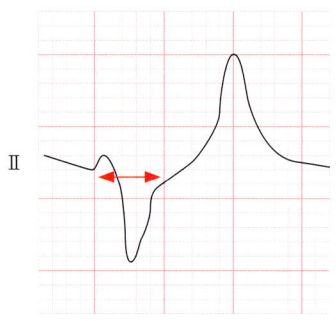
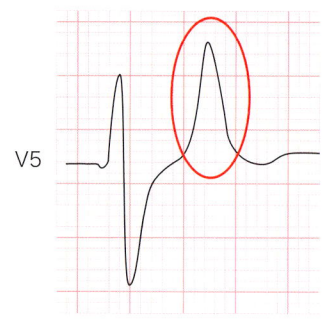

- レート：60/min弱
- 軸：極端な右軸もしくは左軸偏位
- P波の存在：はっきりとしたP波なし
- P波とQRSの関係：なし（P波がないため）
- QRSの形：右脚ブロック？
- 間隔・幅（PR, QRS, QT）：wide QRS，約150 msec【↔】
- ST-Tの異常：先鋭T波【◯】

診断に迫る！

透析患者＋怪しい心電図は電解質異常を積極的に除外したい．今回の心電図で際立つ所見としては下記があげられる．

- とんがるT波
- なくなるP波
- wide QRS

これらは高K血症の心電図所見としては，典型的な所見である[A]．すぐに高K血症の治療を開始する必要がある．治療開始後に戻ってきた血清K値は9.2 mEq/Lだった！

高K血症はさまざまな心電図変化を起こすことで有名だ．さまざまな様相で来院する梅毒患者さんにちなんで「心電図の梅毒」とも呼ばれる．これは，**高K血症は症状や心電図変化にかなりの個体差がある**からである．一般的にはK値によって心電図が変化するといわれるが，信じる者は裏切られるのが世の常．あるretrospective reviewでは，K値が6.0〜6.8 mEq/Lでは心電図変化を認めたのはたったの43％，6.8 mEq/L以上では55％にとどまったと報告されている[1, 2]．

辛いことに臨床の現場では，患者さんの病歴，身体所見と心電図から診断をしなければならないことが多い．血液ガスですぐにK値が出る施設はいいが，生化学検査でK値の検査結果を待っていたら，高K血症の患者さんは手遅れになってしまう．**高K血症は採血結果ではなく，心電図で戦え！**

とは言うものの，一般的に高K血症によってどのように心電図が変化するのかをおさらいしておこう（図1）．

　とんがるT波君（T波増高）
　→**控えめなP波ちゃん（P波消失）**
　→**太るQRS様（QRS幅拡大）**
　→**ねじれダンスの曲線さん（サイン波）**[B]

✦センスアップ！✦

[A] 本症例に挑んだ研修医達に本症例で気を付けたい心電図所見は何か聞いたところ，回答のトップ2は，①P波の存在と，②T波の形・大きさだった．すでにある疾患を疑いながら心電図を読む素晴らしい姿勢と感心した．

[B] 心電図変化で気を付けたいのはサイン波だ．これは一見するとVTに見えてしまう．HRが120〜130/min以下のVTらしき怪しい心電図に出くわしたときは高K血症（他にNaチャネル拮抗薬中毒と再灌流不整脈も）を必ず考慮しないと危険である[3〜5]．ここでVTの治療をしてしまうと致死的転帰をたどることがあるので注意が必要！　VTの治療薬はクラスI群抗不整脈薬（もしくはそれに似た作用がある薬）であり，高K血症/Naチャネル拮抗薬中毒/再灌流不整脈の病態を悪化させてしまうからだ．

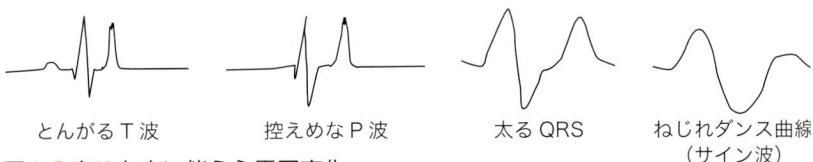

図1●高K血症に伴う心電図変化

とんがるT波　控えめなP波　太るQRS　ねじれダンス曲線（サイン波）

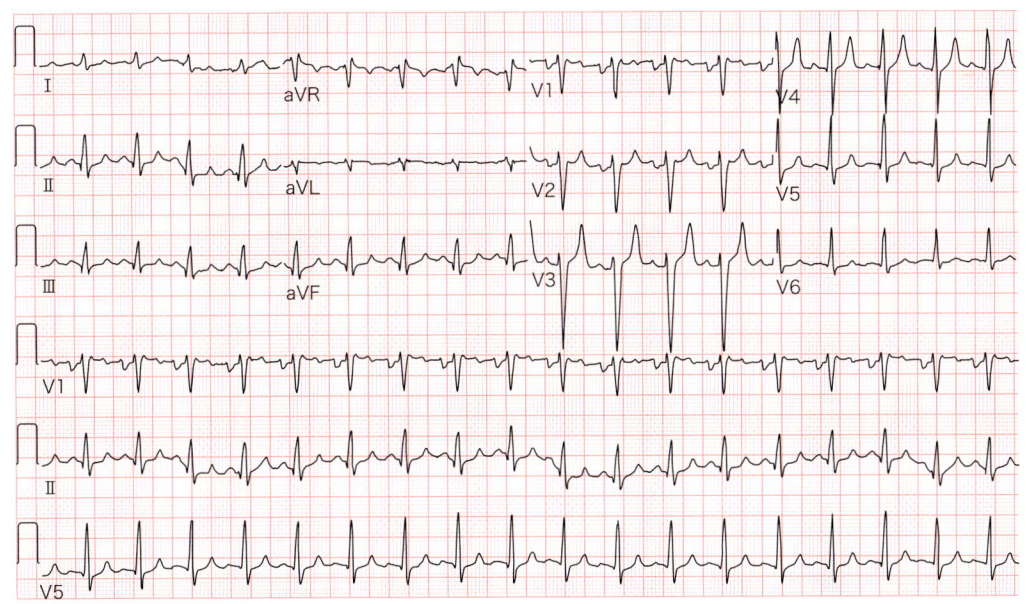

図2●治療開始後の心電図（K値7.1 mEq/L）

最終診断　高K血症（K値9.2 mEq/L）

Basic Lecture

高K血症の治療三本柱

高K血症の治療は大きく3つに分かれる（表1）．
①膜の安定化
②Kの細胞内への移動
③Kの体外排出

高K血症の心電図変化を認めたら，まずCa製剤を投与して他の治療の用意をしよう．

こんな症状にも注意！

C 高K血症をきたす原因疾患としては腎機能低下がほとんどである（医原性の高K血症に関しては今回は触れない）．しかし，軽度から中程度の高K血症では無症状の患者さんが多く，こういった患者さんでは症状から積極的に高K血症を疑うのは難しい（現実的に採血結果が戻ってきて高K血症が判明する場合がほとんどであろう）．高度の高K血症では，かなり進行した腎機能障害をきたしている場合が多く，言い換えれば尿毒症症状が前面に出る．この場合は，だるさ・掻痒感・食思不振・嘔気・嘔吐・意識障害などが主な症状となる．慢性腎不全患者以外で高K血症を併発する急性腎不全をきたす疾患としては，腎後性腎不全（両側結石，前立腺肥大など），糖尿病性ケトアシドーシス，横紋筋融解症，ショック状態などが主だったものだろう．

その後の経過

高K血症の疑いでグルコン酸Caとインスリン/グルコースにて治療開始〔炭酸水素ナトリウム（メイロン®）とフロセミドは無尿透析患者ということで使用せず〕した後の心電図は図2の通り（K値7.1 mEq/L）．T波は高いままだが，P波が戻り，QRS幅も狭くなっている．この直後に緊急透析となった．

まとめ

- 透析患者＋怪しい心電図＝第一に高K血症を考えよう．
- 最初に認めるのは「座ると痛そうな」T波．
- 高K血症は採血結果を待つな．心電図で戦え！

表1 ● 高K血症に対する治療薬

作用	薬剤	効果発現まで	その他
膜の安定化	カルシウム	15～30分	塩化Caは効果が高いが静脈炎を起こしやすい グルコン酸Caは効果は劣るが安全
Kの細胞内への移動	インスリン，グルコース	20～30分	低血糖に注意
	炭酸ナトリウム	30～60分	アシドーシスがあるときしか効果がない
	β刺激薬	30分	頻脈になる 輸液できない状況で使える
Kの体外への排出	ポリスチレン	2～3時間	最近は効果が疑問視されている
	フロセミド	30～60分	無尿患者には使えない，脱水患者では注意
	透析	すぐ	用意が煩雑，高価

文献

1) Sood MM, et al：Mayo Clin Proc, 82：1553-1561, 2007
2) Acker CG, et al：Arch Intern Med, 158：917-924, 1998
3) 「Arrhythmias 2nd edition」(Kastor JA), W B Saunders, 2000
4) 「Electrocardiography in Clinical Practice：Adult and Pediatric 4th edition」(Chou TC, et al), W B Saunders, 1996
5) 「Pearls & Pitfalls in Electrocardiography：Pithy, Practical Pointers 2nd edition」(Marriott HJL), Williams & Wilkins, 1998

Emergency Medicine Alliance (EMA) の歴史

COLUMN

　ご存知の方も多いだろうが，日本の救急は三次救急を中心に発達してきた．これによる恩恵も多くある反面，重症そうに見えない重症患者の対応不足や，救急車のたらい回しなどといった問題も目立つようになってきた．このような状況下においては，一次から三次救急すべてを診て，必要に応じて早期に専門家にケアを引き継ぐスタイル（北米型救急といわれることもある）は，救急の受け口として理にかなっている．また，2000年代初頭頃よりこういった新しいスタイル（救急総合診療）に共感する医師が現れ，これをキャリアとして考える若手医師が増え始めた．

　しかし，まだ新しい分野ということもあり，全国に同じ志をもった仲間とのネットワークが皆無だった．そこで，まずこのようなネットワークをつくろうと当時卒後3～7年目の5，6人の若手救急医たちが集まり2009年に発足したのがEmergency Medicine Alliance (EMA)だ．救急総合診療に賛同する医師たちは多くおり，2015年8月時点で早くも会員が1,800人を超えている．この6年の間に，救急総合診療に重点をおいたミーティングを年に2回，研究班による多くの論文発表，教育班による症例・心電図を用いての教育，文献班によるjournal review，また教育やER管理に重点を絞ったフェローシップなど多くの活動を行っている．

　EMAのミッションは救急総合診療に共感する医師たちのネットワークづくりと日本救急総合診療のレベルを上げることに尽きる．救急に携わる医師のサポートと救急医療を必要とする患者さんのためにも，今後ともEMAはこのミッションを軸として活動を続けていく．

（渡瀬剛人）

第2章 失神

失神で受診した場合に考えるべき鑑別疾患

●致死的であり，見逃してはいけない・除外する必要があるもの

心原性
- ACS
- AS
- MS
- 肥大型心筋症
- 心タンポナーデ

不整脈
- VT
- QT延長症候群
- Brugada症候群
- 2度・3度房室ブロック
- 洞不全症候群
- ARVD
- WPW
- PSVT/Afib

血管性
- 大動脈解離
- 肺塞栓

出血
- 消化管出血
- 子宮外妊娠

●commonなもの

迷走神経反射・状況性失神

薬剤性
- 降圧薬
- 利尿薬
- 抗うつ薬
- アルコール，など

自律神経障害
- 糖尿病
- パーキンソン病
- 自律神経失調，など

●まれだが考えるべきもの
- SAH

心電図で診断できる，もしくは大きく治療が変わる鑑別疾患は？

心原性
- ACS（ST上昇/低下，Q波，胸部誘導の陰性T波）
- 肥大型心筋症（R波増高，ST低下，陰性T波）
- 心タンポナーデ（QRS減高，電気的交互脈）

不整脈
- VT（wide QRS，整＋頻脈）
- QT延長症候群（QT延長）
- Brugada症候群
  （V1～V3での特徴的なST上昇±陰性T波）
- 2度房室ブロック
  （徐々に延長するPR間隔，P波の後のQRSの脱落）
- 3度房室ブロック（P波とQRSの解離）
- 洞不全症候群（P波の脱落）
- ARVD（ε波）
- WPW（δ波）
- PSVT（整＋頻脈，P波なしか逆行性P波）
- Afib（不整＋頻脈，P波なし）

血管性
- 大動脈解離（Ⅱ，Ⅲ，aVFのST上昇＝下壁梗塞の合併）
- PE（S1Q3T3型，胸部誘導のST低下，右脚ブロック）
- SAH（ST低下，QT延長，陰性T波）

略語

ACS	:	acute coronary syndrome（急性冠症候群）
Afib	:	atrial fibrillation（心房細動）
ARVD	:	arrhythmogenic right ventricular tachycardia（不整脈原性右室異形成）
AS	:	aortic stenosis（大動脈弁狭窄）
MS	:	mitral stenosis（僧帽弁狭窄症）
PE	:	pulmonary embolism（肺塞栓症）
PSVT	:	paroxysmal supra-ventricular tachycardia（発作性上室性頻拍）
SAH	:	subarachnoid hemorrhage（くも膜下出血）
VT	:	ventricular tachycardia（心室頻拍）
WPW	:	wolf-parkinson-white

第2章 失神

難易度 ★★★

1 83歳女性 繰り返す失神

舩越 拓

症例提示

主　訴：繰り返し意識を失っている
現病歴：受診前日，椅子に座って夕食を食べているときに，突然後ろにもたれかかるようになりいびきをかき出した．呼びかけても返事をしなかった．救急車を呼んだが，救急隊が到着したときには意識が戻っており病院を受診しなかった
受診当日，かかりつけ医を受診したが，息切れがしたのでソファーで横になっていたら，再度いびきをかき出した．30秒〜1分で改善したがかかりつけ医が心配し救急外来受診となった
既往歴：高血圧症，糖尿病，認知症
内服薬：シルニジピン，ドネペジル

意識が戻ったときのバイタル：BT 36.6℃，BP 176/70 mmHg，HR 36〜40/min（不整），RR 20/min，SpO$_2$ 95%（2 L O$_2$ mask）
意　識：GCS15（E4V5M6）
頸　部：頸静脈怒張なし
呼吸音：清明，左右差なし
心　音：不整 / 雑音なし
腹　部：膨隆なし，腸蠕動音減弱 / 亢進なし
下　肢：両側に軽度圧痕性浮腫
四　肢：動きに左右差なし

意識消失を繰り返している＋徐脈ということで心電図がとられた

症状・症候から攻める！

■ **心原性**
- ○ ACS（ST上昇 / 低下，Q波，胸部誘導の陰性T波）：リスクの高い患者であり考える必要がある．
- △ 肥大型心筋症（R波増高，ST低下，陰性T波）：高血圧はあるが心雑音は聴取していない．
- △ 心タンポナーデ（QRS減高，電気的交互脈）：手がかりは少ないが考慮はすべき．

■ **不整脈**
- ○ VF/VT：頻度は多くないが必ず否定すべき疾患である．また，無症状のときは手がかりに乏しいことも多い．
- △ QT延長症候群（QT延長）：先天性は否定的かもしれないが後天性はかならず否定するべきである．
- △ Brugada症候群（V1〜V3での特徴的なST上昇±陰性T波）：この年齢で初発とはなりにくい．
- ○ 2度房室ブロック（徐々に延長するPR間隔，P波の後のQRSの脱落）・3度房室ブロック（P波とQRSの解離）：徐脈であり可能性がある．
- ○ 洞不全症候群（P波の脱落）：徐脈でありドネペジルの内服もあるため考慮すべき．
- × ARVD（ε波）：この年齢では考えにくい．
- × WPW（δ波）：この年齢での初発は考えにくい．

- △ PSVT（整＋頻脈，P波なしか逆行性P波）：繰り返す失神を呈するのはまれである．
- ○ Afib（不整＋頻脈，P波なし）：年齢とともに有病率が上がる疾患であり評価すべき．

■ 血管性

- △ 大動脈解離（Ⅱ，Ⅲ，aVFのST上昇＝下壁梗塞の合併）：必ず除外すること．血圧の左右差や移動する胸痛などを聞き出すべきである．
- △ PE（S1Q3T3型，胸部誘導のST低下，右脚ブロック）：身体所見は特徴的でない．
- △ SAH（ST低下，QT延長，陰性T波）：バイタル上否定は難しく，頭痛などがなかったかを聞くが，反復していることはやや非典型的である．

異常所見を探してみよう！

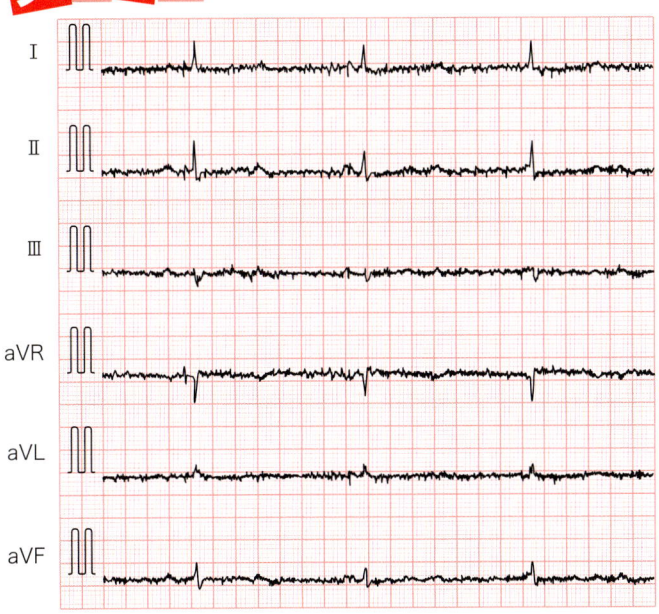
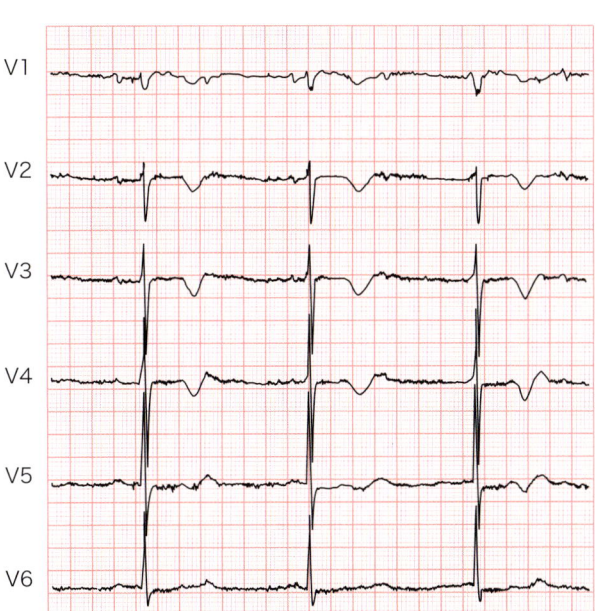

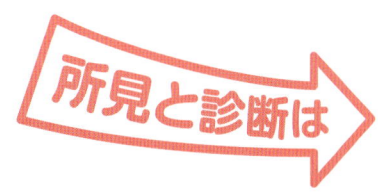

心電図を攻める！

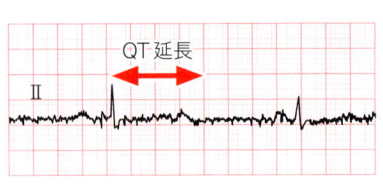

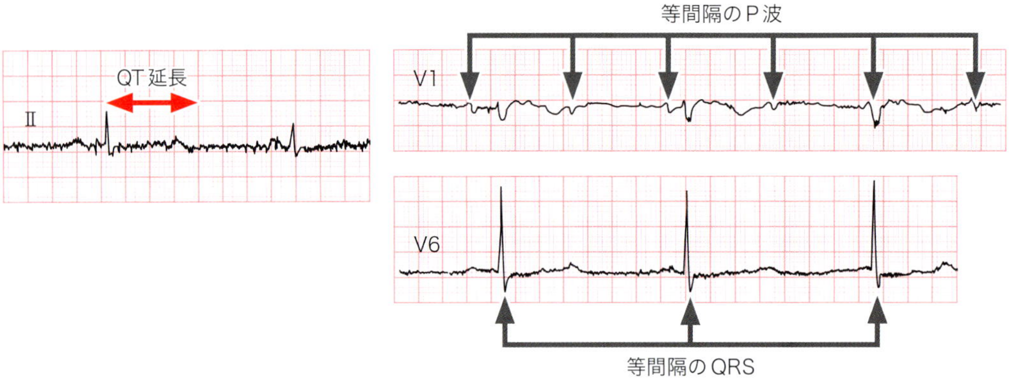

- レート：35〜40/min程度であり徐脈
- 軸：正軸
- P波の存在：P波は規則的に認める．V1では二相性で左房負荷が示唆される
- P波とQRSの関係：P波はQRSとは無関係に出現している
- QRSの形：narrow QRSであり明らかな心室内伝導障害は示唆しない
- 間隔・幅（PR，QRS，QT）：PR間隔は一定しない．QT間隔は一定であるが，軽度の延長がある
- ST-Tの異常：胸部誘導でT波陰転
- その他（U波，融合収縮など）：陰性T波の後にU波を疑う波があるが二相性T波と明確な区別がつきにくい

診断に迫る！

　一見して徐脈であることが伺え，HRは40/min前後となりそうである．さらに，一見P波に続いてQRSが出現していそうに見えるが，胸部誘導ではPR間隔がばらばらで3つ目のQRSにはP波が先行しておらず，**P波とQRSの関係がばらばら**であることに気付く．つまり，**完全房室ブロックと判断できる**．また，徐脈のため一般的にQT延長の手がかりとされるRR間隔の半分以上のQT間隔にはなっていないが，QTcは487 msecであり軽度のQT延長もあることがわかる．

　房室ブロックでありQRSに先行するP波はないが，QRSは幅が狭い．そこからは心室調律は接合部調律であることがわかる．

　上記心電図からは完全房室ブロックによるAdams-Stokes発作が考えられた．本患者さんでは入院後にモニターを装着し検査を進めていると，突如モニターのアラームが鳴り響き，モニター波形を見るとVFであった[A]．

+センスアップ！+

[A] VFが自然に頓挫するのか？　ということに疑問をもった読者もいるかもしれない．
その点から考えると自然回復していた失神は3度房室ブロックによるものなのかもしれない．
ただ，自然頓挫したVFは国内だけでもいくつかの症例報告が散見される[5]．

最終診断 心室細動（VF）

Basic Lecture

心血管性失神について

　心血管性失神は全失神の10〜30％を占めるといわれる．心血管性失神は5年後の死亡率が50％という報告もあり，速やかに原因を究明し治療を行う必要がある[1]．

　失神患者341人を調べた研究では，心血管性失神を予測する独立した因子としては「心疾患の既往」のみであった[2]．また，欧州心臓病学会の失神診療のガイドラインでは，年齢が増えるごとに心血管性失神の頻度が増え，75歳以上では16％が心血管性失神であるとの報告もあり，特に心疾患を考慮した対応が推奨されている[3]．この患者さんでは致死的な不整脈があり直ちに入院となったが，救急外来の診療のみでは失神の原因が明らかにならない場合も多い．経過観察入院の適応については，サンフランシスコ失神ルール（うっ血性心不全，Hct＜30％，心電図異常，息切れ，収縮期血圧＜90 mmHgのいずれも認めない患者は入院を必要としない）などさまざまな診断基準が存在している[4]が，感度特異度ともに優れた診断基準は現時点ではない．しかし，そのいずれもが消化管出血と心原性の失神を重点的に除外しようとしているのがスコアの項目から垣間見える．

　失神患者のマネジメントを病院として一定の質に保っていくためには上記を踏まえて入院先の科，病院として統一した入院基準を定めておくのが望ましい．

まとめ

- 高齢者の失神であれば積極的に心血管系の失神を除外したい．
- 1つ異常を発見しても，他の原因や新たな異常が起こらないか十分な診察と観察が重要である（アンカリングバイアス[B]に気をつける）．
- 徐脈性の失神をみたらP波とQRSの関係を注意深く見てみよう（第7章-1参照）．

その後の経過

最終的に患者さんの失神の原因はVFであることがわかった．患者さんに駆け寄ると呼びかけに反応せず，頸動脈を触知しなかったため直ちにCPRを開始した．除細動を行い，胸骨圧迫を続けると短時間で「痛い痛い」と声が出るようになった．心拍再開後の意識は清明で，麻痺も認めなかった．完全房室ブロックにより徐脈になるとQTが延長し再分極に時間を要するようになる．それに伴い心室の易刺激性の時間が延長することになる．そうしたなかで心室の期外収縮が起きると，VFに至ることがあり症例報告も散見される[6]．

センスアップ！

[B] アンカリングバイアスとは認知バイアスの一つで特定の情報によって思考が停留し，判断が引っ張られることをいう．本症例ではQT延長をみたため，VFのような他の不整脈の可能性を考えなくなってしまった．

文献

1) Kapoor WN：Medicine（Baltimore），69：160-175, 1990
2) Alboni P, et al：J Am Coll Cardiol, 37：1921-1928, 2001
3) Task Force for the Diagnosis and Management of Syncope, et al：Eur Heart J, 30：2631-2671, 2009
4) Quinn JV, et al：Ann Emerg Med, 43：224-232, 2004
5) Konstantino Y, et al：Am J Cardiol, 107：638-640, 2011
6) Moreira W, et al：Circulation, 113：e707-e708, 2006

第2章 失神

難易度 ★★☆

2 7歳男児 体育の授業中の失神，顔面打撲

舩越　拓

症例提示

主　訴：転倒，顔面擦過傷
現病歴：体育の授業中に，（同級生の話によると）急に前に倒れ込んだ．近くに行くと目の焦点が合っておらず顔面蒼白で痙攣様の動きがあったとのことであった．一番初めにかけつけた教頭先生が呼びかけると体は硬直していて，いびきをかいていた🅐．徐々に反応が見られるようになったが，当初は呂律が回っておらず失禁を認めた
既往歴：3年前マイコプラズマ肺炎にて入院歴あり
内　服：なし
アレルギー：犬，花粉症

来院時現症：BT 37.1℃，BP 105/64 mmHg，HR 85/min，RR 20/min，SpO$_2$ 98％（RA）
意　識：GCS15（E4V5M6）
頭　部：口唇の挫傷と前額部に擦過傷があるがすでに止血されている
頸　部：頸静脈怒張なし
胸　部：呼吸音清，心音整，心雑音なし
腹　部：平坦，軟，圧痛なし
四　肢：右肩の打撲，浮腫なし
その他：特記事項なし

症状・症候から攻める！

■ 心原性
- ✕ ACS（ST上昇/低下，Q波，胸部誘導の陰性T波）：年齢とリスクが合わない．
- 〇 肥大型心筋症（R波増高，ST低下，陰性T波）：年齢的にはまれだが考慮はしたほうがよい．
- △ 心タンポナーデ（QRS減高，電気的交互脈）：除外は行うべきであるが原因疾患として明らかなものがない．

■ 不整脈
- △ VT（wide QRS，整＋頻脈）：小児の失神の鑑別には必ず加える．
- 〇 QT延長症候群（QT延長）：先天性の可能性もあり検索は必要．
- 〇 Brugada症候群（V1〜V3での特徴的なST上昇±陰性T波）：否定はできず家族歴などを聴取する．
- △ 2度房室ブロック（徐々に延長するPR間隔，P波の後のQRSの脱落）・3度房室ブロック（P波とQRSの解離）：年齢的にまれ．
- ✕ 洞不全症候群（P波の脱落）：年齢的にまれ．
- △ ARVD（ε波）：可能性はあるため心電図の確認が必要である．
- 〇 WPW（δ波）：若年で発見されることが多く心電図を注意してみる．

> **センスアップ！**
> 🅐 失神や痙攣を疑ったときは病院到着時に症状が消失し，まったく手がかりがないことが多い．しかも往々にして患者自身は発作時のことを覚えていない．そのときにはその現場に居合わせた目撃者の情報がとても重要である．何をしていたときにどのように倒れたのか，意識のないときの肢位や眼位など，詳細な問診から状況を正確に把握することが正しい診断につながる．

- △ PSVT（整＋頻脈，P波なしか逆行性P波）：可能性はあるが失神に至るのは若年ではまれ．
- △ Afib（不整＋頻脈，P波なし）：若年では少ない．

■ **血管性**
- ✕ 大動脈解離（II，III，aVFのST上昇＝下壁梗塞の合併）：結合組織疾患などでは若年発症もある．
- ✕ PE（S1Q3T3型，胸部誘導のST低下，右脚ブロック）：リスクが少なく可能性は低い．
- ✕ SAH（ST低下，QT延長，陰性T波）：年齢的にはあまり考えない．

異常所見を探してみよう！

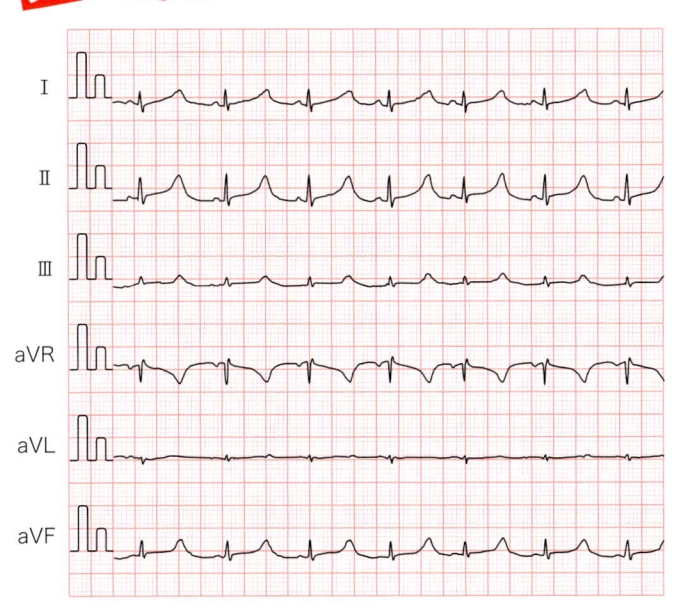

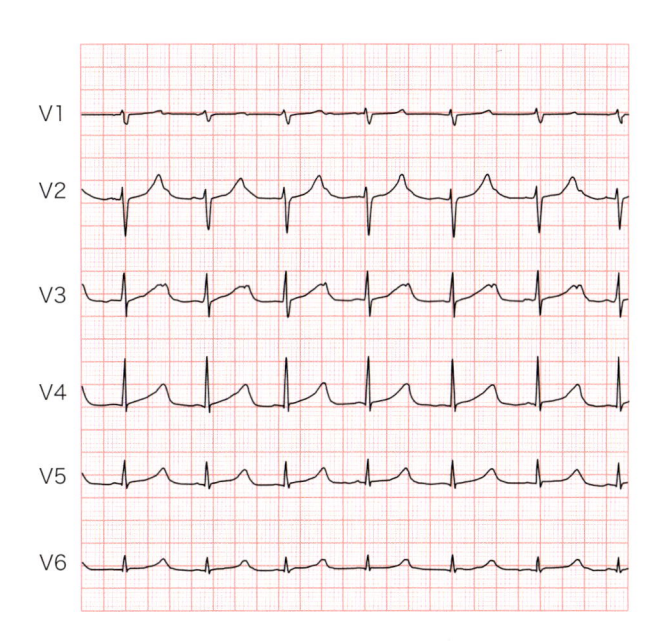

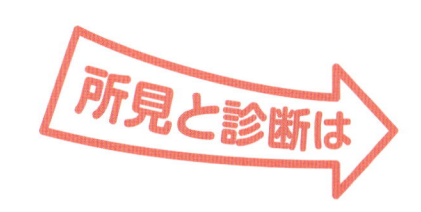

所見と診断は ➡

心電図を攻める！

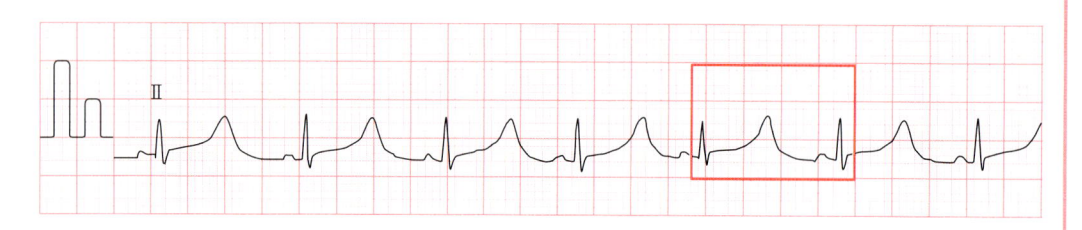

- レート：80/min程度の洞性頻脈
- 軸：正軸
- P波の存在：各脈に先行するP波が1対1
- P波とQRSの関係：QRSに先行するP波が1対1で付随している
- QRSの形：明らかな異常はなし
- 間隔・幅（PR, QRS, QT）：QT間隔の延長（QTc 531 msec）を認める【□】
- ST-Tの異常：明らかなST変化は認めない
- その他（U波，融合収縮など）：特記事項なし

診断に迫る！

WPW症候群におけるδ波の出現，PR間隔の短縮，QRS間隔の延長などはなく，Brugada型心電図で特徴とされる右脚ブロック，V1～V3でのSTの上昇も認めない．HOCMにおけるST低下や巨大陰性T波もないようだ．ARVDの特徴である右脚ブロック，V1～V4の陰性T波とQRS波終了直後の小さい結節状の波（＝ε波）も見られない．しかし，受診時の心電図ではQTc 531 msecでありQT時間の延長が認められた（QTcの求め方は第2章-3参照）．

さらに追加の問診で，以下の濃厚な家族歴が明らかとなった．

- 祖母が突然死している．
- 母親が小学校4年生のときに当時中学1年生だった姉（患児からみて伯母）が突然死している（死因はQT延長症候群とのことだが詳細不明）．
- 母親は小学校4年生～大学生まで不整脈（詳細不明）のために通院していた（内服は小学生の一時期にしていたが，手術加療はなし）．
- 母方の叔母は近医通院中（病歴は詳細不明）．
- 従兄弟2人（叔母の子供）：近医にて内服加療中（アテノロール）．

さらに叔母とその子供について近医に問い合わせたところ，遺伝子検査でLQT1（遺伝子型：*KCNQ1*）が判明しており，従兄弟は運動制限を指示されていた．

QT延長症候群の診断に用いられるものとしてはSchwartzの基準が知られている[1, 2]（表1）．本患児においても6.5となり可能性が高い（もしくはほぼ確定）．

最終診断　QT延長症候群（QTc 531 msecでQT延長あり），失神時はTdPであった可能性もあり

その後の経過

本症例は速やかに専門医に紹介受診となった．再発作予防はLQT1ではβ遮断薬と運動制限だが，診断と同時に速やかな専門医への紹介をするべき疾患である[3, 4]．

表1 ● QT延長症候群の診断基準

	ポイント
1. 心電図所見	
A. Bazett法補正によるQT間隔	
$\geq 0.48\ sec^{1/2}$	3
$0.46 \sim 0.47\ sec^{1/2}$	2
$0.45\ sec^{1/2}$（男子）	1
B. torsade de pointes*	2
C. 交代性T波	1
D. 3誘導以上でのnotched T波	1
E. 年齢不相応の徐脈	0.5
2. 臨床症状	
A. 失神*	
ストレス時	2
非ストレス時	1
B. 先天性聾	0.5
3. 家族歴	
A. definite QT延長症候群の家族歴	1
B. 30歳未満の突然死	0.5

【算定法（診断法）】≧4ポイント：可能性が高い（もしくはほぼ確定），2〜3ポイント：中等度，≦1ポイント：低い
*torsade de pointesと失神は同時に算定してはいけない
文献2より作成

Basic Lecture

QT延長症候群 ⓑ

　QT延長症候群は先天性と後天性があり，後天性の多くは薬剤や電解質異常を原因とするのに対し（第2章-3参照），先天性は心筋細胞のイオンチャネルや膜構成タンパクの異常などによる再分極障害が原因となる．現在12種類の遺伝子型（LQT1〜12）が報告されているが，90％超を1〜3が占める．さらに遺伝子型により不整脈発作の誘引や予後が異なり以下のような特徴がある．
- LQT1：運動中，特に水泳との関連が指摘されており，発作も頻回だが死亡率は低いとされる．
- LQT2：情動ストレスや聴覚刺激（朝の目覚ましや電話の着信，機械時計）が引き金になる．
- LQT3：交感神経の緊張が低下する睡眠中などに起こるとされており割合は低いものの死亡率は高い．

　QT延長症候群ではtorsade de pointes（TdP）を生じ失神などをきたすことが多いが，心室細動に移行し突然死の原因にもなるため早期診断，治療が求められる．
　TdPの発作時の治療にはマグネシウムの有用性が示唆されており，10〜20分かけて25〜50 mg/kg（最大投与量2 g）を静注/骨髄内投与〔心停止となった多形性VT（torsades de pointes）にはより速く〕を行う．

✨センスアップ！✨

Ⓑ 小児の失神で最も頻度の高いものは迷走神経反射であり，
- 多くが安静時（朝礼で長く立っていた）
- 前兆があるため怪我をしにくい

といった特徴がある．そのため今回のように運動中に起き，なおかつ受け身をとれずに顔面に外傷を負うことはまず見られない．
一方で心原性失神は突然発症することがあり，突然の意識消失に至る．また，本症例のように痙攣や失禁を伴うこともあるため，初診時にてんかんをはじめとした他の疾患に間違えられることも多い．そのためてんかんと診断された患者さんでは，正しい診断がつくまでの期間が有意に延長するとした報告もみられる．なかでもQT延長症候群はまれで健常小学生のなかでの有病率は0.038％とする日本からの報告がある．しかし，見逃すと致死的な不整脈をきたすことがあるので一般的な失神で説明が困難なときは心電図でQT時間を必ず確認するようにする．
そのため発作の出現時の上記のような状況や，速やかな回復，家族歴やQT延長をきたすような薬剤摂取（小児ではEMやCAMなどの抗菌薬が最多）があればてんかんや迷走神経反射が考えられる場合でも心電図を確認するのが望ましい．

まとめ

- 運動中の失神は心原性失神のred flagである．
- 小児の心原性失神の鑑別にQT延長の他にHOCM，AVRT，WPW，Brugada症候群，ARVDを考慮する．
- 若年者の失神・痙攣において家族歴の聴取は重要である．

文献

1) Giudicessi JR, et al：Curr Probl Cardiol, 38：417-455, 2013
2) Schwartz PJ, et al：Circulation, 88：782-784, 1993
3) Barsheshet A, et al：Paediatr Drugs, 16：447-456, 2014
4) Mizusawa Y, et al：Circ J, 78：2827-2833, 2014

第2章 失神

3 73歳女性 失神，抗菌薬内服中

難易度 ★★☆

薬師寺泰匡

症例提示

主　訴：失神

現病歴：受診の3日ほど前から湿性咳嗽を認めており受診日の朝に近医受診．投薬されて自宅安静で経過をみていた．同日夕方，息子と会話中に横になりすぐにいびきをかき始めた．呼びかけたり叩いたりしても反応がないため救急要請．1分ほどで目は覚めた．痙攣様の動作は認めなかった．頭痛なし，嘔気なし

既往歴：高血圧，71歳時に失神の病歴あり

内服薬：テルミサルタン，クラリスロマイシン，カルボシステイン（すべて来院日朝から）

来院時現症：BT 36.6℃，BP 189/77 mmHg，HR 66/min，RR 26/min，SpO$_2$ 99％（RA）

意　識：GCS15（E4V5M6）

頭　部：明らかな異常所見なし

頸　部：頸静脈怒張なし

胸　部：呼吸音清，心音整，心雑音なし

腹　部：平坦，軟，圧痛なし

四　肢：明らかな異常所見なし

皮　膚：明らかな異常所見なし

その他：特記事項なし

症状・症候から攻める！

■ 心原性
- △ ACS（ST上昇/低下，Q波，胸部誘導の陰性T波）：外したくないが，病歴は特徴的ではない．
- ○ 肥大型心筋症（R波増高，ST低下，陰性T波）：失神の病歴では着目しておきたい．
- × 心タンポナーデ（QRS減高，電気的交互脈）：バイタルからは考えにくい．

■ 不整脈
- × VT（wide QRS，整＋頻脈）：脈拍数が少なすぎる．
- ○ QT延長症候群（QT延長）：投薬も受けており十分考えられる．
- △ Brugada症候群（V1〜V3での特徴的なST上昇±陰性T波）：年齢性別から頻度は低いと考える．
- ○ 2度房室ブロック（徐々に延長するPR間隔，P波の後のQRSの脱落）．⎫
- ○ 3度房室ブロック（P波とQRSの解離）． ⎬ 年齢から十分考えられる．
- ○ 洞不全症候群（P波の脱落）． ⎭
- ○ ARVD（ε波）． ⎫ 不整脈を起こしうる変化は探しておきたい．
- ○ WPW（δ波）． ⎭
- × PSVT（整＋頻脈，P波なしか逆行性P波）．⎫ 脈拍は落ち着いている．
- × Afib（不整＋頻脈，P波なし）． ⎭

■ 血管性
△ 大動脈解離（Ⅱ，Ⅲ，aVFのST上昇＝下壁梗塞の合併）．
△ PE（S1Q3T3型，胸部誘導のST低下，右脚ブロック）．
△ SAH（ST低下，QT延長，陰性T波）．

これらの疾患も外したくないが，持続する症状に欠ける．呼吸状態も良い．

異常所見 を探してみよう！

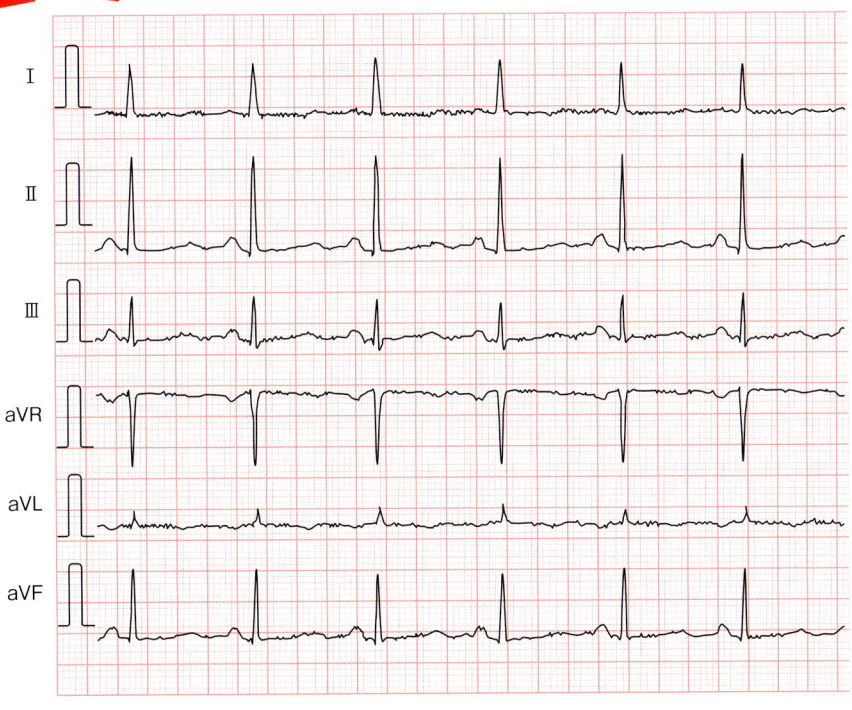

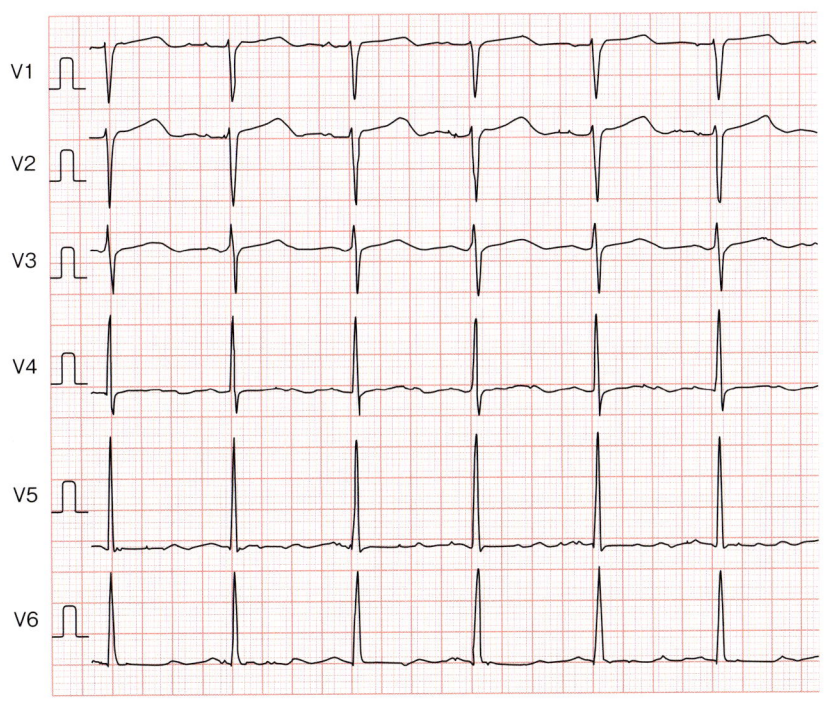

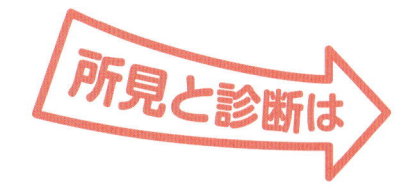

所見と診断は ➡

心電図を攻める！

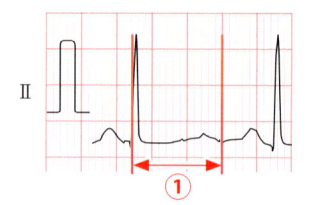

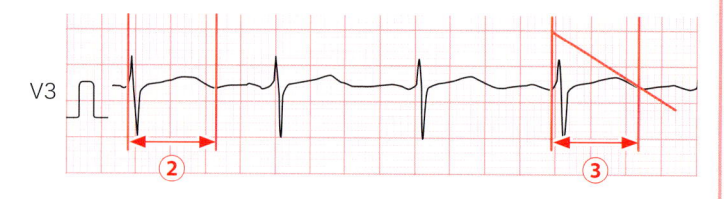

- レート：75/min
- 軸：正常範囲
- P波の存在：存在する
- P波とQRSの関係：解離はない
- QRSの形：正常
- PR間隔：正常
- QRS幅：正常
- QT間隔（QTc）：延長（上図①②③について詳細は「診断に迫る！」参照）
- ST-Tの異常：なし

診断に迫る！

　QT延長が疑われるので，詳細にQTを見ていきたい．QT間隔は徐脈時は延長して頻脈時には短縮する傾向がある[A]．したがってQT間隔をきちんと評価するためには心拍数で補正しなくてはならない．これにはQTc＝QT/$\sqrt{RR}$で表されるBazettの補正式が用いられる．またT波がなだらかだと終わりがわからない場合があり，どこまでをT波とするか難しい．見た目にT波が基線にたどり着いた部分を終点と捉えるやり方と，T波の後半部分に接線を引いて，接線と基線の交点を終点と捉えるやり方がある．Ⅱ誘導で見るという意見もあるが，V3，V4だとQT延長が現れやすい[1]．それぞれのやり方でQTcを計算すると以下のようになる（本症例のRR：0.8sec→$\sqrt{RR}$＝0.8944）．

上図①→Ⅱ誘導でQRSからT波の終点らしきところまでをQTとしたQTc
　　　＝0.56 sec/0.8944＝626 msec

上図②→V3誘導でQRSからT波の終点らしきところまでをQTとしたQTc
　　　＝0.5 sec/0.8944＝559 msec

上図③→V3誘導でQRSからT波後半の接線と基線の交点までをQTとしたQTc
　　　＝0.52 sec/0.8944＝581 msec

　一般的にはQTcの基準は男性で460 msec，女性で440 msecであるから，本症例の心電図はQTが延長しているといえる[2]．

　QT延長症候群は，若年期から指摘される先天性QT延長症候群[B]と，比較的年齢が高くなり薬剤使用や徐脈にともなって発症する二次性QT延長症候群に分けられる．二次性QT延長症候群は，電解質異常（低K，低Ca，低Mg血症），薬剤性，頭蓋内出血，心筋炎や心筋症などの心疾患が原因となる．QT延長をみたら，まずはこの二次性のQT延長の原因を探しにいく必要がある．今回，頭部CTでは明らかな変化を指摘できず，血液検査で電解質異常も認められなかった．心エコーでも特記すべき変化は認められず，二次性のQT延長症候群の原因として薬剤性が疑われた．本症例はクラリスロマイシンの投与が始まった後の症状でもあることから，クラリスロマイシンによるQT延長ではないかと考えられた[C]．

✦センスアップ！✦

[A] QT間隔は，QRSの始まりからT波の終わりまでの時間をさす．HRによりQT間隔は変動する傾向にあるが，HR＜100/minであればRR間隔の1/2よりもQT間隔が長いとき，おおむね延長していると考える．

[B] 先天性のQT延長症候群には，聾を伴い常染色体劣性遺伝を示すJervell-Lange Nielsen症候群，聾を伴わずに常染色体優性遺伝を示すRomano-Ward症候群が知られており，近年QT延長症候群症例で心筋細胞膜のイオンチャネルをコードする遺伝子異常が発見され，責任遺伝子も明らかになっている．

[C] 投与開始から1日で薬剤性のQT延長が起こるだろうか？　実は投与開始24時間の観察でQTの延長を認めたとするものや，そもそもQTが延長している人にクラリスロマイシンを投与したところ1時間後に致死性不整脈が起こったとする報告もある[3]．

最終診断 マクロライド系抗菌薬による薬剤性QT延長症候群[D]

こんな症状にも注意！

[D] QT延長症候群では心筋細胞の再分極が延長することにより，Torsade de pointes（TdP）という不整脈を起こし，失神や突然死を起こす．除細動を考えるのは当然として，TdPをみたら硫酸Mgを投与しよう．

その後の経過

クラリスロマイシンの服用を中止して入院経過観察を行った．徐々にQT時間は短縮，正常値となり退院された．

Basic Lecture

薬剤性QT延長症候群

　薬剤性のQT延長症候群は，急速活性化遅延整流K$^+$電流（IKr）を阻害する薬剤の服用によりQTが延長する場合と，QT延長作用をもちCytochrome P450（CYP）により代謝される薬剤服用中に，CYPで代謝される薬剤やCYPを阻害する薬剤を服用してQT延長作用が増強される場合が考えられている[4]．

　代表的な薬剤としては，キニジン，プロカインアミド，ジソピラミド，アミオダロンなどの抗不整脈薬，マクロライド系，フルオロキノロン系などの抗菌薬，ハロペリドール，クロルプロマジンやTCAに代表される抗精神病薬，抗原虫薬や抗マラリア薬などがあげられるが，セシウムやリコリスなどのサプリメントでも起こすことがあり，原因物質は枚挙にいとまがない状況である．QT延長をみたら服薬歴やサプリメントの摂取について詳細に病歴聴取する姿勢が大切になるだろう．心電図でQT延長しているもののなかでも，TdPのハイリスク群として過剰なQTc延長（> 500 msec）があげられる[5]．前述の薬剤を服用し，このような心電図変化をみたときは注意が必要である．

まとめ

- 失神の患者さんでは適切にQT間隔を測定する（QTc > 500 msecは要注意）．
- QT延長をみたら二次性QT延長の原因を検索する．
- マクロライド系抗菌薬はQT延長を起こしやすいので注意が必要である．

文献

1) Gupta A, et al：Am Heart J, 153：891-899, 2007
2) Kapoor JR：N Engl J Med, 358：1967-1968, 2008
3) Guo D, et al：Pharmazie, 65：631-640, 2010
4) Owens RC Jr, et al：Clin Infect Dis, 43：1603-1611, 2006
5) Drew BJ, et al：Circulation, 121：1047-1060, 2010

Torsade de Pointesの読み方　COLUMN

　Torsade de Pointesを皆さんは何と読んでいるだろうか？　巷の心電図の本を開いても，「トルサデポワン」や「トルサードポワント」や「トルサードポアン」など，いろいろな呼び方があるようで，統一されていない様子である．そもそもTorsade de Pointesはいったい何語なのかということだが，Torsade de Pointesはフランス語である．英語に訳すとtwisting of the pointsで，意味は「捻れ回転する針の先端」となる．心電図がまさにそのように見えるためにそう名付けられたのだ．流石フランス人，お洒落だ．フランス語の読み方であるが，「Torsade」は「トルサード」と読み，「de」はTheみたいな冠詞で「ドゥ」，「Pointes」は針の先端を意味するPointeの複数形で「ポワント」と読む．流れるように読めば「de」の発音はほぼ聞こえない程度に発音されるだけなのだが，一応「トルサード・ド・ポワント」と読むのが正解ということになる．実際にフランスの友人に確認したところ，それでいいということであったのでこれでいいはず．ぜひ，今日からトルサード・ド・ポワントと読んでほしい．とは言ったものの，結局現場ではそんな長ったらしい読み方をするのも大変なので，TdP（ティーディーピー）と言ってしまうのである．

（薬師寺泰匡）

第2章 失神

難易度 ★★☆

4 28歳男性 既往のない動悸，失神

森川美樹

症例提示

主　訴：失神

現病歴：ソファに座って会議をしていたところ，突然動悸が出現．失神し転倒．失禁あり，痙攣なし．3分ほどで意識回復するも興奮状態であり救急要請

既往歴：特記事項なし，6カ月前の健診では異常なし（心電図は検査していない）

アレルギー：なし

内服薬：なし

来院時現症：BT 36.9℃，BP 134/74 mmHg，HR 96/min（不整），RR 24/min，SpO$_2$ 99%（RA）

意　識：GCS15（E4V5M6）

頭　部：前額部に挫創・皮下血腫あり

頸　部：頸静脈怒張なし，後頸部痛なし

胸　部：呼吸音清，心音整，心雑音なし

腹　部：平坦・軟，腸雑音正常，圧痛なし

四　肢：明らかな異常所見なし

神　経：瞳孔3 mm/3 mm，対光反射＋/＋，明らかな異常所見なし

症状・症候から攻める！

■ **心原性**

- △ ACS（ST上昇/低下，Q波，胸部誘導の陰性T波）：既往のない若年男性では考えにくいが否定はしたい．
- ○ 肥大型心筋症（R波増高，ST低下，陰性T波）：既往のない若年男性の失神では鑑別に入れるべき疾患．
- × 心タンポナーデ（QRS減高，電気的交互脈）：既往のない若年男性では考えにくく，現在循環動態も安定しているため否定的．

■ **不整脈**

- △ VT（wide QRS，整＋頻脈）：脈が不整であり現在持続しているとは考えにくいが，失神前に動悸を自覚しており一過性にVTが生じた可能性は否定できない．
- ○ QT延長症候群（QT延長）：既往のない若年男性の失神では鑑別に入れるべき疾患．
- ○ Brugada症候群（V1～V3での特徴的なST上昇±陰性T波）：既往のない若年男性の失神では鑑別に入れるべき疾患．
- × 2度房室ブロック（徐々に延長するPR間隔，P波の後のQRSの脱落）・3度房室ブロック（P波とQRSの解離）：既往のない若年男性には考えにくい．
- △ 洞不全症候群（P波の脱落）：徐脈頻脈症候群の可能性も否定はできない．
- △ ARVD（ε波）：頻度は低いが失神の原因として否定はできない．
- ○ WPW（δ波）：既往のない若年男性の失神では鑑別に入れるべき疾患．
- × PSVT（整＋頻脈，P波なしか逆行性P波）：現在脈が不整なので考えづらい．
- ○ Afib（不整＋頻脈，P波なし）：脈が不整であり可能性は高い．

■ **血管性**

△ 大動脈解離（Ⅱ，Ⅲ，aVFのST上昇＝下壁梗塞の合併）：既往のない若年男性では考えづらいが，致死的であり否定はしなければならない．

△ PE（S1Q3T3型，胸部誘導のST低下，右脚ブロック）：既往のない若年男性では考えづらいが，致死的であり否定はしなければならない．

✕ SAH（ST低下，QT延長，陰性T波）：既往のない若年男性で臨床所見も疑わしいものはないため考えづらい．

異常所見を探してみよう！

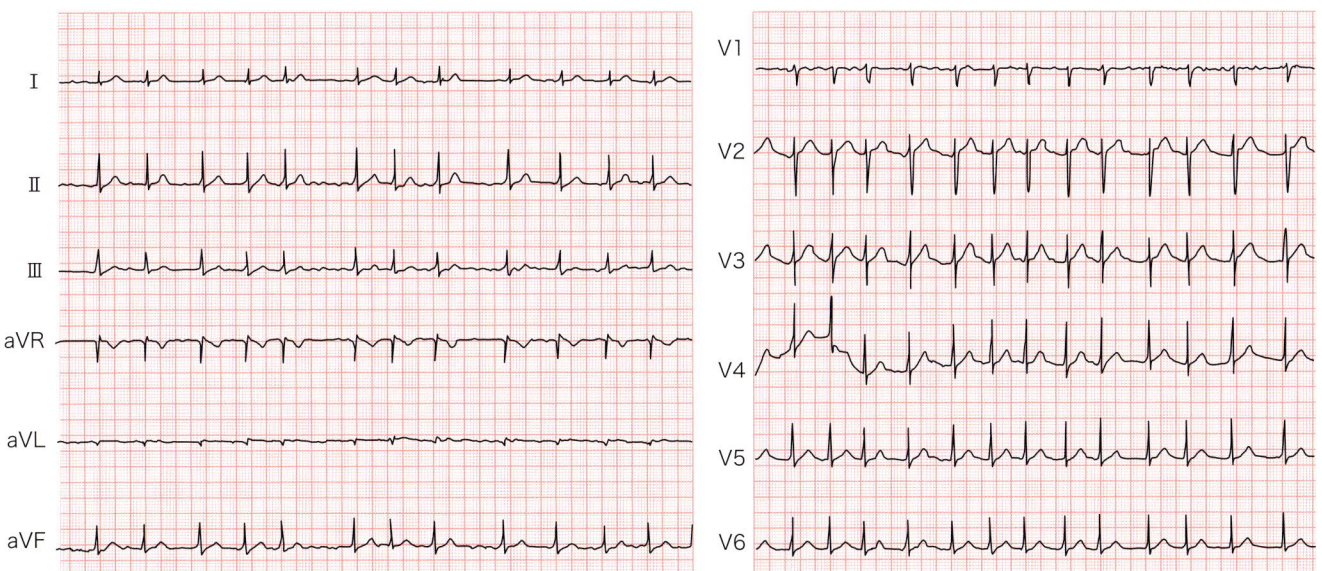

<来院時の心電図>

<リズム変化後の心電図>

その後，救急外来で自然にリズムが変化した．既往のない男性の失神ということで1肋間上げて心電図をとった．

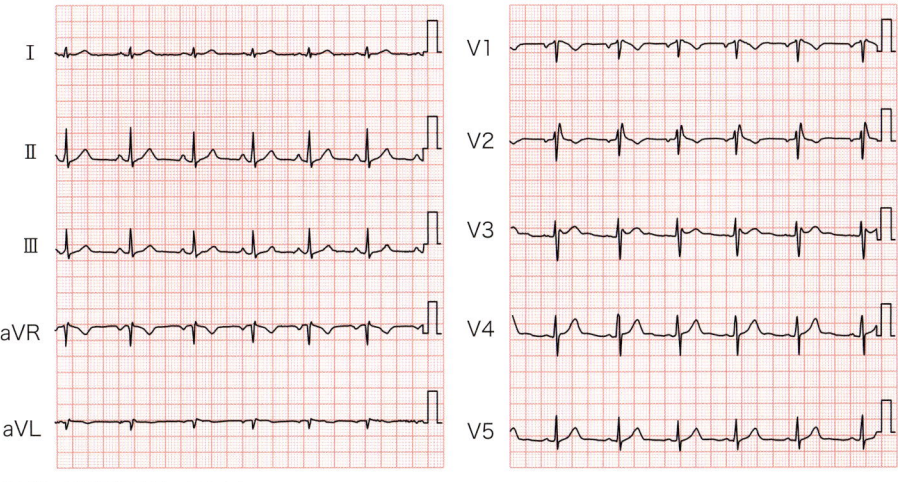

(aVF，V6部分はデータなし)

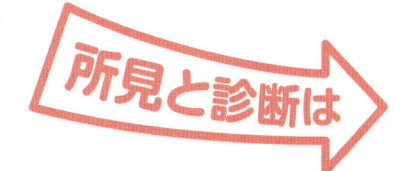

心電図を攻める！

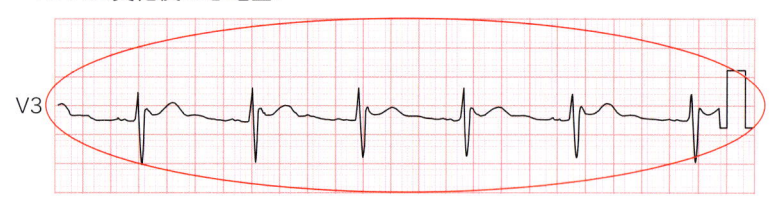

＜来院時の心電図＞

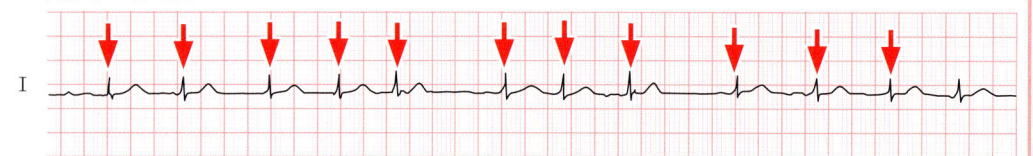

＜リズム変化後の心電図＞

＜来院時の心電図＞	＜リズム変化後の心電図＞[A]
・レート：96 /min, 不整	・レート：78 /min, 整
・軸：正常	・軸：正常
・P波の存在：はっきりしない	・P波の存在：P波を認める
・P波とQRSの関係：**P波がないので評価不能**	・P波とQRSの関係：一定
・QRSの形：幅は狭く正常（0.08 sec）	・QRSの形：幅は狭いがV2でrSR'パターン
・PR間隔：**P波がないので評価不能**	・PR間隔：正常（0.16 sec）
・QRS間隔：RR間隔が不規則【➡】	・QRS間隔：規則的
・QT間隔（QTc）：正常（0.38 sec）	・QT間隔（QTc）：正常（0.4 sec）
・ST-Tの異常：なし	・ST-Tの異常：V3でsaddle back型のST上昇を認める【◯】

センスアップ！

[A] なぜ1肋間上げて心電図をとるのか？それは，第2,3肋間のほうが右室流出路の心電図を反映しやすいためであり，Brugada症候群を疑った際の心電図は第2,3肋間でも検査するよう勧められている[6]．

診断に迫る！

後日，心臓電気生理学的検査（EPS）を施行したところ，ピルシカイニド負荷にてV1, V2でcoved型のST上昇を認めた（図1の⬚印）．

センスアップ！

[B] Brugada症候群の心電図変化は心内膜と心外膜の活動電位の差によって生じる（Brugada症候群でST変化が生じる機序は文献1を参照）．

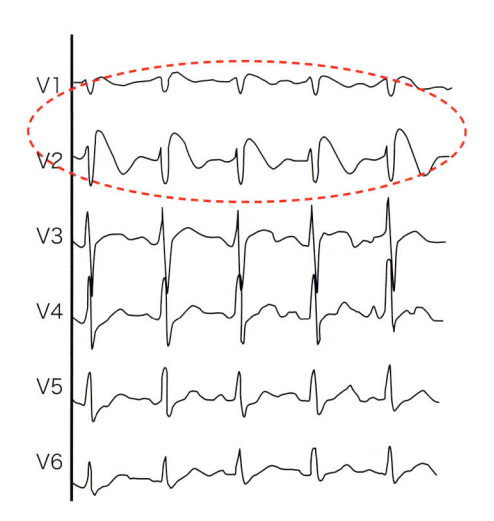

図1 ● ピルシカイニド負荷後の心電図波形

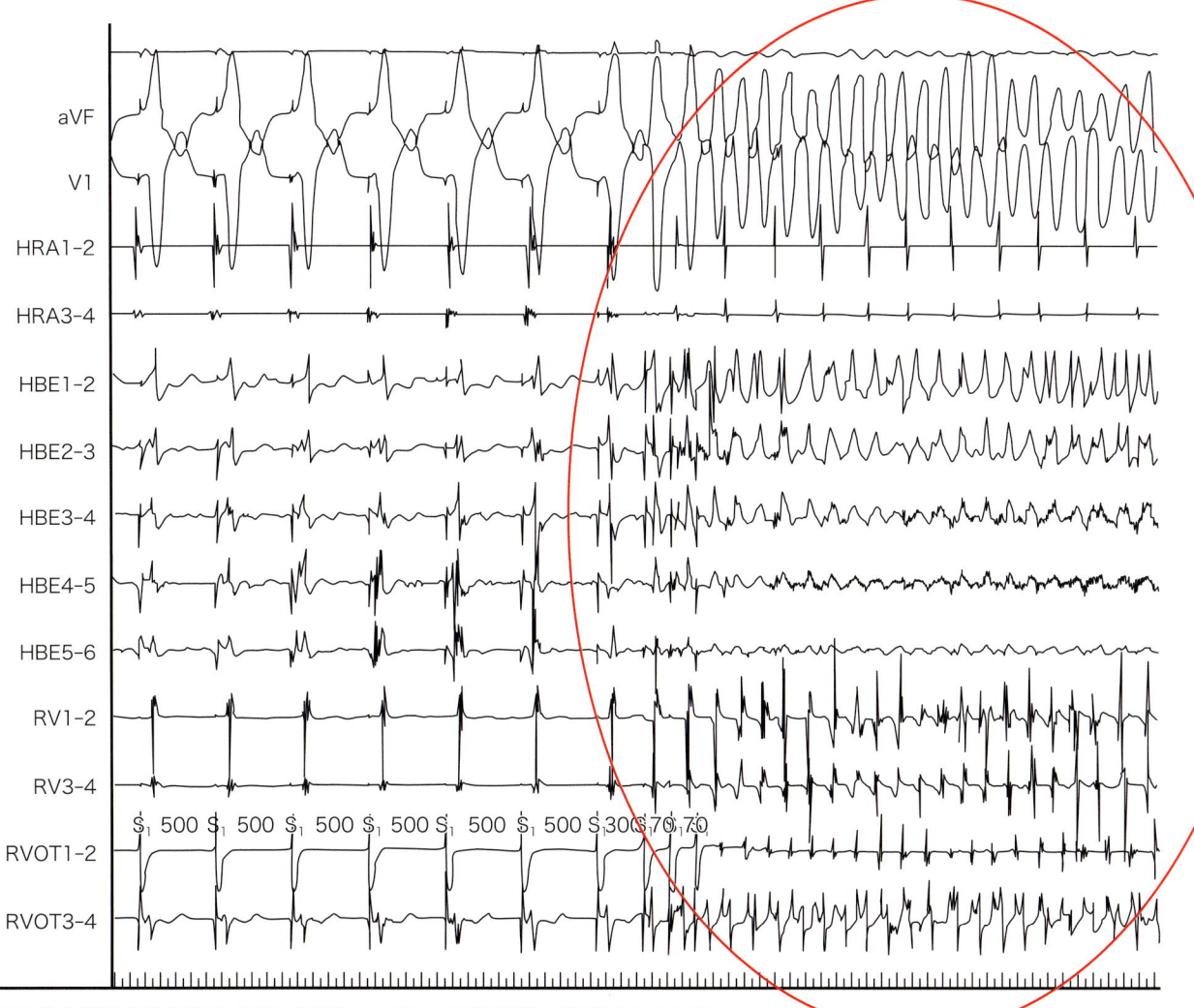

図2● 心臓電気生理学的検査（EPS）において電気刺激で誘発されたVF

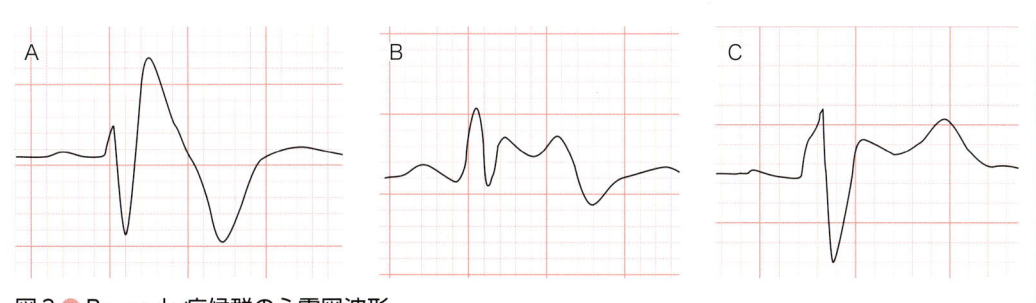

図3● Brugada 症候群の心電図波形
A：type I coved 型，B：type II saddle back 型，C：type III．

　また，3連刺激でVF（心室細動）が誘発された（**図2**の ◯印）．
　12誘導心電図で右脚ブロック様波形と，V1〜V3における coved 型または saddle back 型のST上昇を呈するものはBrugada 症候群である．Brugada 症候群は主として若年〜中年男性がVFを引き起こし，突然死する疾患である．心筋のNaチャネルの*SCN5A*遺伝子変異などが原因である遺伝性不整脈疾患であり，それらの遺伝子異常のため，右室流出路を中心にした貫壁性の再分極異常が生じ，心外膜側と心内膜の拡張期の電位差による局所の興奮旋回によりVFが生じるとされている．

Brugada症候群の心電図波形は以下の3タイプに分類される（図3）. いずれもV1〜V3の右側胸部誘導で認められる所見である.

TypeⅠ coved型
上向きに凸のcoved型ST上昇を認め, J点またはST部分が基線から2mm以上上昇する. 陰性T波を伴い, 右脚ブロックは必ずしも全例には認められない（図3A）.

TypeⅡ saddle back型
下向きに凸のsaddle back型ST上昇を認め, J点は基線より2mm以上, 下向きに凸のST部分も基線より1mm以上上昇している. 陽性または二相性T波を伴う（図3B）.

TypeⅢ
ST部分はcoved型もしくはsaddle back型で, ST上昇は基線より1mm未満である（図3C）.

Brugada症候群による突然死の予防には植込み型除細動器（ICD）が唯一有効な治療法である. しかし, 全例にICDを植え込むわけではなく, 失神の既往や家族歴, VFの出現の有無で適応が判断されている. また, 頻回にICDが作動する場合はキニジン, シロスタゾール, ベプリジルといった薬物療法も考慮される.

最終診断　Brugada症候群[C]

こんな症状にも注意!
[C] Brugada症候群はVFの他にAfibも合併しやすく, そのほとんどが今回の症例のように発作性心房細動（PAf）である. 既往のない若年男性のPAfを見つけた際はBrugada症候群も鑑別に考えよう.

その後の経過
本症例は, 家族歴はないが, 今回の失神のエピソードとEPSでVFが誘発されたため, classⅡaでICD植え込みの適応となり, ICD植え込み術を施行した.

Basic Lecture

Brugada症候群の診断基準

typeⅠの心電図波形を右胸部誘導の1つ以上に認めることに加え
①多形性VT・VFが記録されている
②45歳以下の突然死の家族歴がある
③家族に典型的typeⅠの心電図の人がいる
④多形性VT・VFがEPSによって誘発される
⑤失神や夜間の死戦期呼吸を認める
のうち, 1つ以上を満たすものとしている.

TypeⅡやtypeⅢの心電図は, 薬剤負荷で典型的なtypeⅠになった症例のみ上記の診断基準に当てはめる. 薬剤負荷にはVaughan Williams分類ⅠA群およびⅠC群のNaチャネル遮断薬（ピルシカイニド, フレカイニド, プロカインアミドなど）が用いられる.

まとめ
- 若年男性の既往のない失神では必ずBrugada症候群を鑑別に考えよう！
- Brugada症候群を疑った場合は1, 2肋間上げて心電図をとろう！

文献
1) QT延長症候群（先天性・二次性）とBrugada症候群の診療に関するガイドライン：http://www.j-circ.or.jp/guideline/pdf/JCS2007_ohe_h.pdf
2) 失神の診断・治療ガイドライン（2012年改訂版）：http://www.j-circ.or.jp/guideline/pdf/JCS2012_inoue_h.pdf
3) Berne P, et al：Circ J, 76：1536-1571, 2012
4) Veerakul G, et al：Circ J, 76：2713-2722, 2012
5) Miyamoto A, et al：Circ J, 75：844-851, 2011
6) Shimizu W, et al：J Cardiovasc Electrophysiol, 11：396-404, 2000
7) Evaluation of syncope in adults：http://www.uptodate.com/contents/evaluation-of-syncope-in-adults
8) Approach to the adult patient with syncope in the emergency department：http://www.uptodate.com/contents/approach-to-the-adult-patient-with-syncope-in-the-emergency-department

心電図の機械読みの上手な使い方　COLUMN

　最近は心電図を施行したとき，機械が自動的に判読してくれるものが多くなってきた．こちらの所見，見るなと言われても一度は見てしまうがどの程度参考になるものなのだろうか．

　検診結果をもとにした1983年の斉藤らの報告によれば「自動解析による正常範囲内はほぼ正確であった」とされた[1]．その後，解析ソフトの改良で精度は上昇しているものの[2]，ST変化の評価などに関してまだ高い正確性があるとは言いがたい[3]．一方でQT延長などの判断はミネソタコードに沿って正確な計測がなされるようになり機械的な解析の強みが発揮される場面である．

　現状では機械判定は，

- 正常と判断する能力は高い（特異度は高い）
- 脈の整，不整やPR間隔，QRSの計測，QT間隔など時間軸の測定に強みを発揮する
- ST変化など電位変化形態の評価はまだ課題が多い

と言える．

　ただ，ER医は心電図のみで判断をすることはほとんどなく，本書のように主訴や病歴を含めてアプローチするため機械判定の結果を鵜呑みにせず病歴などから見積もった検査前確率などを勘案して判断することが重要であろう．

（舩越　拓）

文献
1) 斉藤郁夫ほか：慶応保健研究，2：51-53，1983
2) Willems JL, et al：NEJM, 325：1767-1773, 1991
3) Eskola MJ, et al：Am J Cardiol, 96：1584-1588, 2005

第2章 失神　　　難易度 ★☆☆

5　22歳男性　若年男性の失神

安藤裕貴

症例提示

主　訴：失神
現病歴：運送会社の倉庫で荷物を運ぶ作業をしていたのを同僚が確認．数分後通路のところで仰向けになって倒れているところを発見された．呼びかけに反応はなく，数分後にしだいに意識は回復してきたが，救急要請され搬送となった
既往歴：特記事項なし，健診での指摘なし
内服歴：なし
家族歴：特記事項なし

来院時現症：BT 36.9℃，BP 84/55 mmHg，HR 86/min，RR 24/min，SpO$_2$ 96％（RA）
意　識：JCS1-1
頭　部：結膜貧血なし
頸　部：頸静脈怒張なし
胸　部：呼吸音清，心音整，心雑音なし
四　肢：浮腫なし
その他：特に特記事項なし

症状・症候から攻める！Ⓐ

■ 心原性
- △ ACS（ST上昇/低下，Q波，胸部誘導の陰性T波）：若年で絶対にはないといえないが，川崎病の既往があれば考慮すべき．
- △ 肥大型心筋症（R波増高，ST低下，陰性T波）：一般的に20歳代での発症は少ない．
- △ 心タンポナーデ（QRS減高，電気的交互脈）：血圧が低く考慮すべきだが若年では外傷性が多い．

■ 不整脈
- ○ VT（wide QRS，整＋頻脈）：特発性の非持続性VTであれば十分にありうる．
- ○ QT延長症候群（QT延長）：先天性QT延長症候群に対して内服をチェックしておきたい．
- ○ Brugada症候群（V1～V3での特徴的なST上昇±陰性T波）：健診で指摘を受けていないケースは比較的よく出会う．
- △ ARVD（ε波）：若年性VTの原因ではあるが非常にまれ．
- ○ WPW（δ波）：WPWからの不安定なAfibやSVTは若年者で頻度が高い．

■ 血管性
- △ 大動脈解離（Ⅱ，Ⅲ，aVFのST上昇＝下壁梗塞の合併）：若年ではMarfan症候群のような病歴を確認したい．
- ✕ PE（S1Q3T3型，胸部誘導のST低下，右脚ブロック）：活動性の生活歴があり，可能性は低い．
- △ SAH（ST低下，QT延長，陰性T波）：もやもや病やAVMからのSAHなら十分鑑別にあがるが，来院時の血圧が低いことは否定的な材料になりうる．

✦ センスアップ！ ✦

Ⓐ 失神では原因検索目的以外にリスクを予測するための1つの手段として心電図がある．例えばFrancisco Syncope Ruleでは，心不全の既往，Ht＜30％，心電図異常，息切れ，sBP＜90 mmHgがすべてなければ低リスクとしている．

異常所見 を探してみよう！

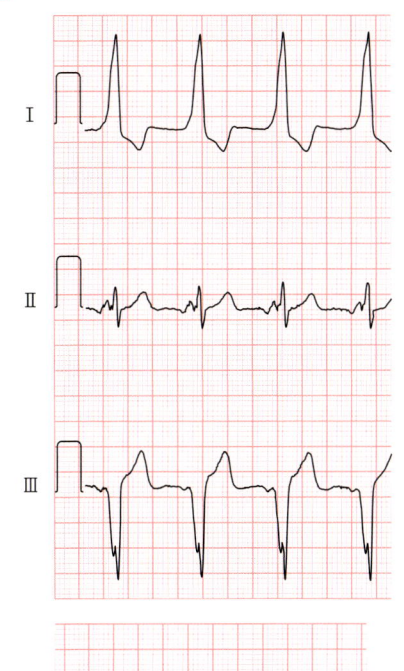

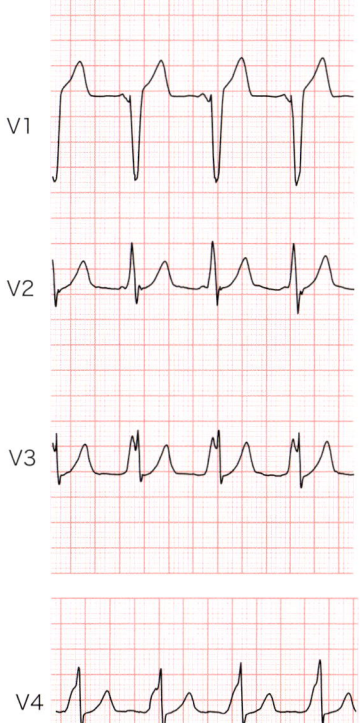

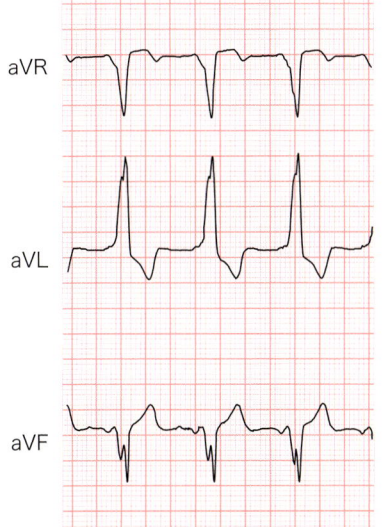

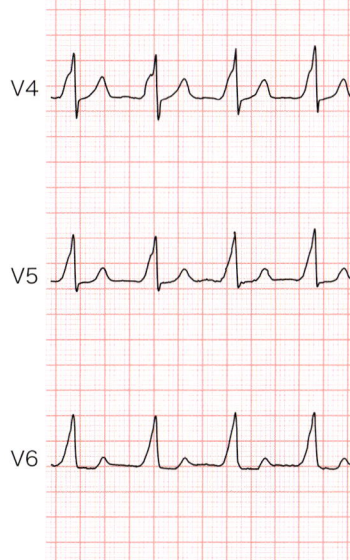

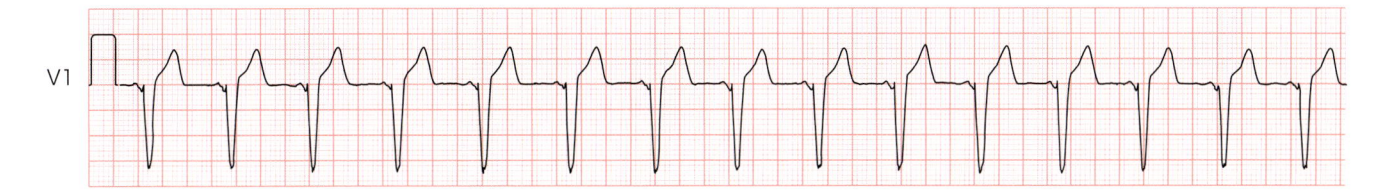

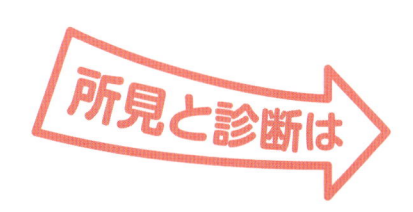

I

II

III

aVR

aVL

aVF

V1

V2

V3

V4

V5

V6

V1

第2章 失神

所見と診断は ➡

心電図を攻める！

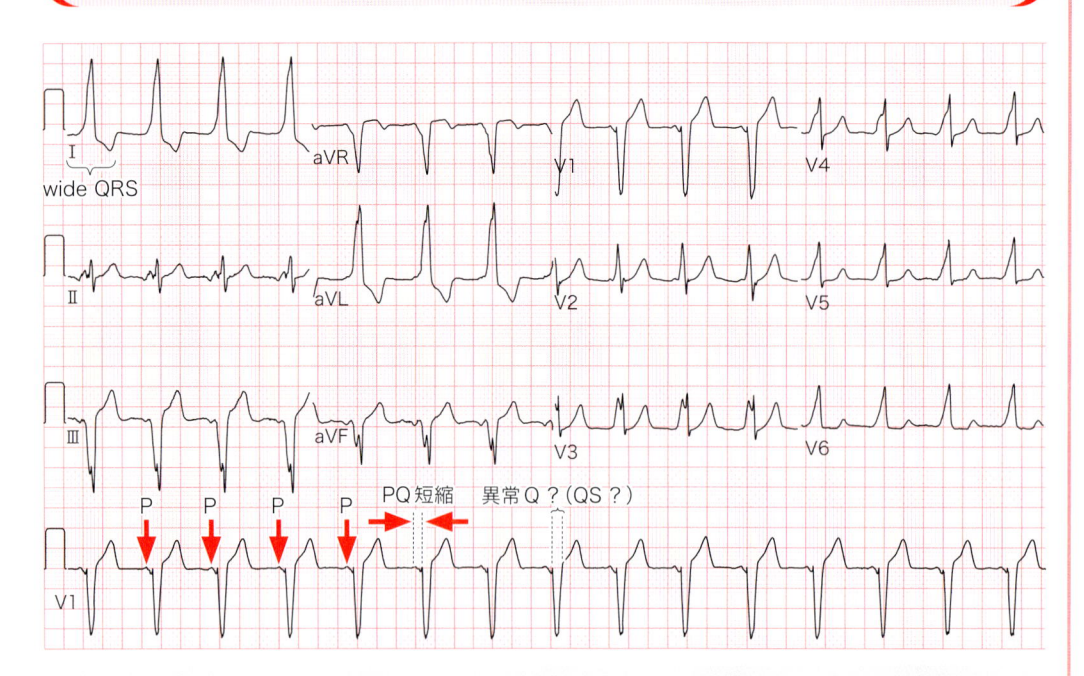

- レート：85/min 程度の洞性頻脈
- 軸：左軸
- P波の存在：各脈に先行するP波が1対1である
- P波とQRSの関係：QRSに先行するP波が1対1で付随している
- QRSの形：wide QRS 波形をしている
- 間隔・幅（PR，QRS，QT）：PQ短縮あり，QRSは0.10秒以上あり幅はwideである
- ST-Tの異常：I，aVLでST低下，III，aVF，V1誘導で異常Q（もしくはQS）
- その他（U波，融合収縮など）：特記事項なし

診断に迫る！

　異常Q波につられて虚血性心疾患のほうに診断の舵を切りたくなるが，PR間隔の短縮およびwide QRSの双方の原因はδ波があるためだと気が付くだろうか．δ波があることにさえ気が付けば診断は容易である．

　WPW症候群は，PR間隔の短縮（0.12 sec 未満），wide QRS（0.12 sec 以上），R波上昇部のslurring（δ波）で特徴付けられる．wide QRSでは常にVTがないかに注意をしつつ，高K血症，低体温症，ペースメーカー調律の有無，降圧薬の併用（Ca遮断薬とβ遮断薬）がないかをシステマチックにチェックするとよいだろう．

　本症例のように一見梗塞を疑われる心電図所見のことをpseudo infarction pattern と呼んでいる．WPW症候群のうち70％がpseudo infarction pattern であるともいわれる．下壁誘導におけるQ波や前壁誘導のST上昇が見られるが，さまざまなパターンを示す[2]．新規異常Q波の出現が心筋梗塞を示唆することから，異常Q波所見があるときは以前の心電図との比較が重要となるため，健診を受けた施設へ問い合わせるなど，資料を探す手間を怠らないようにしよう．

他にpseudo infarction patternとなる疾患としては以下のものがあげられる[2].
- 心臓：左心肥大，肥大型心筋症，心筋線維症，完全左脚ブロック，左脚前肢ブロック，急性心膜炎．
- 肺：肺塞栓症，気胸．
- その他：褐色細胞腫，脳出血，高K血症．

本症例では異常Q波から心筋虚血を疑われたが，若年者では絶対に心筋梗塞はありえないのだろうか．大部分の症例は中年や高齢者であろうが，さまざまな既往で若年であっても心筋虚血となることがあるので完全な除外はできない．有名なところでは冠動脈瘤を形成するMCLSでは形成された瘤の閉塞から心筋梗塞を引き起こすことが知られている．そのため幼少時の既往を具体的に家族などに問診することを押さえておきたい．

最終診断　WPW症候群のpseudo infarction

その後の経過

失神はWPW症候群によるAfibまたはSVTであったと考えられ，循環動態の崩れによる失神を疑われたため循環器科入院となった．モニター管理下に経過観察を行い特にイベントが生じなかったため，内服で様子をみて退院となった．

Basic Lecture

失神の鑑別 4分類

これまで特に既往のない若年者の失神には一定のパターンがある．その大部分（73％）は神経調節性失神が占め，心原性失神は1％のみ[1]である．しかし，非心原性失神と比較して死亡率の高い心原性失神の除外のためには心電図検査が不可欠であり，心電図を攻める必要がある．

失神の鑑別を4つに大きく分類し，本章の冒頭（p.31）の表のように頭のなかを整理しつつ，以下のような分け方をしてもよいだろう．

①心原性失神（虚血性心疾患，大動脈解離，不整脈，ブロック）．
②起立性低血圧（失血・貧血・脱水，Parkinson症候群，レビー小体型認知症，糖尿病，アミロイドーシスなど）．
③神経調節性失神（血管迷走神経反射，状況失神，排便失神など）．
④薬剤性失神（降圧薬，利尿薬，アルコールなど）．

これらは虚血性心疾患で血管迷走神経反射が誘発されたり，利尿薬で脱水になったりと重複もあるが，漏らさず鑑別をあげるときに4つの分類をしておくと役に立つ．

まとめ

- 異常Q波をきたすpseudo infarction patternの存在を知ろう．
- 異常Q波では常に以前の心電図と比較するようにしよう．
- WPW症候群の約70％でpseudo infarction patternがある．

文献

1) Romme JJ, et al：Clin Auton Res, 18：127-133, 2008
2) Hung SC, et al：Circulation, 101：2989-2990, 2000

第2章 失神

難易度 ★☆☆

6　36歳男性　失神，胸痛，呼吸困難

舩越　拓

症例提示

主　訴：失神，胸痛，呼吸困難
現病歴：5日前にスキーで車に長時間座っていたかもしれない．受診3日前から弱い胸痛があり，前胸部正中がズキズキと痛かった．受診3時間前に臥位でいたところ胸痛が増悪し改善しないため救急要請．救急要請後いったん目の前が真っ白になった瞬間があった
既往歴：なし
内服歴：なし
社会歴：職業はペンキ職人

来院時現症：BT 36.4℃，BP 105/66 mmHg，HR 147/min，RR 30/min，SpO$_2$ 99％（6Lリザーバー付きマスク）
意　識：GCS15（E4V5M6），意識清明
頸　部：頸静脈怒張は臥位では認めるが座位ではない
胸　部：呼吸音清，心音整，心雑音なし
腹　部：平坦，軟，圧痛なし
四　肢：浮腫なし，下肢痛なし
その他：特記事項なし

症状・症候から攻める！

■ 心原性
- △ ACS（ST上昇/低下，Q波，胸部誘導の陰性T波）：リスクが低い．
- △ 肥大型心筋症（R波増高，ST低下，陰性T波）：今まで息切れなどのエピソードもなく突発である．
- △ 心タンポナーデ（QRS減高，電気的交互脈）：タンポナーデとなるような原疾患が明らかでない．

■ 不整脈
- ○ VT（wide QRS，整＋頻脈）：二次性のものであればこの年齢でも起きうる．頻脈でもあるため心電図の評価は忘れずに行う．
- ○ QT延長症候群（QT延長）：今までこういった発作はないようだ．
- ○ Brugada症候群（V1〜V3での特徴的なST上昇±陰性T波）：家族歴なし，検診異常なしからは考えにくい．
- × 2度房室ブロック（徐々に延長するPR間隔，P波の後のQRSの脱落）・3度房室ブロック（P波とQRSの解離）：有症状でも徐脈ではない．
- × 洞不全症候群（P波の脱落）：有症状でも徐脈ではない．
- ○ ARVD（ε波）：家族歴はないが考慮すべき．
- ○ WPW（δ波）：若年の頻脈発作であり考慮すべき．
- △ PSVT（整＋頻脈，P波なしか逆行性P波）：若年であればこれほど強い症状をきたすことは多くないが考慮する．

- △ Afib（不整＋頻脈，P波なし）：年齢的にはまれ．

■ **血管性**
- △ 大動脈解離（Ⅱ，Ⅲ，aVFのST上昇＝下壁梗塞の合併）：年齢的には多くない．
- ○ PE（S1Q3T3型，胸部誘導のST低下，右脚ブロック）：胸痛呼吸苦で頻脈であるため考慮する．
- × SAH（ST低下，QT延長，陰性T波）：頭痛がなく，経過が長い．

異常所見を探してみよう！

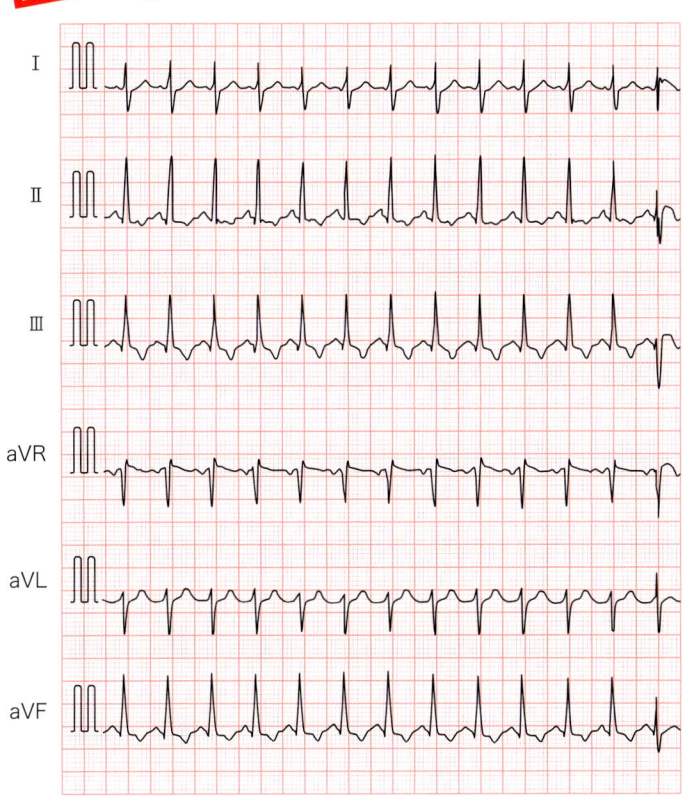

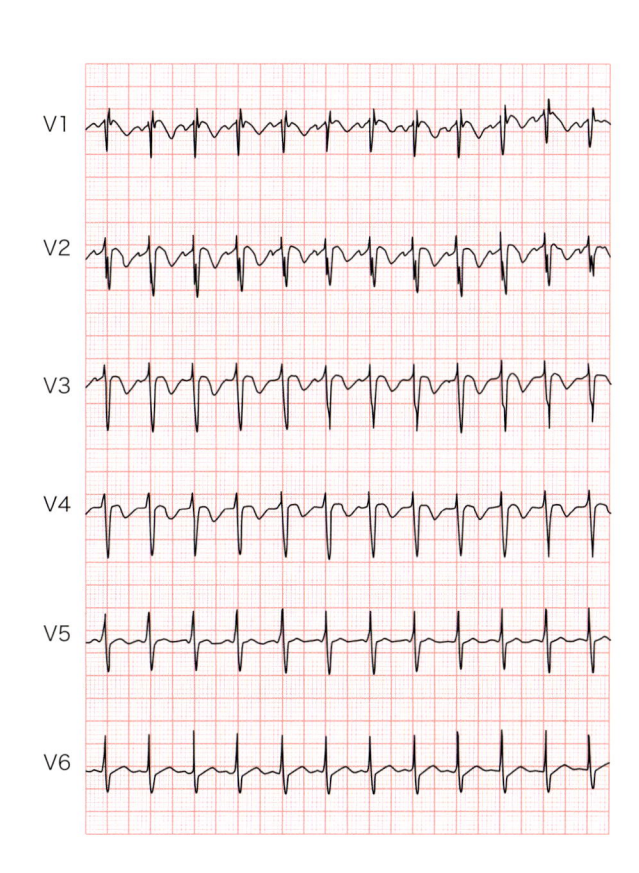

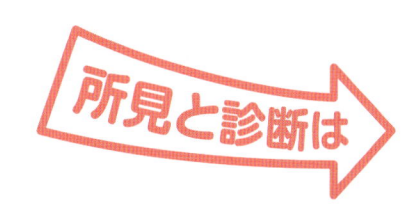

心電図を攻める！

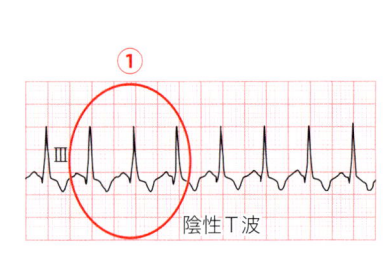

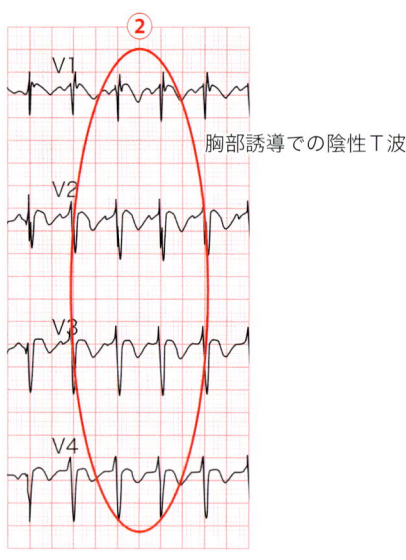

①　陰性T波

②　胸部誘導での陰性T波

- レート：150/min 程度の洞性頻脈
- 軸：正常軸
- P波の存在：P波は正常で各波形に認められる
- P波とQRSの関係：1対1の関係でかつ房室ブロックは認めない
- QRSの形：不完全右脚ブロックを認める
- 間隔・幅（PR，QRS，QT）：明らかな延長・短縮は認めない
- ST-Tの異常：下壁・胸部誘導にてT波の陰転化を認める【上図①，②】
- その他（U波，融合収縮など）：特になし

診断に迫る！

　まず洞性頻脈であることがわかる．四肢誘導では下壁誘導でT波の陰転化がある．また，胸部誘導では不完全右脚ブロックとV1～V4までで陰性T波を認める．胸部誘導で陰性T波を認める場合は後壁梗塞も鑑別にあがるが，
- Ⅱ，Ⅲ，aVFでのST変化を伴うことが多い
- Q波を反映してV1～V4でのR波の増高を認めることが多い

といった特徴は当てはまらない．
　一方で同様の所見はPEでも認められる．第4章-5（p.104参照）で詳しく解説しているがPEの診断，除外にはさまざまなスコアが提唱されているがどれも決定的なものはなく，心電図の特徴的な所見として以下のものがいわれている[1]．

- S1Q3T3型：急性の右室負荷，肺高血圧を示唆する所見として現れる．陽性率は高くない（10～20％程度）うえに，急性期以降は消失することが多い（つまり感度は高くないとされている）．
- 右脚ブロック：右室圧上昇に伴った右室拡大などで右脚線維が伸展され伝導障害をきたす．比較的重症例に出現されるとされ，これも感度は高くないといわれているが，特異度は高いとする報告が多くみられる．
- 胸部誘導におけるT波の陰転化：報告された当初は右室梗塞によるものと考えられていたが否定的な意見もあり，詳しい発生機序は不明である．ただ，最近の報告では最も診断的価値

✦センスアップ！✦

Ⓑ D-dimer はフィブリノーゲン，フィブリンのプラスミンによる分解産物であり（主に二次）線溶が亢進した状況で上昇する．Wells criteria（表1）と合わせてD-dimerが診断補助の一部に加えられているようにPEの診断に非常に有効なツールである反面，感度が高い（陰性であるときに除外に有用）一方で偽陽性が多く，以下のさまざまな要素で上昇することが知られている．
- 高齢者
- 入院生活や手術後
- 妊娠
- 熱傷や外傷
- 敗血症
- 血液悪性疾患
- 膠原病

D-dimer が上昇していればPEの診断に造影CTを撮像せざるを得なくなり，偽陽性が多い検査であることを認識したうえで測定するかを十分吟味してから提出するようにしなければならない．PERC criteria（PE除外基準）は逆にD-dimerを用いずにPEを除外しようとするツールだが，Wells criteriaで可能性が低いとされた症例を対象にしており適応の吟味が欠かせない（第4章-5参照）．

表1 ● Wells criteria

項目	点数
深部静脈血栓症の臨床的徴候・症状がある	3
PE以外の診断の可能性が低い	3
HR > 100/min	1.5
3日以上の安静もしくは4週間以内の手術	1.5
肺動脈塞栓症もしくは深部静脈血栓症の既往がある	1.5
喀血	1
悪性腫瘍の既往（治療中，緩和ケア中，6カ月以内の治療歴）	1
合計	12.5

文献4より作成

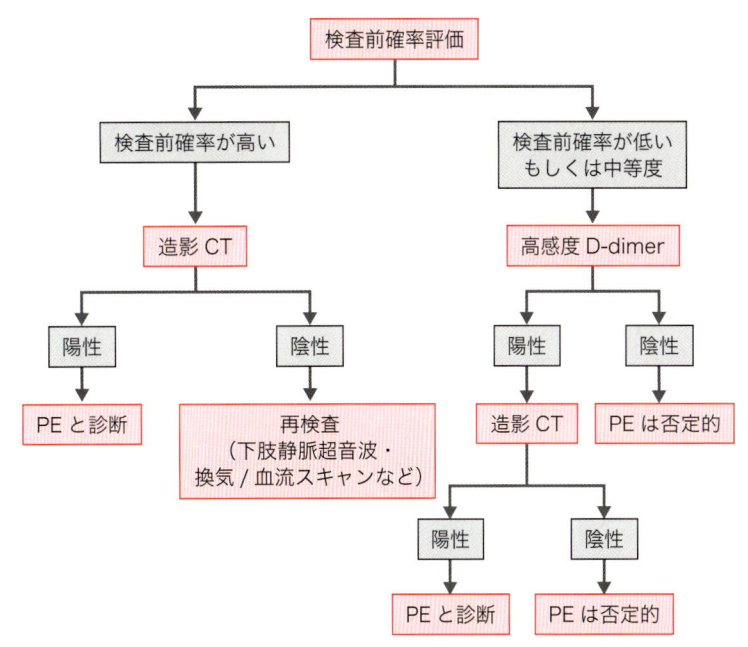

図1 ● Wells criteriaを用いたPE診断フローチャート
文献4より作成

が高いともいわれ重要な所見の一つになっている．

上記のような所見と臨床経過を併せてPEを疑い，造影CTを施行したところ，右肺動脈本幹に造影効果の欠損が認められPEの診断となった．

最終診断　肺動脈塞栓症（PE）

その後の経過

すぐにヘパリンによる抗凝固療法が開始されたが循環動態が徐々に悪化．massive PEの診断でtPAの投与を行ったが酸素化の悪化に対して挿管した直後にCPAとなった．短時間の蘇生行為で心拍再開が得られ血栓除去術を行った．一時期V-A ECMOを導入したが離脱し，最終的には独歩退院となった．

循環動態の安定しないPEに対し，安易に挿管し陽圧呼吸を開始することは静脈還流を減少させ，心停止を引き起こす恐れがある．そのためPEでは安易に挿管を決定せずその危険性を十分認識したうえで適応を考慮するように気を付けるとよい．

Basic Lecture

PEの診断

PEの症状は軽度の胸痛からショック，心肺停止まで多岐にわたり見逃されることも多い．血液や画像検査だけでPEの有無を判断するのでなく病歴と身体所見から検査前確率をいかに見積もるかが鍵となる．そのなかでWells criteriaは感度が高く，除外に有用とされる[2]（表1，図1）．その一方で最近は高齢者にはWells criteriaは妥当性が乏しいのではとの研究やD-dimerの数値を全年齢で一律にするのではなく年齢×10がカットオフとして適切なのではないかとする研究もある[3]．

まとめ

- V1〜V4のような胸部誘導でのT波陰転はACSだけでなく右室負荷でもみられる．
- 心電図はPEにおいて補助的な役割しかもたないため，心電図所見だけで否定も肯定もせず他の所見やスコアをうまく活用すべきである．
- 不必要なCTの被曝や造影剤の使用を減らすためにWells criteriaとPERCを有効に使おう．

文献

1) Daniel KR, et al：Chest, 120：474-481, 2001
2) Righini M, et al：JAMA, 311：1117-1124, 2014
3) Schouten HJ, et al：J Am Geriatr Soc, 62：2136-2141, 2014
4) Ouellette DW, et al：Emerg Med Clin North Am 30：329-375, 2012

第2章 失神

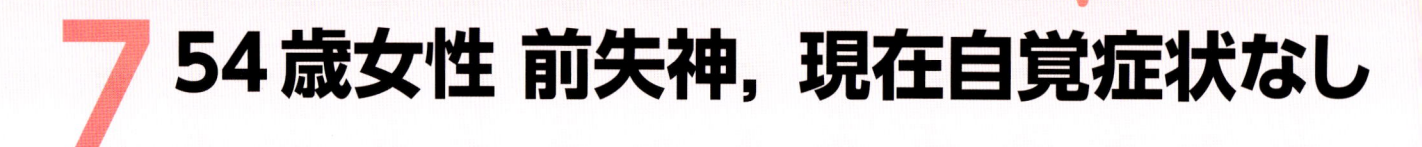

難易度 ★★★

7　54歳女性 前失神，現在自覚症状なし

薬師寺泰匡

症例提示

主　訴：動悸
現病歴：受診日夕方，いつも通り過ごしていたが突然動悸と立ちくらみを自覚したため救急外来を受診した．来院時は自覚症状なし
既往歴：特記事項なし
家族歴：特記事項なし
内服薬：なし
来院時現症：BT 36.0℃，BP 110/57 mmHg，HR 60/min，RR 16/min，SpO₂ 95％（RA）

意　識：GCS15（E4V5M6）
頭　部：明らかな異常所見なし
頸　部：頸静脈怒張なし
胸　部：呼吸音清，心音整，心雑音なし
腹　部：平坦，軟，圧痛なし
四　肢：浮腫なし
皮　膚：明らかな異常所見なし
その他：特記事項なし

症状・症候から攻める！

■ 心原性

- △ ACS（ST上昇/低下，Q波，胸部誘導の陰性T波）：外したくないが，病歴は特徴的ではない．
- ○ 肥大型心筋症（R波増高，ST低下，陰性T波）：失神（前失神）の病歴では着目しておきたい．
- × 心タンポナーデ（QRS減高，電気的交互脈）：バイタルからは考えにくい．

■ 不整脈 Ⓐ

- × VT（wide QRS，整＋頻脈）：脈拍数が少なすぎる．
- △ QT延長症候群（QT延長）：二次性のQT延長の理由はなさそうだが失神では外せない所見．
- △ Brugada症候群（V1〜V3での特徴的なST上昇±陰性T波）：性別から頻度は低いと考えるが，男女比は9：1で否定はできない．
- △ 2度房室ブロック（徐々に延長するPR間隔，P波の後のQRSの脱落）．
- △ 3度房室ブロック（P波とQRSの解離）．
- △ 洞不全症候群（P波の脱落）．
　　　　　　　　　　　　　　　　　}年齢から頻度は低いと考える．
- ○ ARVD（ε波）．
- ○ WPW（δ波）．
　　　　　　　}不整脈を起こしうる変化は確実に探しておきたい．
- × PSVT（整＋頻脈，P波なしか逆行性P波）．
- × Afib（不整＋頻脈，P波なし）．
　　　　　　　}脈拍は落ち着いている．

> ✦センスアップ！✦
> Ⓐ 失神，もしくは前失神で来院する患者さんは，概してすでに心電図変化が消失している．現在不整脈があるかどうかということも大事だが，不整脈を起こすような変化がないかどうかということにも着目しておきたい．

■ **血管性**
△ 大動脈解離（Ⅱ，Ⅲ，aVFのST上昇＝下壁梗塞の合併）．
△ PE（S1Q3T3型，胸部誘導のST低下，右脚ブロック）．
△ SAH（ST低下，QT延長，陰性T波）．

これらの疾患も外したくないが，症状が乏しくバイタルも安定している．

異常所見を探してみよう！

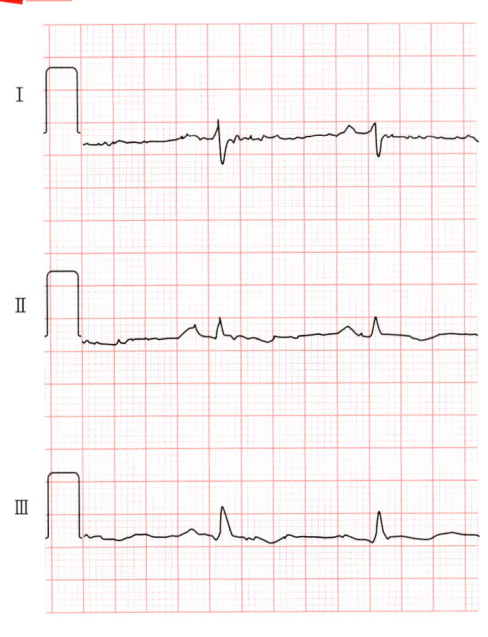

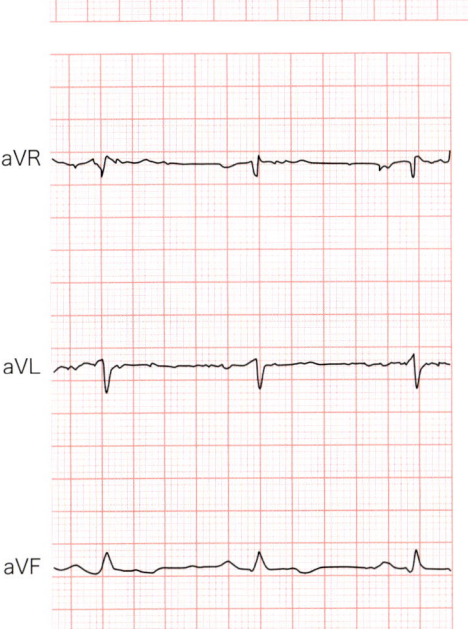

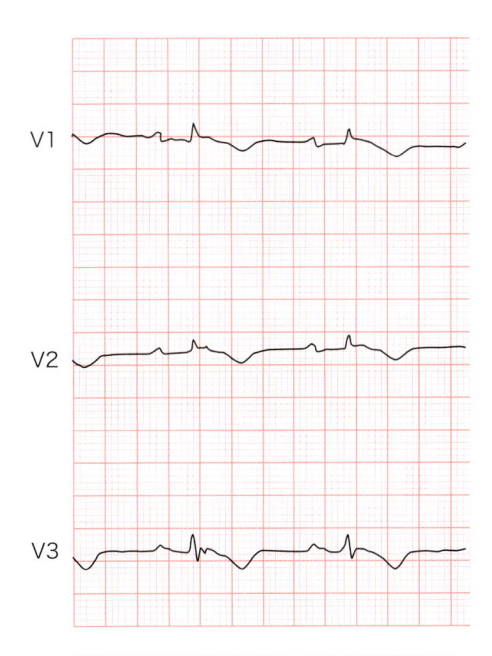

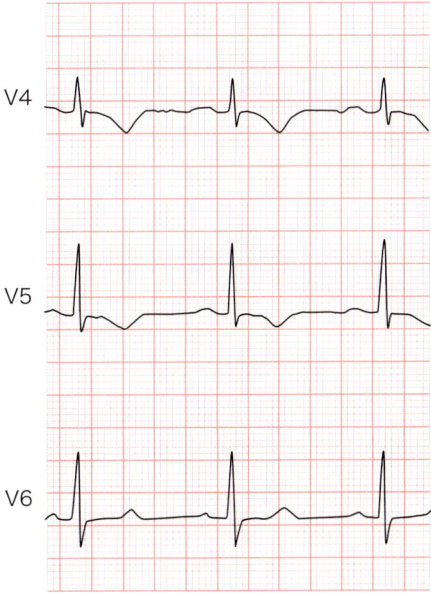

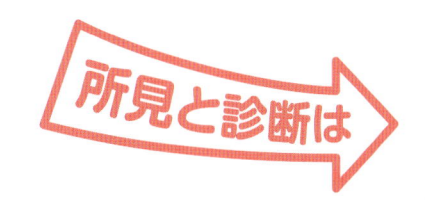

所見と診断は

心電図を攻める！

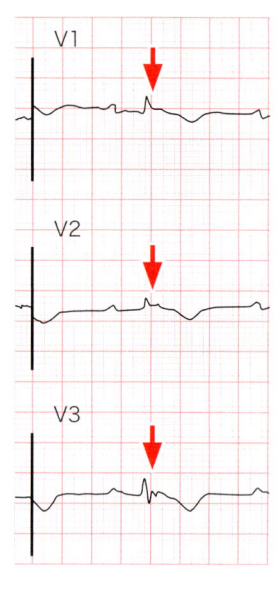

図1 ● ε波

- レート：60/min
- 軸：右軸偏位
- P波の存在：存在する
- P波とQRSの関係：解離はない
- QRSの形：V1〜V3でQRSの終わりに小さな上向きのこぶ波形〔イプシロン波（ε波）と呼ばれる波形（図1）〕を認める【→】
- PR間隔：正常
- QRS幅：正常
- T波：胸部誘導V1〜V5でT波の陰転化を認めている
- QT間隔（QTc）：正常
- ST-Tの異常：なし

診断に迫る！

　明らかな不整脈がないこのような心電図は，一見すると動悸や前失神の原因を指摘しづらいが，ε波に着目したい⒝．ε波は不整脈原性右室異形成/心筋症（ARVD/C）で特徴的といわれる波形である．ε波は心室の遅延伝導とされ，ARVD/C以外にもMIやサルコイドーシスでも認められる．ARVD/Cではε波以外にも，胸部誘導でQRS幅が広がったり，右脚ブロックを認めたり，S波の上行波形が延長したり，V1〜V3でのT波陰転化が特徴的とされる[1,2]．本症例では胸部誘導V1〜V5で陰転化を認めている．

　心エコーを行ったところ，弁膜症，心筋肥大などは指摘できなかったが，右室の壁運動低下が認められた．表1に記載している診断基準のうち，機能構造変化，再分極異常，脱分極伝導異常の項目で大基準を満たすので，ARVD/Cと考えられる．前失神の原因としては心室性不整脈が起こったものと考えて矛盾しない．

最終診断 ▶ 不整脈原性右室異形成/心筋症（ARVD/C）⒞

センスアップ！

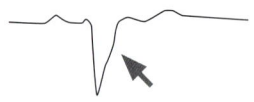

⒝ ARVD/Cでは40〜50％が正常心電図波形を呈するといわれている．ARVD/Cにおける心電図変化の感度は，V1〜V3のT波陰転化（85％），V1〜V3のQRS≧110 msec（64％），ε波（33％）ということで，ε波は特異度は高いとされるが，意外と感度が高くない…．delayed S-wave upstrokeと呼ばれるV1〜V3のS波のゆっくりとした立ち上がりがより感度が高いとしている報告もある[3]．

delayed S-wave upstrokeイメージ

こんな症状にも注意！

⒞ 失神患者の心電図では，明らかな不整脈がない場合にも，WPW，Brugada症候群，HOCM，Long QT，ARVD/Cを念頭におきたい（WPWについては第2章-5参照）．失神の患者さんを診察する際には，診察時にすでに意識清明となっていることが多い．不整脈があったとしても治ってしまっているパターンとなる．現行犯逮捕するしかない心電図所見であるが，不整脈を起こしうる変化は見落としたくない．センスアップ⒜でも述べたが，大事なことなので再度，強調したい．

Basic Lecture

ARVD/Cの診断

ARVD/Cは右室の脂肪浸潤と右室起源のVTを起こす原因不明の疾患である．約1/3に失神が生じると報告されている．わが国では持続性心室頻拍の原疾患全体の約10％を占めている[1]．病変は徐々に進行し，40～50歳で持続性心室頻拍が出現し，右心不全徴候も認められるようになる．電気生理検査で誘発されないこともあり早期の診断は難しい．古典的診断基準として1994年に作成されたものがあったが，2010年に改訂された．大基準2，または大基準1＋小基準2，または小基準4つで診断となる．表1に診断基準を示す[4]．

表1 ● ARVD/Cの診断基準

	大基準	小基準
機能構造的変化	超音波所見 ● 右室の区域性壁運動低下，無動，もしくは右室瘤 ● 上記と以下のどれか1つ ①傍胸骨長軸での右室流出路（PLAX RVOT）≧32 mm（体表面積補正[PLAX/BSA]≧19 mm/m^2） ②傍胸骨短軸での右室流出路（PSAX RVOT）≧36 mm（体表面積補正[PSAX/BSA]≧21 mm/m^2） ③右室面積変化率≦33％ MRI所見 ● 区域性壁運動低下，無動，もしくは右室の非協調性収縮 ● 上記と以下のどれか1つ ①右室拡張末期容積/体表面積≧110 mL/m^2（男性），100 mL/m^2（女性） ②右室駆出率≦40％ 右室血管造影 ● 右室の区域性壁運動低下，無動，もしくは右室瘤	超音波所見 ● 右室の区域性壁運動低下，無動 ● 上記と以下のどれか1つ ①PLAX RVOT≧29～32 mm（体表面積補正[PLAX/BSA]≧16～19 mm/m^2） ②PSAX RVOT≧32～36 mm（体表面積補正[PSAX/BSA]≧18～21 mm/m^2） ③右室面積変化率≦33～40％ MRI所見 ● 区域性壁運動低下，無動，もしくは右室の非協調性収縮 ● 上記と以下のどれか1つ ①右室拡張末期容積/体表面積≧100～110 mL/m^2（男性），90～100 mL/m^2（女性） ②右室駆出率≦45％（＞40％）
組織学的変化	● 心筋生検で脂肪置換の有無にかかわらず，右室自由壁の心筋で線維性置換が1つ以上のサンプルで認められ，形態計測解析で残留心筋＜60％（もしくは定性的に推定で＜50％）	● 心筋生検で脂肪置換の有無にかかわらず，右室自由壁の心筋で線維性置換が1つ以上のサンプルで認められ，形態計測解析で残留心筋＜60～75％（もしくは定性的に推定で＜50～65％）
再分極異常	● 14歳以上で完全右脚ブロックを伴わない場合の右胸部誘導におけるT波陰転化（V1～V3もしくはそれ以上）	● 14歳以上で完全右脚ブロックを伴わない場合のV1, V2誘導におけるT波陰転化 ● 14歳以上で完全右脚ブロックを伴う場合のV1～V4誘導におけるT波陰転化
脱分極伝導異常	● V1～V3誘導でのε波（再現性のあるQRSの終わりからT波の始まりまでの間に認められる低振幅信号） ● 限局性QRS時間延長（＞110 msec）（V1～V3）	● 通常のECGで110 msec以上のQRS幅を認めず，signal averaged EKGで以下の3つのパラメーターのうち1つ以上を満たす遅延電位を認める ①filterd QRS幅≧114 msec ②QRS終末部の電位が40 μV以下となる微小電位の持続時間≧38 msec ③終末40 msecのRoot Mean Square≦20 μV ● 完全右脚ブロックがない場合の，V1～V3のS波谷点からQRS終末までの終末伝播時間が55 msec以上
不整脈	● 上方軸の左脚ブロック形態（Ⅱ，Ⅲ，aVFで陰性か曖昧なQRS，aVLで陽性波）を伴う持続性ないしは非持続性心室頻脈	● 下方軸の左脚ブロック形態（Ⅱ，Ⅲ，aVFで陽性か曖昧なQRS，aVLで陰性波）もしくは不定軸の持続性ないしは非持続性心室性頻脈 ● 24時間ホルター心電図で500回以上の心室期外収縮
家族歴	● 現在のTask Force診断基準を満たすARVD/Cの第一度近親者 ● 剖検または手術でARVD/Cが確認された第一度近親者 ● 評価中の患者でARVD/Cに関連もしくはおそらく関連していると考えられる遺伝子変異が確認される	● 現在のTask Force診断基準を満たすかどうか判断できないか実行不可能な，ARVD/Cの病歴をもつ第一度近親者 ● ARVD/Cによると疑われる35歳以前での突然死の第一近親者 ● 病理学的，もしくは現在のTask Force診断基準を満たす第二近親者

PLAX：parasternal long-axis view（傍胸骨長軸），RVOT：right ventricular outflow tract（右室流出路），BSA：body surface area（体表面積），PSAX：parasternal short-axis view（傍胸骨短軸）
文献4より作成

まとめ

- 失神，前失神の心電図では ε 波にも着目（図1）．
- 来院時に不整脈がなくとも，心室性不整脈を起こしうる変化に気付こう．
- WPW，Brugada症候群，HOCM，Long QT，ARVD/Cを忘れない．

文献

1) 失神の診断・治療ガイドライン（2012年改訂版）：http://www.j-circ.or.jp/guideline/pdf/JCS2012_inoue_h.pdf
2) Task Force for the Diagnosis and Management of Syncope, et al：Eur Heart J, 30：2631-2671, 2009
3) Nasir K, et al：Circulation, 110：1527-1534, 2004
4) Marcus FI, et al：Circulation, 121：1533-1541, 2010

第3章 胸痛

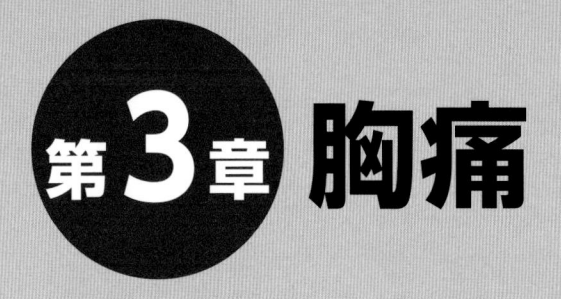

胸痛で受診した場合に考えるべき鑑別疾患

●**致死的であり，見逃してはいけない・除外する必要があるもの**
- MI
- 不安定狭心症
- 大動脈解離
- PE
- 食道破裂
- 緊張性気胸

●**commonなもの／致死的ではないもの**
- 狭心症
- 心外膜炎
- 気胸
- 逆流性食道炎
- 帯状疱疹
- 肺炎
- 肋軟骨炎・肋骨骨折

心電図で診断できる，もしくは大きく治療が変わる鑑別疾患は？

- MI/不安定狭心症（ST上昇/低下，Q波，胸部誘導の陰性T波）
- 大動脈解離（Ⅱ，Ⅲ，aVFのST上昇＝下壁梗塞の合併）
- PE（S1Q3T3型，胸部誘導のST低下，右脚ブロック）
- 心外膜炎（広範囲でのST上昇，aVRでのPR上昇）

略語

MI	: myocardial infarction（心筋梗塞）
PE	: pulmonary embolism（肺塞栓症）

第3章 胸痛

難易度 ★★☆

1 67歳男性 ときどき胸痛，息切れ

中山由紀子

症例提示

主　訴：胸痛
現病歴：3年前から労作時胸痛あり，過去に冠動脈疾患にてステント留置したことがある．今月に入り胸痛の頻度が増していた．来院20分前より安静時胸痛出現し，持続するため救急要請．意識消失，呼吸苦なし
既往歴：高血圧，糖尿病
内服薬：エナラプリル，メトホルミン，ボグリボース

来院時現症：BT 36.5℃，BP 166/86 mmHg，HR 76/min，RR 20/min，SpO$_2$ 98%（RA）
意　識：GCS15（E4V5M6）
頸　部：頸静脈怒張なし
胸　部：呼吸音清，心音整，心雑音なし
四　肢：浮腫なし
その他：特記事項なし

症状・症候から攻める！

典型的な狭心症状であり，誰が診てもACSが真っ先に鑑別にあがるだろう[A]．心電図をとらない理由はない．

- ○ MI/不安定狭心症（ST上昇/低下，Q波，胸部誘導の陰性T波）：最も可能性が高い．
- ○ 大動脈解離（Ⅱ，Ⅲ，aVFのST上昇＝下壁梗塞の合併）：高血圧の既往もあり否定したい．
- ○ PE（S1Q3T3型，胸部誘導のST低下，右脚ブロック）：頻度は高くないが致死的であることもあり疑わないと診断できない．ただし心電図変化を認めないこともある．
- △ 心外膜炎（広範囲でのST上昇，aVRでのPR上昇）：比較的commonであり可能性は低くはない．

✦センスアップ！✦

[A] 狭心症の既往があり，普段から胸痛があったとしても，今ある胸痛が昨日までの胸痛と同じとは限らない．これは頭痛など他の主訴にもいえるだろう．必ず患者さん本人に胸痛の詳細を尋ねるべきである．

異常所見を探してみよう！

〔来院時，胸痛ありの心電図〕

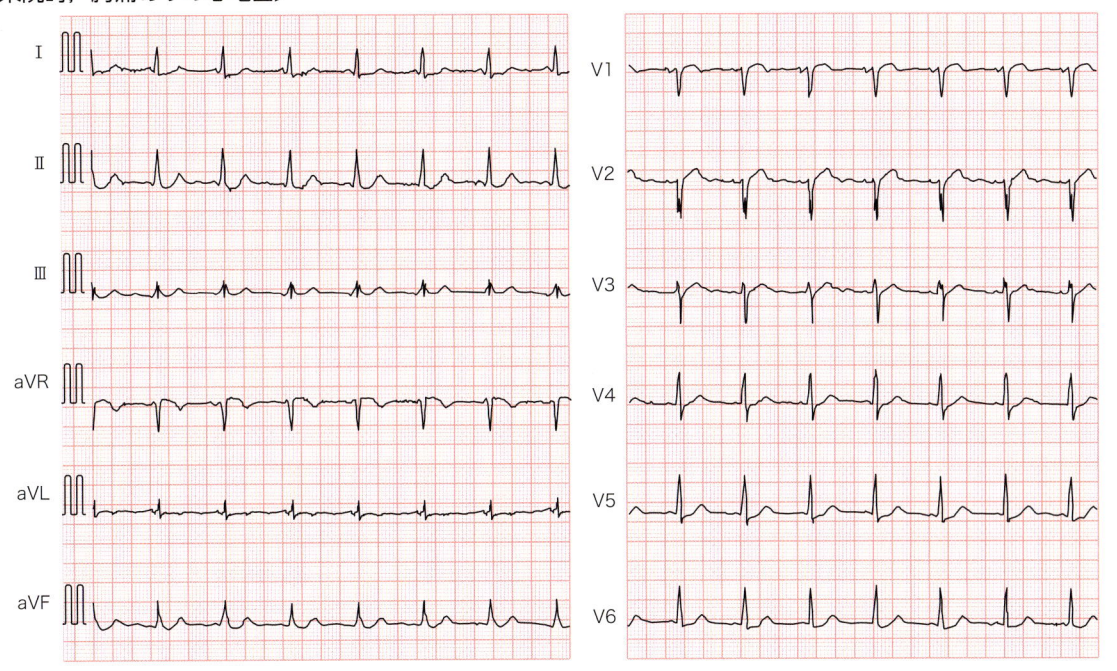

〔その数分後，胸痛自然消失．フォローでとった心電図〕

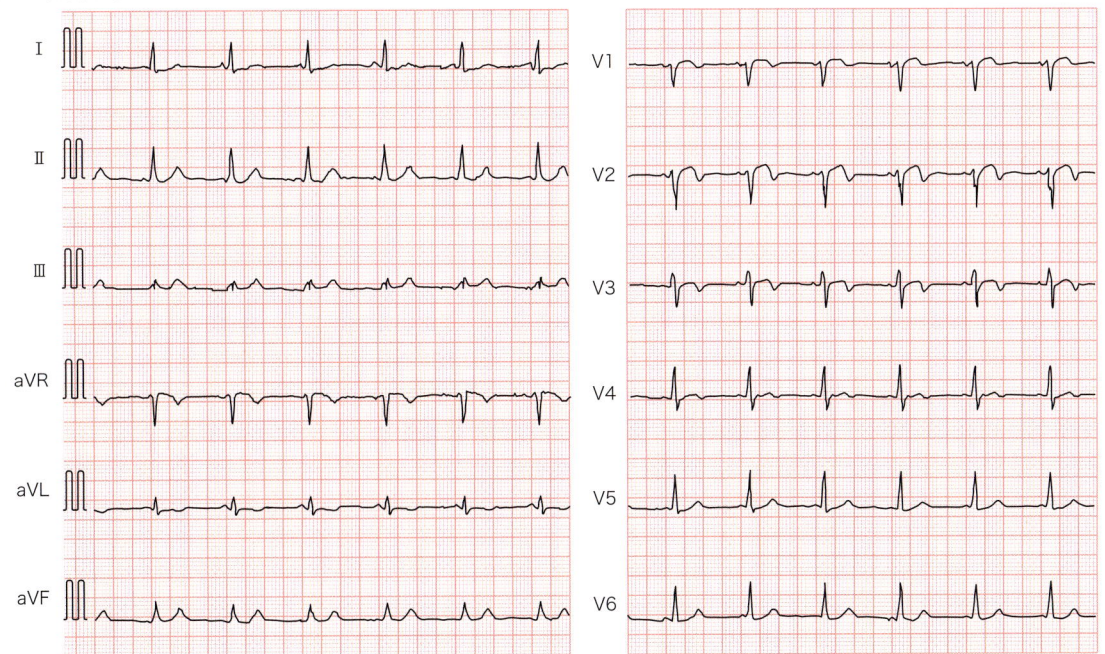

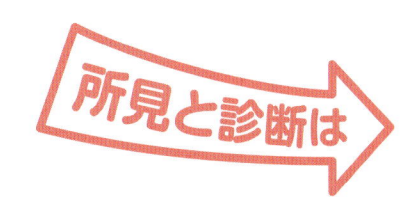

所見と診断は

心電図を攻める！

胸痛消失時の心電図

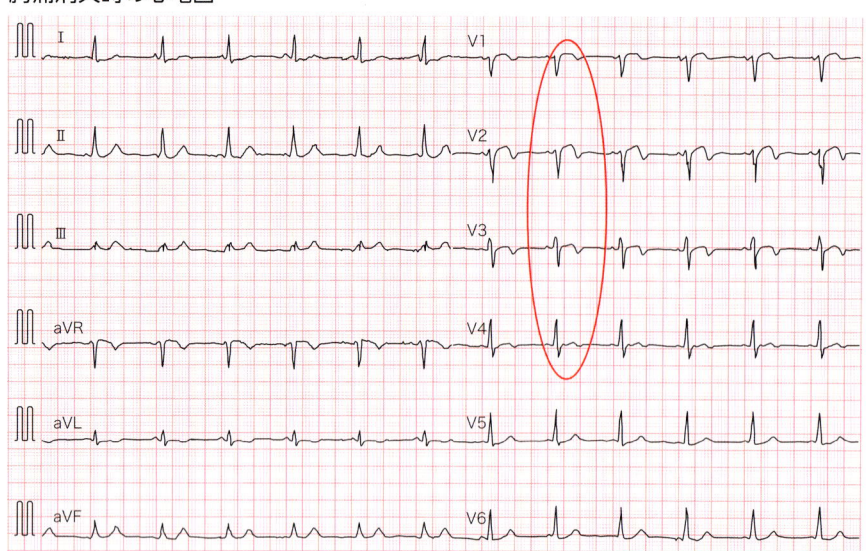

来院時，胸痛ありの心電図は
- レート：約80/min
- 軸：正常
- P波：正常，PQ延長なし
- QRS幅：ブロック波形なく正常，間隔も一定
- ST-T：aVR，V1でややSTが上昇（1mm前後）しているように見える．またV5, V6でST低下を認める
- QT間隔（QTc）：正常

胸痛消失時の心電図はどうだろうか
胸痛ありの心電図と比較するとV2〜V4に二相性T波が現れている【上図◯】

診断に迫る！

本症例は，虚血性心疾患，高血圧，糖尿病の既往のある67歳男性の胸痛でありACSが一番疑わしい．胸痛消失時の心電図でV2〜V4に二相性T波：Wellens' T波（図1）を認めることからLAD近位部高度狭窄を疑うWellens' 症候群と考えられる．

Wellensらが1982年に，不安定狭心症で入院した患者さんの14%にこのようなT波を認め，そのすべてでLAD近位部の高度狭窄（90%以上狭窄）を認めたと報告した[1]Ⓑ．

Clinical & ECG Criteria for Wellens' Syndrome[2, 3]

①胸部誘導，特にV2, V3誘導に左右対称に深く陰転化したT波を認める．V1, V4〜V6にも認めることもある（約75%の症例）．

　もしくは

②V2, V3誘導にて二相性T波を認める（約25%の症例）．

　かつ

③このときSTの上昇はあっても1mm未満にとどまる．

④胸部誘導にてQ波がない．

⑤何らかの狭心症状がある．

⑥**これら特徴的なT波の陰転化，二相化は，胸痛の改善した安静時にみられる．胸痛発作時にはST-T波は正常化，もしくは上昇する（pseudo-normalization）**Ⓒ

⑦心筋酵素は正常か，もしくはわずかに上昇する．

こんな症状にも注意！

Ⓑ 胸部誘導にて特徴的なT波を認めるこの疾患を経時的にフォローしたところ，対照群のうち75%が広範囲前壁梗塞を起こしていた．その致死率の高さからWidow（未亡人）makerと恐れられている．こんなT波をみたら負荷テストはせずに循環器内科にコンサルトしよう．

✦センスアップ！✦

Ⓒ Wellens' 症候群に限らずACSを疑った場合に1枚の心電図で戦うのは，1本のお箸で食べようとするのと同じである．経験ある医師ほど繰り返し心電図をとることの大切さを痛感している．

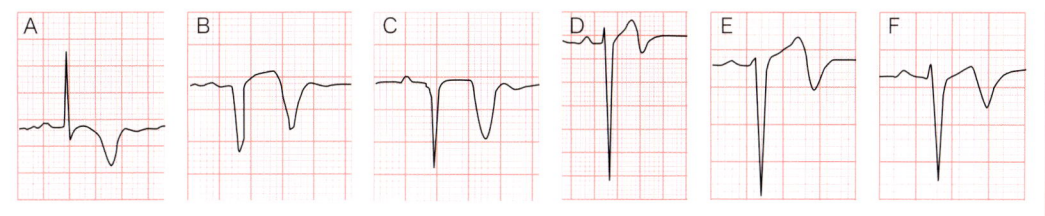

図1 ● Wellens' T波
A〜C：左右対称に深く陰転化したT波，D〜F：二相性T波．どれもWellens' T波である（文献2より引用）

最終診断　Wellens' 症候群

その後の経過
心筋酵素は正常値だったが，冠動脈造影にてLAD近位部に99%狭窄を認めた．

Basic Lecture

Wellens' 症候群におけるT波の変化について[3,4]

Wellens' 症候群では以下のことが起こっていると考えられている．

① 突然のLADの閉塞による一過性の前壁のSTEMIが起こる．患者は胸痛，冷汗を生じる．
② 血栓が自然に溶けたりアスピリンの内服によりLADの再灌流が起こる．胸痛も改善する．心電図ではST上昇が改善しT波は二相性または陰転化する．このT波の変化はPCI後の心電図変化と同じである．
③ LADが開通したままであればT波は二相性から深い陰性T波へ変化する．
④ このLADの再開通は不安定でいつでも再閉塞しうる状態である．再度閉塞した場合，最初の心電図変化はT波の正常化である（pseudo-normalization）．これはhyperacute STEMIのサインである．通常胸痛を伴うが心電図変化が胸痛に先行することもある．
⑤ LAD閉塞が持続すれば前壁のSTEMIとなる．
⑥ あるいはLADの再灌流と再閉塞を間欠的に繰り返すと "stuttering" pattern となる（Wellens' T波と pseudo-normalization/STEMIが交互に起こる）．

これはLADに限らず，RCAやLCXの閉塞でも起こりうる変化である．
ちなみに狭窄部位のない正常な冠動脈でもWellens' 変化は起こりうる（例：コカインによる冠動脈攣縮）．

まとめ

- 胸痛患者では心電図を繰り返しとる癖をつけよう．Wellens' 症候群の心電図変化は症状消失時に起こる．
- Wellens' 変化はLAD近位の高度狭窄を疑う所見！　循環器内科にすぐコンサルトしよう！
- くれぐれも負荷テストは行わないように！　Wellens' 症候群は非常に不安定な状態．数日以内に前壁のAMIに発展しうる．

文献

1) de Zwaan C, et al：Am Heart J, 103：730-736, 1982
2) Rhinehardt J, et al：Am J Emerg Med, 20：638-643, 2002
3) Wellens' syndrome：http://lifeinthefastlane.com/ecg-library/wellens-syndrome/
4) Alsaab A, et al：Am J Cardiol, 113：270-274, 2014

第3章 胸痛

難易度 ★★☆

2 51歳女性 1週間前からの呼吸苦と，今朝からの胸痛

森川美樹

症例提示

主　訴：胸痛
現病歴：1週間前から労作時呼吸苦を自覚していたが，朝になり胸痛を自覚したため救急要請
既往歴：高血圧
アレルギー：特記事項なし
内服薬：ビソプロロール
来院時現症：BT 36.8℃，BP 80/60 mmHg，HR 75/min（整），RR 28/min，SpO$_2$ 92％（RA）→ 97％（6 L mask）
意　識：GCS15（E4V5M6）
頸　部：頸静脈怒張なし
胸　部：呼吸音清，心音整，心雑音なし
四　肢：明らかな浮腫なし
その他：特記事項なし

症状・症候から攻める！

- ○ MI/不安定狭心症（ST上昇/低下，Q波，胸部誘導の陰性T波）：ショックであり，高血圧の既往のある中年女性の胸痛では必ず否定すべき疾患．
- ○ 大動脈解離（Ⅱ，Ⅲ，aVFのST上昇＝下壁梗塞の合併）：ショックであり，高血圧の既往のある中年女性の胸痛では必ず否定すべき疾患．
- ○ PE（S1Q3T3型，胸部誘導のST低下，右脚ブロック）：頻呼吸・低酸素・ショックであり，中年女性の胸痛では必ず否定すべき疾患．
- △ 心外膜炎（広範囲でのST上昇，aVRでのPR上昇）：発熱がないので急性発症は否定的だが，慢性経過の可能性は否定できない．

異常所見を探してみよう！

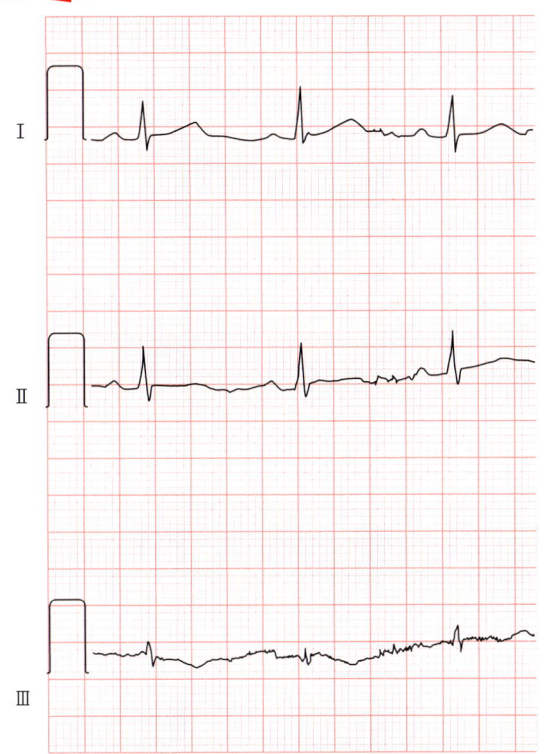

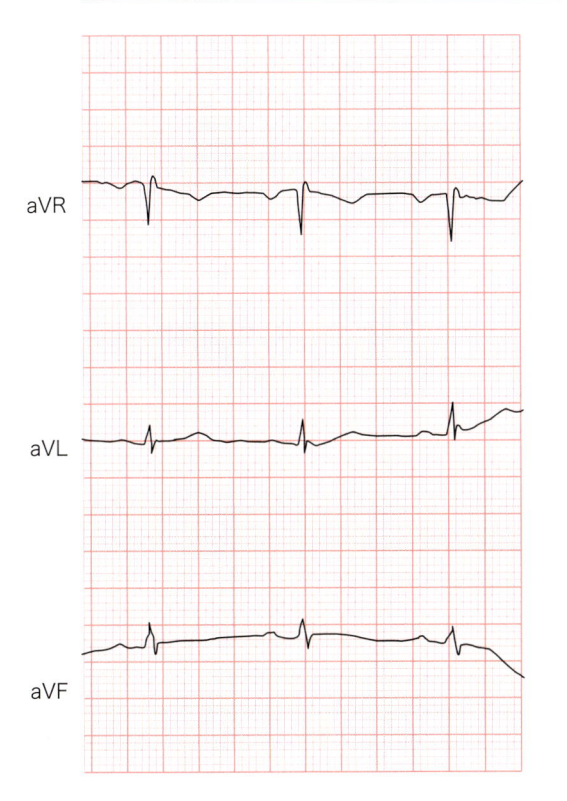

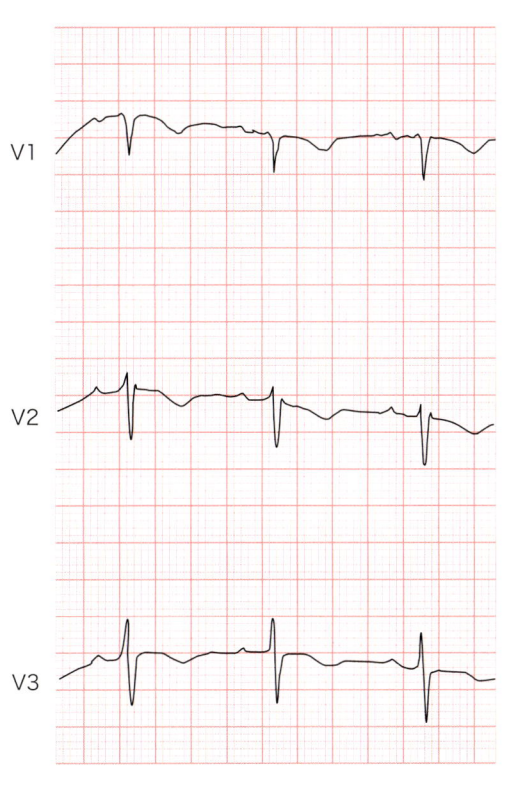

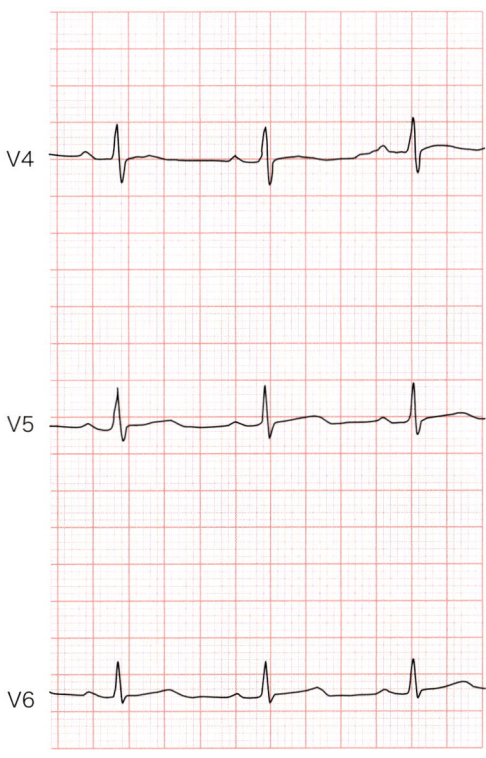

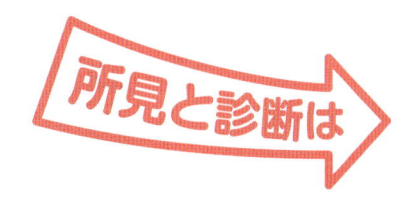

I

II

III

aVR

aVL

aVF

V1

V2

V3

V4

V5

V6

第3章 胸痛

所見と診断は →

心電図を攻める！

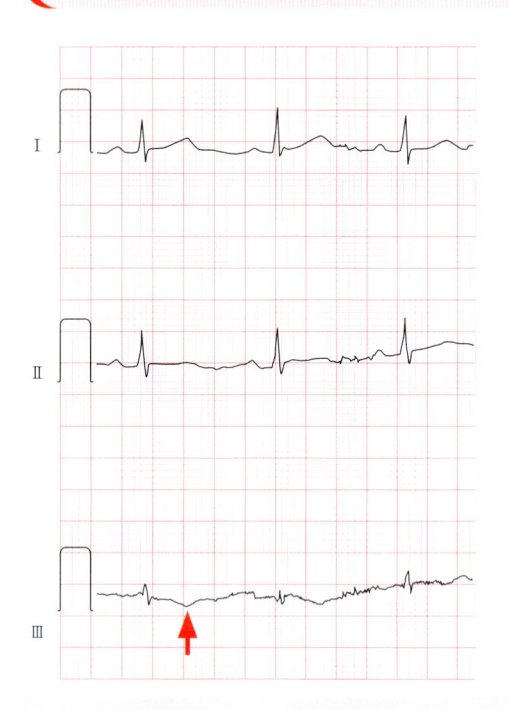

- レート：70/min
- 軸：正常
- P波の存在：確認できる
- P波とQRSの関係：解離は認められない
- QRSの形：V2でrSr'パターン【⇨】

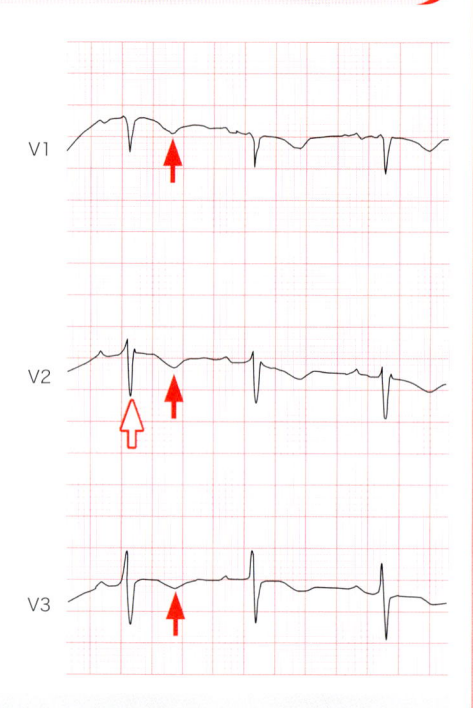

- PR間隔：正常（0.2 sec）
- QRS幅：正常（0.08 sec）
- QT間隔（QTc）：正常（0.4 sec）
- ST-Tの異常：V1～V3とⅢにT波陰転化を認める【→】
- その他：特記すべき所見なし

✨センスアップ！✨

Ⓐ 心電図所見を表1のように点数化する方法もあり，3点以上で右室負荷の可能性が高い（感度：76％，特異度：82％）[5]．

表1 ● 心電図所見による右室負荷の評価法[5]

所見	点数
頻脈（>100/min）	2
不完全右脚ブロック	2
完全右脚ブロック	3
Ⅰ誘導のS波（>1.5 mm）	0
Ⅲ誘導のQ波（>1.5 mm）	1
Ⅲ誘導の陰性T波	1
S1Q3T3型	2
V1～V4のT波陰転化（先鋭で左右対称）	4
V1の陰性T波	
<1 mm	0
1～2 mm	1
>2 mm	2
V2の陰性T波	
<1 mm	1
1～2 mm	2
>2 mm	3
V3の陰性T波	
<1 mm	1
1～2 mm	2
>2 mm	3

診断に迫る！

　陰性T波を伴うショック・頻呼吸であり，心エコー上心タンポナーデは認めず，採血でもD-dimer高値を認めたため胸部造影CT施行．両側肺動脈の中枢に血栓を疑う所見を認めたものの，明らかな深部静脈血栓は認められなかった．本症例はβ遮断薬を内服しているので脈拍数はあてにならない．

　PEの心電図所見は教科書的には洞性頻脈，右脚ブロック，S1Q3T3型，右軸偏位あたりが有名である．しかし，報告によっては前壁誘導のT波陰転化が最も感度が高い[1]とされており，さらに下壁にもT波陰転化があると特異的である．これらの変化は右室負荷により右室に虚血性変化が生じるためと考えられている．また，T波陰転化の数と右室負荷Ⓐに関連があるとの報告もあり[2]，T波陰転化が多いほど予後も悪い．V1～V4のT波陰転化は急性冠症候群やたこつぼ心筋症でも認められる所見だが，Ⅲ，V1，V2でT波陰転化を認めるならPEの可能性が高い[3]．また，PEではⅠ，aVLでT波陰転化は認められない．

こんな症状にも注意！

Ⓑ PEはさまざまな臨床症状を呈するため鑑別疾患として思い浮かばないとなかなか診断が難しいが，重症度によって予後も大きく異なるので決して見逃してはいけない疾患である．主な臨床所見としては呼吸苦，胸痛，咳，起坐呼吸，喘鳴，喀血，下肢痛・浮腫（深部静脈血栓に伴うもの）があげられる．胸痛の患者さんを診察するときは致死的疾患の除外のため，必ず心電図をチェックする必要があると思われる．

その後の経過

抗凝固療法ならびに心不全に対して薬物療法を施行．肺動脈の血栓は縮小し，徐々に安静度を上げても疾患の増悪なく，下大静脈フィルターを挿入し第28病日に退院となった．

最終診断 ➡ 肺動脈塞栓症（PE）Ⓑ

Basic Lecture

肺塞栓症のリスクファクター

PEを鑑別にあげるうえでリスクファクターの有無は重要なポイントである.
PEの診断にはClinical Decision Ruleを用いることが多い（Wells CriteriaやPERCは第2章-6, 第4章-5参照）.
PEのリスクファクターを表2にあげる.

表2 ● 肺血栓塞栓症の危険因子

	後天性因子	先天性因子
血流停滞	長期臥床 肥満 妊娠 心肺疾患（うっ血性心不全，慢性肺性心など） 全身麻酔 下肢麻痺 下肢ギプス包帯固定 下肢静脈瘤	
血管内皮障害	各種手術 外傷, 骨折 中心静脈カテーテル留置 カテーテル検査・治療 血管炎 抗リン脂質抗体症候群 高ホモシステイン血症	高ホモシステイン血症
血液凝固能亢進	悪性腫瘍 妊娠 各種手術, 外傷, 骨折 熱傷 薬物（経口避妊薬, エストロゲン製剤など） 感染症 ネフローゼ症候群 炎症性腸疾患 骨髄増殖性疾患, 多血症 発作性夜間血色素尿症 高リン脂質抗体症候群 脱水	アンチトロンビン欠乏症 プロテインC欠乏症 プロテインS欠乏症 プラスミノゲン異常症 異常フィブリノゲン血症 組織プラスミノゲン活性化因子インヒビター増加 トロンボモジュリン異常 活性化プロテインC抵抗性（Factor V Leiden*） プロトンビン遺伝子変異（G20210A）* *日本人には認められていない

肺血栓塞栓症および深部静脈血栓症の診断，治療，予防に関するガイドライン（2009年改訂版）：http://www.j-circ.or.jp/guideline/pdf/JCS2009_andoh_h.pdf（2015年8月閲覧）より転載

また，これらの他に喫煙者（＞25本/日），高血圧もあげられている.
深部静脈血栓症（DVT）がPEのリスクファクターであることはいうまでもなく，DVTのリスクファクターも上記にオーバーラップされている．また，手術の場所や侵襲の程度により，DVTのリスクが低リスクから最高リスクまで分類されている．詳細は各自ガイドライン[4]を参照されたい.

まとめ

- 下壁誘導と前壁誘導で同時に陰性T波＝虚血性心疾患となりがちだが，PEも鑑別にあげよう！
- PEの心電図所見で有名なS1Q3T3型より，T波陰転化や洞性頻脈のほうが頻度が高い.
- PEのリスクファクターの基本は血流停滞，血管内皮傷害，血液凝固能亢進！

文献

1) Kosuge M, et al：Am J Cardiol, 99：817-821, 2007
2) Kosuge M, et al：Circ J, 70：750-755, 2006
3) Kosuge M, et al：Eur Heart J Acute Cardiovasc Care, 1：349-357, 2012
4) 肺血栓塞栓症および深部静脈血栓症の診断，治療，予防に関するガイドライン（2009年改訂版）：http://www.j-circ.or.jp/guideline/pdf/JCS2009_andoh_h.pdf
5) Toosi MS, et al：Am J Cardiol, 100：1172-1176, 2007
6) Overview of the causes of venous thrombosis：http://www.uptodate.com/contents/overview-of-the-causes-of-venous-thrombosis
7) Overview of acute pulmonary embolism in adults：http://www.uptodate.com/contents/ovrview-of-acute-pulmonary-embolism-in-adults

第3章 胸痛

第3章 胸痛

難易度 ★☆☆

3 17歳男性 バスに乗っているときに胸痛

花木奈央

症例提示

主　訴：胸痛
現病歴：来院1週間前にのどの痛みがあった．
　　　　　来院当日の午前9時頃，修学旅行でバスに乗っている最中に左胸部の痛みを自覚した．引率の看護師が血圧測定し，心音/呼吸音などを診察し特に問題なしとの判断となった．胸痛は自然に消失したためそのまま旅行を継続し，修学旅行から帰宅後の同日午後3時頃に再び同様の胸痛を自覚し，症状が繰り返すため心配になり父親と一緒に当院救急外来を受診した
既往歴：特になし
アレルギー歴：なし
喫煙歴・飲酒歴：なし
内服薬：なし
来院時現症：BT 37.4℃，BP 119/67 mmHg，HR 110/min，RR 12/min，SpO$_2$ 99%（RA）
意　識：GCS 15（E4V5M6），そこまでぐったりとした様子ではない
頭　部：口腔咽頭に異常所見なし
頸　部：頸静脈怒張なし
胸　部：呼吸音清，心音整，心雑音なし，軽度の心膜摩擦音を聴取
腹　部：平坦，軟，圧痛なし
四　肢：浮腫なし

症状・症候から攻める！

△ MI/不安定狭心症（ST上昇/低下，Q波，胸部誘導の陰性T波）：若年であること，高血圧や喫煙などの冠動脈疾患のリスクファクターがないことから可能性は低いが身体所見・病歴では否定できない．

△ 大動脈解離（II，III，aVFのST上昇＝下壁梗塞の合併）：痛みの強さ・部位からは可能性は低いが完全には否定できない．

△ PE（S1Q3T3型，胸部誘導のST低下，右脚ブロック）：呼吸状態が安定しており可能性は低い．

○ 心外膜炎（広範囲でのST上昇，aVRでのPR上昇）：のどの痛みという感冒様症状が先行しており，心膜摩擦音が聴取される可能性が高い．

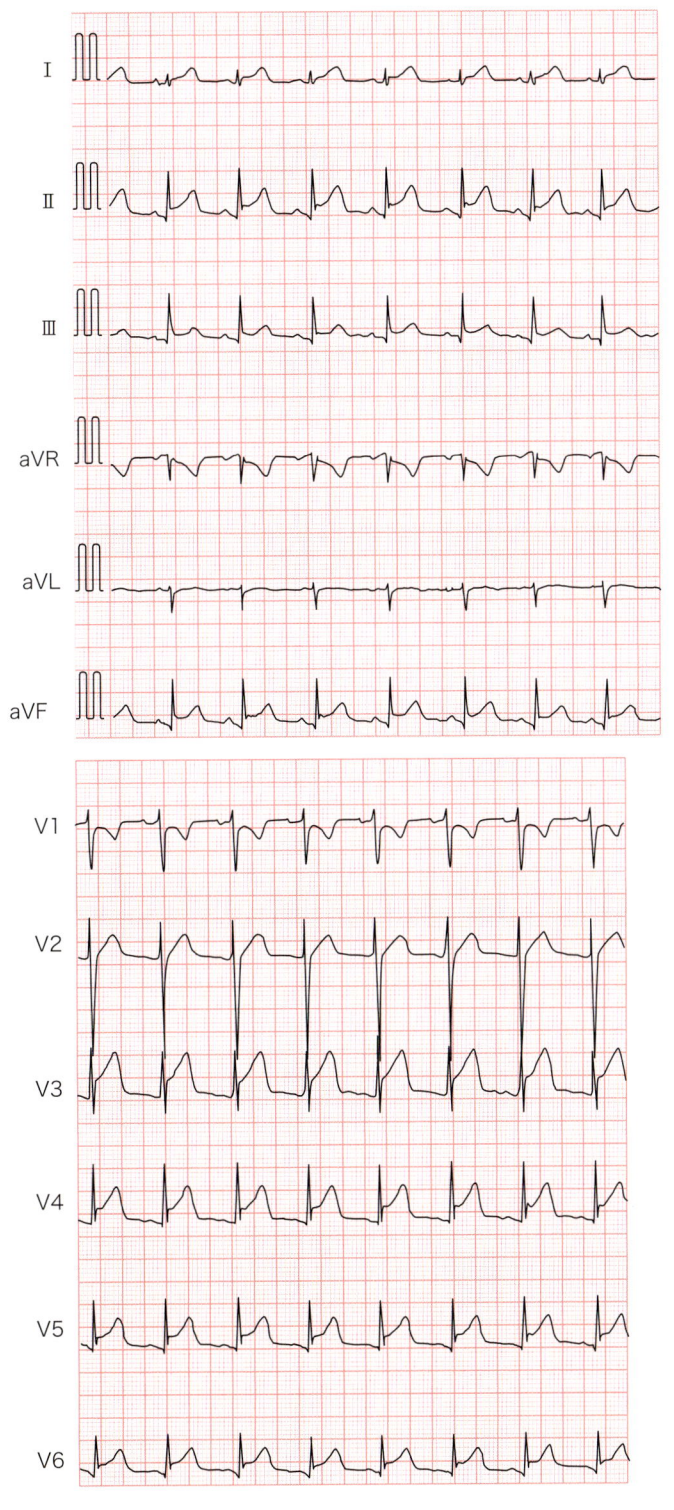

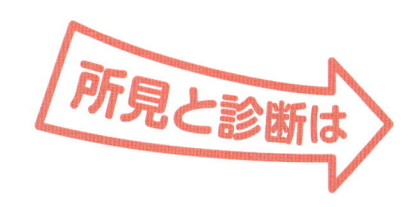

異常所見を探してみよう！

第3章 胸痛

所見と診断は →

心電図を攻める！

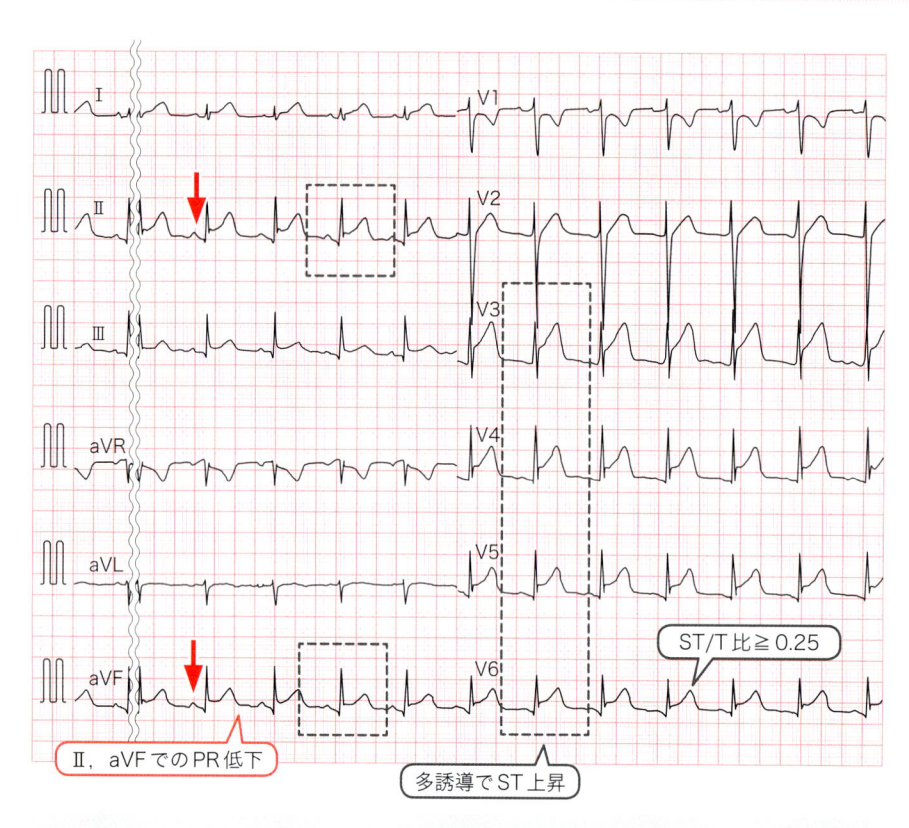

（心電図画像：12誘導心電図）

注釈：
- II, aVFでのPR低下
- 多誘導でST上昇
- ST/T比≧0.25

- レート：100/min，整
- 軸：正常
- P波の存在：存在する
- P波とQRSの関係：解離はない
- PR間隔：正常（0.16 sec）
- QRS幅：正常（0.08 sec）
- QT間隔（QTc）：正常（0.40 sec）
- ST-Tの異常：II誘導・aVF・V3〜V6誘導と多誘導にわたるST上昇あり【上図の⬚】，V6誘導においてST部分の高さとT波の高さの比（ST/T比）
- その他：II誘導とaVF誘導においてPRの低下あり【➡】

診断に迫る！

　広範なST上昇があり，V6誘導ST部分の高さとT波の高さの比（ST/T比）が0.25以上と心外膜炎で特異度が高いとされる所見があることから心外膜炎が疑われる．ST上昇は急性心筋梗塞でもみられる所見であるが，冠動脈支配領域と関係なく，広範な誘導で中央が凹んだ形のST上昇を認めるところが鑑別のポイントとなる．

　典型的な心外膜炎の所見は下記の通りである[1]．

- ST上昇：II，III，aVF，V2〜V6．
- PR上昇：aVR．
- PR低下：aVRを除く誘導．

　心外膜炎では心房の再分極も炎症の影響を受けるため（心房も心膜で覆われている），PRの部分も下降する．

■ 心外膜炎と早期再分極との違いは？

　若年男性に多い早期再分極でもST上昇を認める．早期再分極と心外膜炎では双方とも中央が凹んだ形のST上昇を認めるが，両者を見分けるポイントは以下の通りである[2]．

- 心外膜炎：①ST上昇をaVRを除く多誘導で認め，②PRの低下があり，③V6におけるST上昇とT波の比が0.25以上で特異度が高い．
- 良性早期再分極：①ST上昇はV3～V6が多く，②PRの低下がない．

　次に，心外膜炎を疑った際の問診・身体所見のポイントを示す．問診においては先行する感冒症状や，体位や呼吸による胸痛の変動が重要である．特に先行する症状については患者自身が今回の症状とは無関係と考えていることも多く注意が必要である．身体所見においては，心膜摩擦音が心外膜炎における特徴的な身体所見である．患者に前傾姿勢をとってもらうと心臓と胸壁の距離が近づくためより聴取しやすくなるので，仰臥位や坐位のみでなく前傾姿勢での聴診を実施する．

　以上から，心外膜炎を示唆する心電図所見(A)があり，身体所見からも胸痛・摩擦音・心電図変化の3つを認めており心外膜炎と診断できる（心外膜炎の診断基準は第4章-3参照）．しかし，同様の症状（胸痛）と心電図変化（ST上昇）をとる疾患として心筋梗塞があり心筋梗塞の除外は必須である．また，心外膜炎の症例のなかに心筋炎を合併することがあり（心筋心外膜炎），心筋炎を疑う所見がないか検索が必要となる(B)．

最終診断　心外膜炎

Basic Lecture

心外膜炎のマネジメント

　単純な心外膜炎は一般的には外来でNSAIDsを処方することで対応可能であるが，この症例では心筋炎の合併が否定できず入院経過観察となった．
　ここで入院経過観察を考慮する所見を確認しておきたい．

入院経過観察を考慮するべき所見[3]
- 発熱と白血球増多．
- 心タンポナーデの所見．
- 20 mm以上の厚さの心嚢液．
- 免疫抑制状態．
- 抗凝固薬使用中．
- 外傷．
- NSAIDsに7日以内に反応しない．
- 心筋炎の合併を示すトロポニン上昇．

✦センスアップ！✦

(A) 心外膜炎の心電図所見は時間の経過に従い4段階に変化するといわれている[4]．
- ステージ1（発症数時間～数日）：冠動脈領域支配と無関係の広範囲におけるST上昇，aVRとV1誘導でのST低下．
- ステージ2（～1週間）：STとPRの正常化の進行．
- ステージ3：ST低下の正常化に続くT波の陰性化．
- ステージ4：心電図の正常化．慢性心膜炎を発症した場合は陰性T波の継続．

こんな症状にも注意！

(B) 心筋炎の除外について
　心外膜炎を診断した際には，入院適応である心筋炎が合併している可能性を考え検索する必要がある．

心筋炎を合併している症例（心筋心外膜炎）の特徴
　心膜炎の診断に加えて，
① 呼吸苦や，動悸，胸痛などの心筋炎を示唆する症状
② 心電図変化（ST-T変化，上室性または心室性頻拍）
③ 新規発症の局所および全般的な収縮機能障害がある
④ 心筋炎以外の原因（心筋梗塞など）が除外されている
⑤ 心筋逸脱酵素の上昇
⑥ 心筋障害を示唆する画像所見（ガドリウムシンチグラフィーやMRI）
などがあることが知られており，診察の際に注意する必要がある．

その後の経過

　心臓超音波検査を実施したところ，心嚢液なく，壁運動低下も認めなかったが，トロポニンTが陽性であったため心筋炎が合併している可能性を考慮し入院経過観察となった．その後状態の悪化なく経過し，数日後に退院となった．

まとめ

- 心外膜炎に特徴的な心電図所見を押さえる！：広範囲のST上昇，PR低下，aVRでのPR上昇は心外膜炎に特徴的．
- V6でST/T比≧0.25は心外膜炎に特異的．
- 心外膜炎と早期再分極の違いを理解しよう：V3～V6のST上昇＋PR低下なし．

文献
1) Ginzton LE, et al：Circulation, 65：1004-1009, 1982
2) Wang K, et al：N Engl J Med, 349：2128-2135, 2003
3) Imazio M, et al：Circulation, 115：2739-2744, 2007
4) Troughton RW, et al：Lancet, 363：717-727, 2004

第3章 胸痛

難易度 ★〜★★

4 45歳男性 正中から肩にかけての突然の胸痛，徐脈

花木奈央

症例提示

主　訴：胸部痛[A]
現病歴：来院1週間前にのどの痛みがあったが自然に消失した．来院当日の午後4時，特に誘因なく胸痛・胸部不快感が出現したため救急搬送となった．痛みの場所は正中〜左肩にかけて，痛みの性状は「重苦しい感じ」であるとのことだった．症状出現から病院到着まで約20分であったが，現在も症状は持続している．昼食は12時に摂取した
既往歴：高血圧症，糖尿病，脂質異常症を含め特記事項なし
喫煙歴：20本/日×25年
飲酒歴：機会飲酒
内服薬：なし

来院時現症：BT 36.5℃，BP 100/80 mmHg，HR 45/min，RR 20/min，SpO$_2$ 99%（2L O$_2$ 鼻カニューレ）
意　識：GCS15（E4V5M6）
頭　部：口腔咽頭に異常所見なし
頸　部：頸静脈怒張なし
胸　部：呼吸音清，心音整，心雑音なし，明らかな変形なし，腫脹・発赤・圧痛なし
腹　部：平坦，軟，圧痛，膨隆なし
四　肢：浮腫なし，末梢動脈触知に左右差なし
皮　膚：汗・色調変化なし
その他：特記事項なし

症状・症候から攻める！

- ○ MI/不安定狭心症（ST上昇/低下，Q波，胸部誘導の陰性T波）：喫煙歴というリスクファクターを有する患者の胸痛であり，まずMIを念頭におき対応にあたる．
- ○ 大動脈解離（Ⅱ，Ⅲ，aVFのST上昇＝下壁梗塞の合併）：急性発症の胸痛であり致死率も高く見逃してはいけない疾患である．
- △ PE（S1Q3T3型，胸部誘導のST低下，右脚ブロック）：PEのリスクファクターがなく可能性は低い．
- △ 心外膜炎（広範囲でのST上昇，aVRでのPR上昇）：1週間前の咽頭痛のエピソードは心外膜炎を示唆するが，胸痛の場所，程度が強いことから否定的である．

✦ センスアップ！ ✦
[A] **胸痛患者の問診のポイント**
問診と身体所見からある程度鑑別診断の絞り込みを行うために有用な痛み問診におけるポイントOPQRSTを示す．
O：Onset（発症，いつ，どのように）
P：Provoking and Palliating（誘因）
Q：Quality（性状，刺すような，鈍痛，切り裂かれるような，など）
R：Region and Radiation（場所，放散部位）
S：Severity and Symptoms（重症度，随伴症状）
T：Time（持続時間）

異常所見を探してみよう！

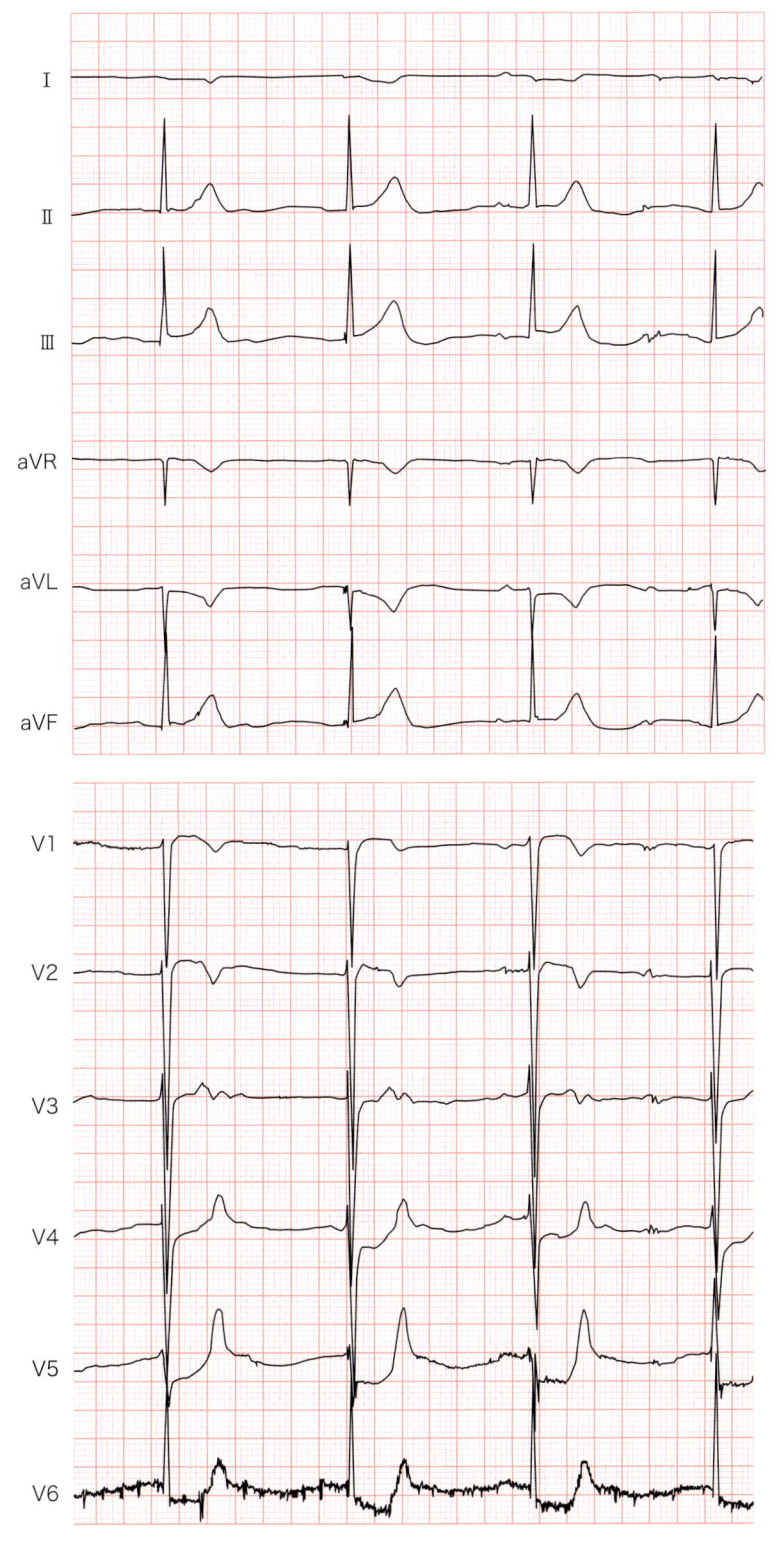

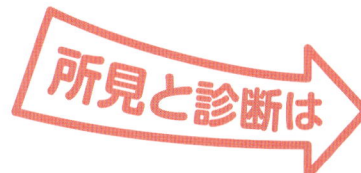

第3章 胸痛

所見と診断は →

心電図を攻める！

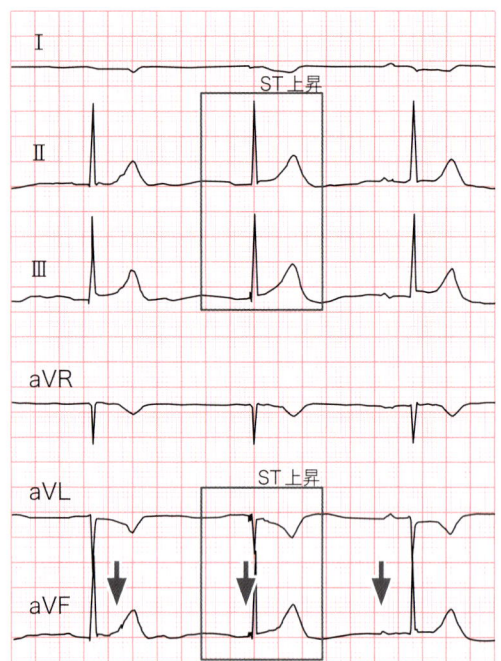

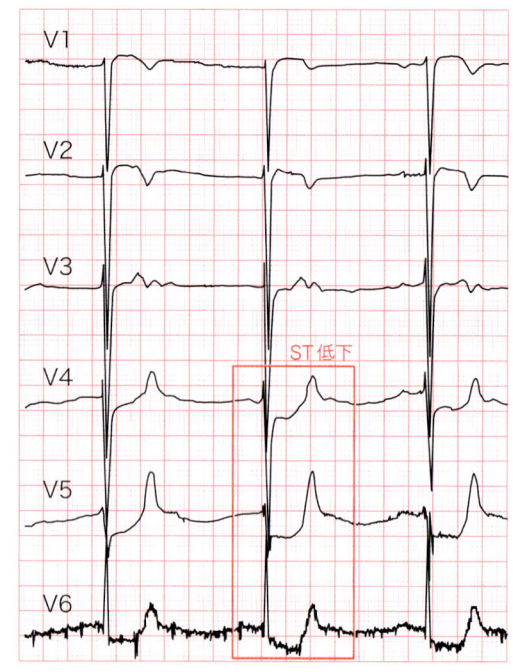

- レート：45/min，整
- 軸：正軸〜右軸偏位
- P波の存在：存在する
- P波とQRSの関係：P波とQRS波の出現は一定しているが解離がある（P波は【→】）
- QRSの形：形が一定していない

- PR間隔：P波とQRS波が解離しており計測不可
- QRS幅：正常（0.08 sec）
- QT間隔（QTc）：正常（0.42 sec）
- ST-Tの異常：V4〜V6のST低下【上図 ▭】，Ⅱ・Ⅲ・aVFのST上昇【上図 ▭】[B]

✦センスアップ！✦

[B] 複数の心電図異常所見があることから，本症例に挑んだ研修医達の中で房室ブロック・ST低下を指摘するものは多かったが，すべての異常を指摘したものは少なかった．

診断に迫る！

　まず，P波とQRS波の関係性がなくばらばらであることから完全房室ブロックであると判断できる．**QRSは幅が狭いので接合部性調律であると推測される**（第8章-4参照）．さらに，Ⅱ，Ⅲ，aVFのST上昇があり下壁梗塞が疑われる．徐脈・房室ブロックを伴う下壁梗塞であり，右室梗塞を合併した下壁梗塞が疑われる心電図である．

　右室梗塞で特徴的な心電図変化としては以下のものがある．

① Ⅱ，Ⅲ，aVFでのST変化・T波の異常（下壁の虚血所見）．

② **V1でのST上昇・Ⅲ＞ⅡのST上昇で右室梗塞を疑う．また，V1でのST上昇・V2でのST低下は右室梗塞に特異的といわれている．**

③ 右側胸部誘導のV4R〜V6Rでの1 mm以上のST上昇[1]．

　特にV4RにおけるST上昇は特異的な所見として知られている．右室梗塞を合併した場合には，下壁梗塞単独の場合と比較して完全房室ブロックや徐脈，低血圧の合併頻度が多いといわれている[2]．

　右側胸部誘導は通常の四肢誘導と胸部誘導を記録した後，胸部誘導のV3，V4，V5，V6電極を対称の右側に移して記録をする方法である（図1）．本症例とは異なる右室梗塞患者の右側胸

図1 ● 右側胸部誘導

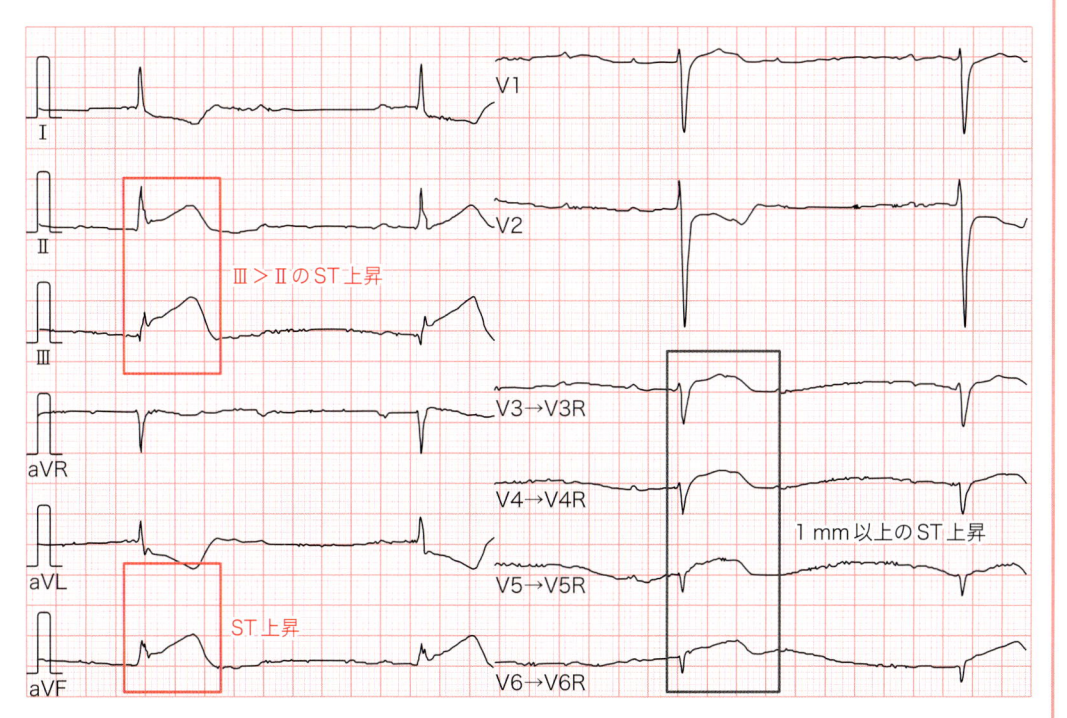

図2 ● 右室梗塞患者の右側胸部誘導心電図

部誘導心電図を示す（図2）．右側胸部誘導ではV3〜V6誘導がV3R〜V6R誘導となる．Ⅱ，Ⅲ，aVFでのST上昇があり，Ⅲ＞ⅡのST上昇と右室梗塞を疑う所見である．V3R〜V6R誘導で1mm以上のST上昇があり，右室梗塞を強く疑う心電図である．ここでは示していないが，V3〜V5誘導ではST低下を認めた．

急性下壁梗塞は一般的に予後が良好とされているが，**下壁梗塞のうち40％に合併するといわれている**右室梗塞を合併した際には予後不良といわれている[3]．また，通常の心筋梗塞で用いられるニトロ製剤も，血管拡張作用があり血圧低下を助長することから右室梗塞では原則禁忌とされている．以上より右室梗塞を疑った際には心電図の右側胸部誘導を評価することが重要である©．

本症例では，心電図から右室梗塞を疑ったため，大動脈解離の確認も兼ねて心臓超音波検査を施行した．その結果，壁運動の低下部位から右室梗塞が疑われ，さらに大動脈解離を示唆する上行大動脈の拡大およびflapを認めた．造影CT（図3）を撮影し，最終診断を得た Ⓓ．

センスアップ！

Ⓒ 大動脈解離が冠動脈までおよぶ場合，右冠動脈が障害されることが多いため，右室梗塞を伴うことがある．したがって，右室梗塞をみたら逆に大動脈解離を疑うことが重要である（Basic Lectureも参照）．

こんな症状にも注意！

Ⓓ 急性大動脈解離自体が緊急を要する疾患であるが，以下の症状が出現した際には緊急を要する．
- 心タンポナーデを呈している．
- 心タンポナーデではないショック（大動脈破裂の疑い）．
- 腹痛を伴う画像上の上腸間膜動脈血流低下（腸管虚血の疑い），腎動脈閉塞．
- 下肢のチアノーゼ，色調変化．

79

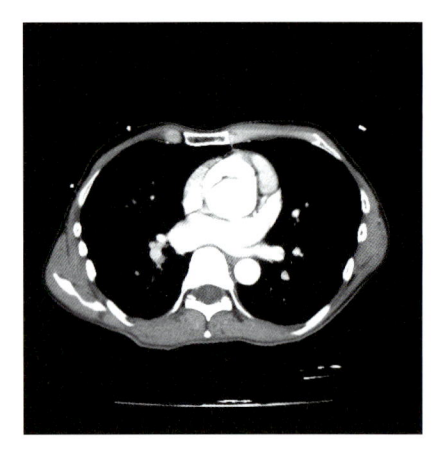

図3 ● 胸部造影CT
上行大動脈の解離を認める．

最終診断 急性大動脈解離DeBakey II型，右室梗塞

その後の経過
心臓血管外科にコンサルトし緊急手術となった．術中の所見から解離が右冠動脈におよんでいることが確認された．

Basic Lecture

急性大動脈解離における心電図所見

急性大動脈解離に特異的な心電図所見はなく，正常：31％　非特異的ST変化/T波変化：42％，虚血性変化：15％という報告がある[4]．

大動脈解離が冠動脈までおよぶと冠動脈虚血が生じ，上行大動脈解離と診断された患者の5％に心筋梗塞があったという報告[4]もある．その一方で，解離が冠動脈におよんでいても心電図変化をきたさないこともあり注意が必要である．

障害される冠動脈は右が多いことが知られているが，左冠動脈に解離がおよぶと重篤になる．破裂を伴わないStanford A急性大動脈解離突然死症例の75％に冠動脈解離がみられ，すべて左冠動脈であったという報告もある[5]．

急性大動脈解離と心臓超音波検査

急性大動脈解離の確定診断には造影CT検査が有用で，感度100％，特異度98％という報告がある[6]が，ベッドサイドで実施できる超音波検査も急性大動脈解離を疑った際には有用である．

急性大動脈解離の心臓超音波検査所見としては以下の通りである．

- 上行大動脈の偽腔（flap）：胸骨上窩アプローチ．
- 大動脈内のflap：傍胸骨アプローチ左室長軸像．
- 心嚢液の貯留．
- 大動脈弁閉鎖不全．
- Valsalva径の拡張．

まとめ

- 下壁梗塞に徐脈・完全房室ブロックが合併していたら右室梗塞を疑う．
- 右室梗塞を診断したときには，大動脈解離を必ず鑑別にあげる．
- 心臓超音波検査実施時には大動脈も評価する．

文献

1) Wellens HJ：N Engl J Med, 340：381-383, 1999
2) Goldstein JA：J Am Coll Cardiol, 40：841-853, 2002
3) Berger PB, et al：Circulation, 81：401-411, 1990
4) Hagan PG, et al：JAMA, 283：897-903, 2000
5) 村井直子：法医学の実際と研究, 42：315-324, 1999
6) Shiga T, et al：Arch Intern Med, 166：1350-1356, 2006

第3章 胸痛

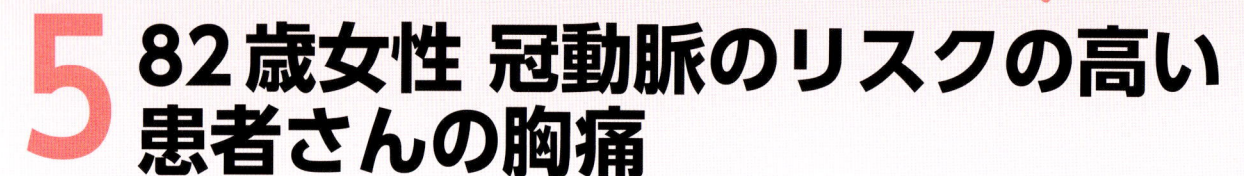

5 82歳女性 冠動脈のリスクの高い患者さんの胸痛

中島義之

難易度 ★★☆

症例提示

現病歴：来院30分前からの締め付けるような胸痛があり，症状が改善しないため救急車要請
既往歴：糖尿病，高血圧，脂質異常症
生活歴：喫煙10本/日
内服歴：不明
アレルギー歴：なし
ADL：正常
来院時現症：BT 36.2℃，BP 140/100 mmHg，HR 70/min，RR 20/min，SpO₂ 94%（RA）
意　識：GCS15（E4V5M6）
頭　部：明らかな外傷なし
胸　部：呼吸音清，心音整
腹　部：平坦，軟
四　肢：運動左右差なし
神　経：瞳孔 3.0 mm/3.0 mm，対光反射 ＋/＋

症状・症候から攻める！

- ○ MI/不安定狭心症（ST上昇/低下，Q波，胸部誘導の陰性T波）：急性発症の胸痛で冠動脈のリスクも高いためまず疑うべきである．
- ○ 大動脈解離（Ⅱ，Ⅲ，aVFのST上昇＝下壁梗塞の合併）：締め付けるような胸痛は典型的ではないが，それでは大動脈解離を否定する根拠にはならないため念頭においておくべきである．
- ○ PE（S1Q3T3型，胸部誘導のST低下，右脚ブロック）：急性発症の胸痛であり，発症経過からも必ず忘れてはいけない鑑別疾患である．
- △ 心外膜炎（広範囲でのST上昇，aVRでのPR上昇）：発症経過がかなり急性ではあるが否定はできないため，考慮に入れるべきである．

異常所見を探してみよう！

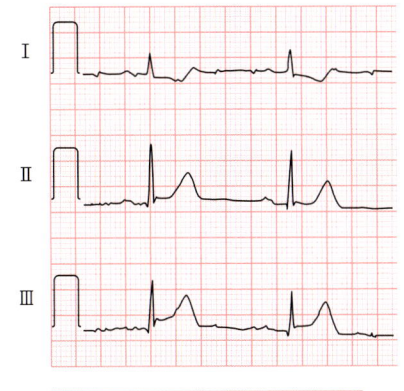

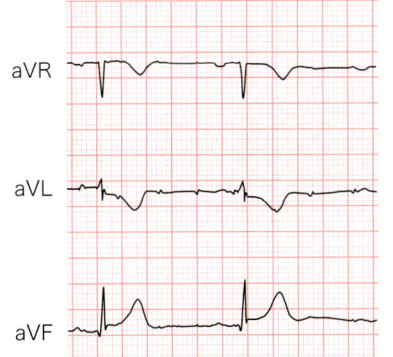

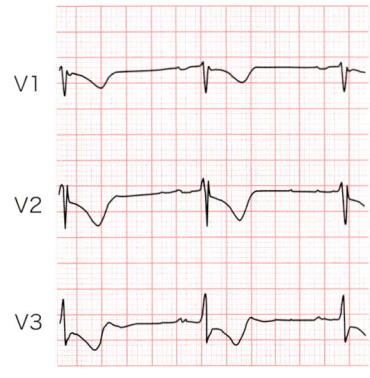

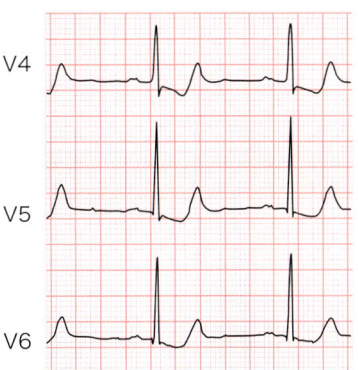

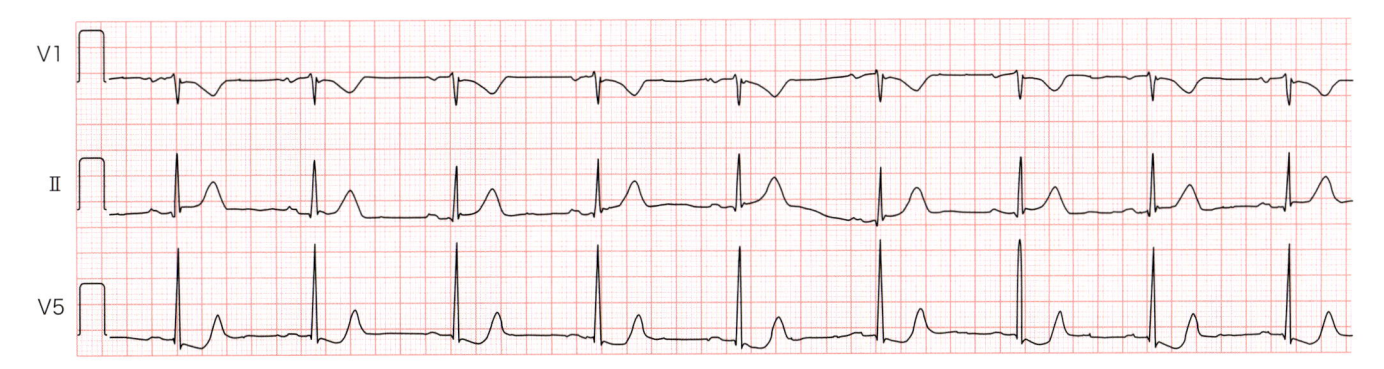

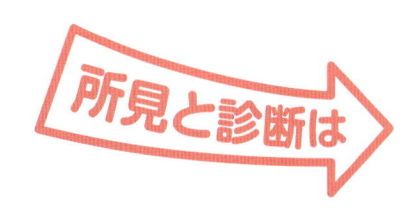

第3章 胸痛

心電図を攻める！

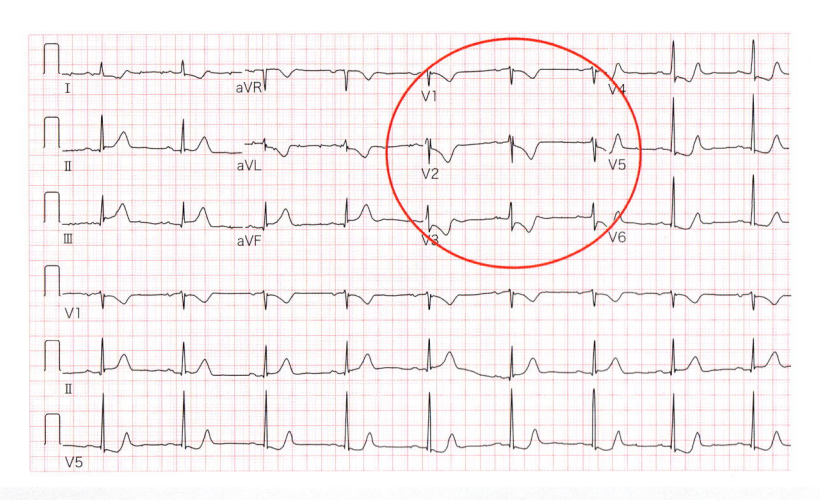

- レート：50/min
- 軸：正常
- P波の存在：存在する
- P波とQRSの関係：解離はない
- QRSの形：特記すべき異常なし
- PR間隔：延長（0.24 sec）
- QRS幅：正常（0.08 sec）
- QT間隔（QTc）：正常（0.38 sec）
- ST-Tの異常：Ⅱ，Ⅲ，aVFのST上昇，V1〜V4誘導でのST低下，陰性T波【上図○】を認める

診断に迫る！

1度房室ブロックを心電図上に認め，またⅢ，aVFあたりは1 mmくらいのST上昇が認められる．だがこの心電図でより特徴的なのはV2〜V4のSTの低下である．このST低下は図1のように心電図を逆にしてみて見るとST上昇の鏡像であることがわかる[A]．下記枠内の解説から本症例では実は後壁梗塞を合併していることが疑われる．

最終的には心カテーテル検査にて＃3に99％狭窄を認めAMI（下壁梗塞＋後壁梗塞）の診断となった．

後壁梗塞は一般的に後下行枝の支配である．80％の人はこの支配をRCAの枝（＃4PD）から受ける．ということでPDより近位で血管が閉塞すれば，下壁も後壁も同時に梗塞になるのである．純粋な後壁梗塞はSTEMI全体の4％を占めるといわれ，またNSTEMIの20％が後壁梗塞のSTEMIの可能性があるともいわれている．

> 後壁梗塞は，標準的な12誘導心電図にて以下のいずれかがあれば疑う[1]．
> - V1〜V3でST低下（水平＞＞ダウンスロープ型，アップスロープ型）．
> - V1〜V3で著明なR波．
> - V2でR/S波の比が1以上．
> - V1〜V3で著明な直立したT波．
> - V1〜V3で水平型ST低下＋著明な直立したT波．
> - 下壁梗塞もしくは側壁梗塞が共存している．
>
> また，追加心電図（V7〜V9）にて，1 mm以上のST上昇（詳細はBasic Lecture参照）．

+✦センスアップ！✦+

[A] 一般的な心電図の鏡像は以下の誘導で確認する．
- 中隔（V1，V2）→なし．
- 前壁（V3，V4）→なし．
- 前壁中隔（V1〜V3）→なし．
- 側壁（Ⅰ，aVL，V5，V6）→Ⅱ，Ⅲ，aVF．
- 前側壁（Ⅰ，aVL，V3〜V6）→Ⅱ，Ⅲ，aVF．
- 下壁（Ⅱ，Ⅲ，aVF）→Ⅰ，aVL．
- 後壁（V7〜V9）→V1〜V3．

また鏡像を伴うSTEMIのほうが伴わないSTEMIよりも院内死亡率は高い傾向にあるとする文献があり注意が必要である[3]．

図1 ● 心電図V3を反転した図

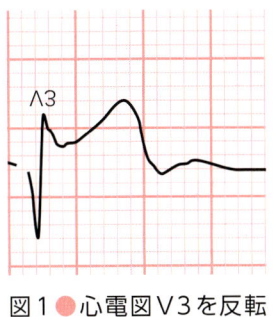

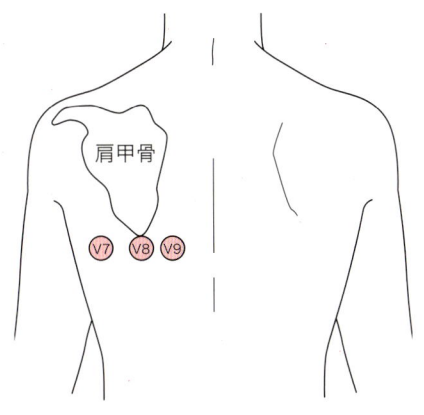

図2 ● V7〜V9の電極位置
文献5より引用

前壁中隔誘導（V1〜V3）でのST低下の鑑別疾患としては後壁梗塞，前中隔虚血，右脚ブロック，低K血症がある．本症例のようなV1〜V3のST低下の心電図を提示したときに救急医の38％のみが後壁梗塞を考慮したとする報告もある[2]．心電図ではST上昇に着目しがちであるがこのようにV1〜V3のST低下にも留意が必要である[B]．

最終診断 急性心筋梗塞（下壁梗塞＋後壁梗塞），1度房室ブロック

こんな症状にも注意！

B）胸痛の患者さんを，臨床的に非心原性と判断した場合，その判断にはどれくらい妥当性があるのか？ とある研究では救急医が問診，身体所見と初回心電図までで非心原性胸痛と判断した患者さんのうち2.8％にSTEMIや30日以内死亡などの重篤な副次イベントが起こったと報告している．イベントに関連する因子としては脂質異常症，糖尿病，心血管や心不全の既往があったという．リスクのある患者さんは病歴に重きをおきつつ，やはり検査も検討すべきであろう[4]．

その後の経過

緊急カテーテル治療にて容態は安定し，最終的に第10病日に独歩で帰宅となった．

Basic Lecture

後壁梗塞の追加誘導

後壁梗塞の心電図といえば，診断に迫る！で述べた診断基準に含まれるV7〜V9のST上昇が最も有名だろう．V7〜V9は図2のように検査する．

文献により報告が異なるが，V7〜V9の追加誘導は後壁梗塞でのST上昇の検出感度を90％に上昇させるとするものや，ルーチンでV4RとV7〜V9誘導の心電図を検査することで，ST上昇の検出のORが8倍になるとするものもある[6]．またV7〜V9誘導でのST上昇は，1mm以上の上昇ではなく0.5mm以上とすることで感度が非常に上がるとする文献もある[1]．施設によりルーチンでの追加誘導を行うかどうかはそれぞれだと思われるが，NSTEMIが疑われても胸痛が明らかに強いときや状態が不安定な場合には追加誘導で積極的に検査すべきだろう．

まとめ

- 前中隔誘導でのST低下は必ず後壁梗塞を考慮する．
- NSTEMI中に隠れている後壁梗塞を見逃さない．
- 後壁梗塞を疑った場合にはV7〜V9誘導を追加して行う．

文献

1) van Gorselen EO, et al：Neth Heart J, 15：16-21, 2007
2) Khan JN, et al：Emerg Med J, 29：15-18, 2012
3) Chen TE, et al：Am J Emerg Med, 30：1865-1871, 2012
4) Miller CD, et al：Ann Emerg Med, 44：565-574, 2004
5) Posterior MI- # ECGclass case 29：http://www.ecgclass.co.uk/2013/05/ecgclass-case-29.html
6) Lawner BJ, et al：Cardiol Clin, 30：591-599, 2012

History of EKG

COLUMN

　救急現場では日常的に使われる心電図．どのような変遷をたどってきたのだろうか？

　1840年代にカエルの心臓の電気活動が，1880年代に人間の心臓の電気活動がとらえられ，研究が進む．1893年にEinthovenが「心電図」という言葉を発案し，実際1901年にEinthoven（後にノーベル賞受賞）が初の心電図の開発に成功．何と重量270 kgもあり，右の写真のように大きな装置だった！

　しかし，まだその時点では3極誘導（Ⅰ，Ⅱ，Ⅲ誘導）だった．1934年に胸部誘導が加わり（V1～V6），1942年に四肢誘導が加わり（aVL, aVF, aVR），12誘導心電図ができ上がる．AHAは1954年に12誘導心電図の標準化を啓蒙し，これが一般的に広まる（1915年にアメリカ製心電図で初めての心電図がとられたが，これは心筋梗塞を示していたと言われる．しかし，誰もこれが心筋梗塞だと気付かなかったらしい…）．心電図も随分と発達したものですね．

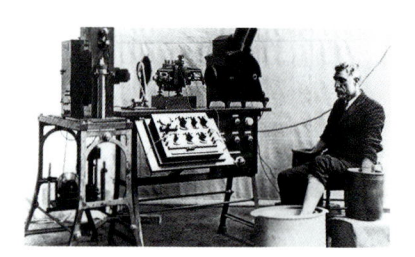

（J Community Hosp Intern Med Perspect. 2012 ; 2（1）: 10.3402/jchimp.v2i1. 14383. より引用）

（渡瀬剛人）

第4章 呼吸困難感

呼吸困難感で受診した場合に考えるべき鑑別疾患

● 致死的であり，見逃してはいけない・除外する必要があるもの
- 気道狭窄（喉頭蓋炎，異物）
- アナフィラキシー
- CHF
- PE
- （緊張性）気胸
- MI
- 不安定狭心症
- 心タンポナーデ

● common なもの
- 気管支喘息
- COPD（慢性／急性増悪）
- 気胸
- 肺炎，気管支炎
- 重度貧血
- 過換気症候群

心電図で診断できる，もしくは大きく治療が変わる鑑別疾患は？

- CHF（ACSの合併を示唆する所見）
- PE（S1Q3T3型，胸部誘導のST低下，右脚ブロック）
- MI，不安定狭心症（ST上昇／低下，Q波，胸部誘導の陰性T波）
- 心タンポナーデ〔QRS減高，電気的交互脈（electrical alterans）〕

略語

CHF	: congestive heart failure（うっ血性心不全）
COPD	: chronic obstructive pulmonary disease（慢性閉塞性肺疾患）
MI	: myocardial infarction（心筋梗塞）
PE	: pulmonary embolism（肺塞栓症）

第4章 呼吸困難感

難易度 ★☆☆

1　68歳男性 呼吸苦，左脚ブロック既往

中島義之

症例提示

現病歴：来院日前日夜間までは普段通り生活できていた．来院日当日朝になって家族が本人を起こしに行くと，苦しくて動けないと訴えているため明け方に救急車要請．発汗は認めるが胸痛なし，背部痛なし，動悸なし

既往歴：高血圧，健康診断にて左脚ブロックを指摘されている

内服歴：ベラパミル

アレルギー歴：なし

ADL：正常

来院時現症：BT 36.0℃，BP 140/70 mmHg，HR 80/min，RR 26/min，SpO₂ 92％（RA）

意　識：GCS14（E3V5M6）

頸　部：頸静脈怒張なし

胸　部：呼吸音清，心音整，3音なし

四　肢：浮腫なし

皮　膚：発汗あり

その他：特記事項なし

症状・症候から攻める！

- CHF（ACSの合併を示唆する所見）：急性発症の呼吸苦で酸素低下，頻呼吸もありまず疑うべきである．
- PE（S1Q3T3型，胸部誘導のST低下，右脚ブロック）：現時点ではあまりPEのリスクは高くなさそうではあるが，同様に酸素低下，頻呼吸があり鑑別には入れるべきである．
- MI，不安定狭心症（ST上昇/低下，Q波，胸部誘導の陰性T波）：発症経過から否定できない．また高齢者で胸痛がないことがMIの否定にはならないだろう．

異常所見 を探してみよう！

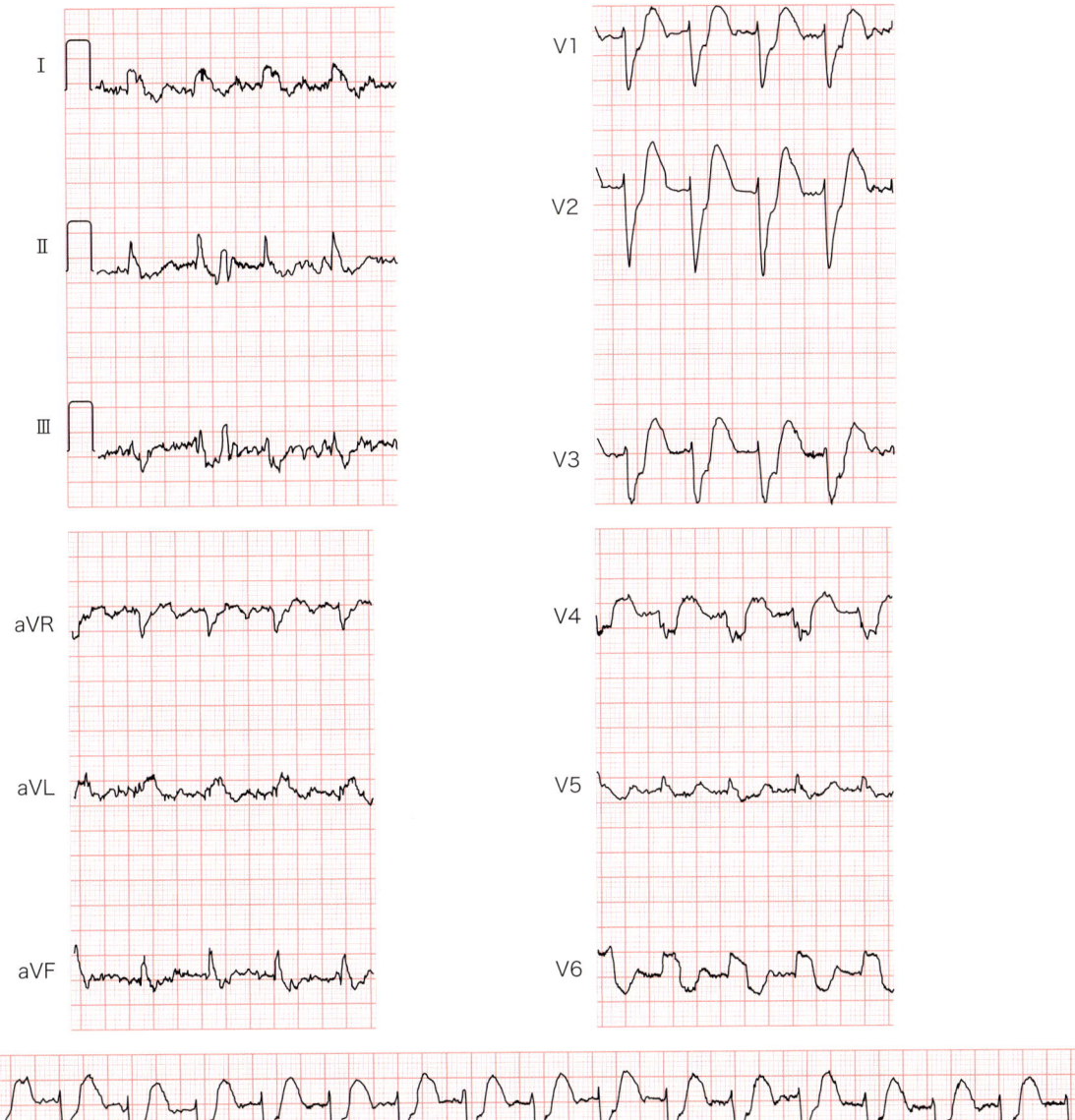

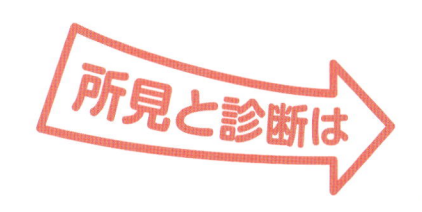

第4章 呼吸困難感

所見と診断は →

心電図を攻める！

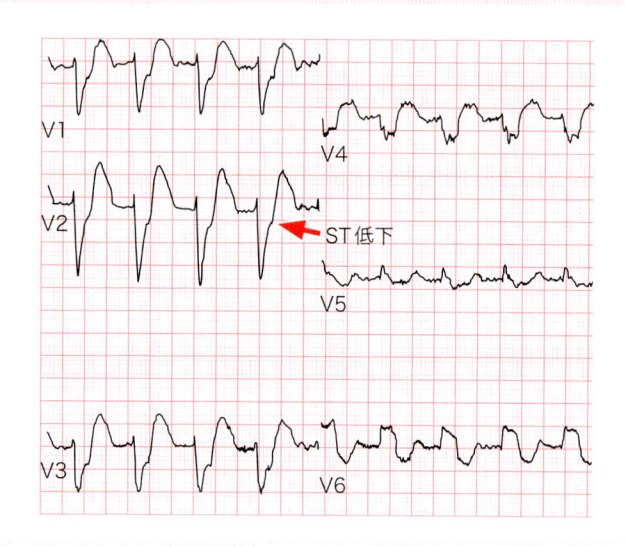

- レート：100/min
- 軸：正常
- P波の存在：存在する
- P波とQRSの関係：解離はない
- QRSの形：Ⅰ，aVL，V5，V6でrSR'パターン，V1でrSパターンをとっている
- PR間隔：正常（0.04 sec）
- QRS幅：正常（0.08 sec）
- QT間隔（QTc）：延長（0.52 sec）
- ST-Tの異常：**V1～V3でST低下**【→】

診断に迫る！

　実際に本症例の心電図を見ると，どこをJ点ととるかが微妙だが，V1～V3でST低下を認める．このことから新規発症のSTEMIと診断できる．

　正常の左脚ブロックの心電図は**図1**のようにQRSの極性とST-T部の極性が必ず逆になる(discordant)．しかも，ST部分は基線から5 mm以内のはずである．左脚ブロックはST部の評価ができないといわれていたが，Sgarbossaらは左脚ブロックにおけるSTEMIの基準を報告した[1]．そのことから基準としては，以下の3つがある[1,2]．

①ST上昇とQRSが同じ極性（concordant）で1 mm以上である（感度25％，特異度96％）．
②ST低下をV1～V3で認める（本症例に当てはまる）．
③5 mm以上のST上昇がQRSと極性逆（discordant）で存在する（感度32％，特異度92％）．

　そして②V1～V3における1 mm以上のST低下が存在する場合，30日後の死亡率も有意に高いので見逃さないようにしたい．Sgarbossaの基準をスコアリングして用いた研究〔心電図所見が上記①を示す場合が5点，②の場合は3点，③の場合を2点とし（**図2**），計5点以上でSTEMIと診断できる．特異度100％だが感度14％〕もある[3] Ⓐ．

　ちなみに右脚ブロック（右脚ブロックでは通常V1～V3でST低下もしくはT波陰転化がある）には特別な基準は必要なく，ST上昇を認めた場合は常に異常と判断する．

✦センスアップ！✦

Ⓐ Sgarbossaらによると，この基準はペースメーカー患者のSTEMIの診断にも使用できるとされている．ある研究では基準①は感度18％特異度94％，②は感度29％特異度82％，③は感度53％特異度88％といわれている[3,5]．左脚ブロックの場合と同様で感度は低いため，基準を満たさないことでSTEMIは否定できないが認めた場合には緊急カテーテルを考慮すべきだろう．

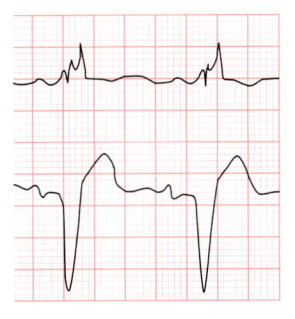

図1 ● 正常の左脚ブロック患者の心電図

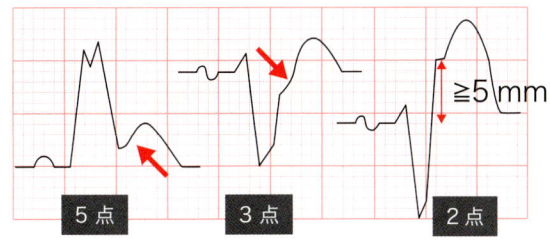

図2 ● Sgarbossaの基準
文献6より引用

最終診断 左脚ブロックに伴う急性心筋梗塞（AMI）

その後の経過
緊急カテーテル治療にて容態は安定し，最終的に第13病日に独歩で帰宅となった．

Basic Lecture

新規発症の左脚ブロックはSTEMIか？

　今回の症例と異なるが新規発症の左脚ブロックのみの場合にはそれだけで緊急カテーテルになるわけではないので，扱いに注意が必要である．ACC/AHAの2013年のSTEMIのガイドラインでは，左脚ブロックは新規発症のSTEMIと同等に扱わなくなってきている[4]．新規発症の左脚ブロックのある群のMIの有病率は，左脚ブロックがない群やもともと左脚ブロックがある群と変わらないとされる文献が散見されるようになり，一概にそうとはいえないのが現状なのである[3]．新規発症の左脚ブロックだけを見つけて明らかに状態が安定していれば，後日精査を行うかたちでよいだろう．しかし，新規発症の左脚ブロックを起こす群には高齢者や心血管の既往をもつ方が多いため，新規発症の左脚ブロックをすべて許容できるわけでもない．左脚ブロックが新規発症でかつ患者さんの状態が不安定な場合は，心電図だけで判断せずに臨床状況に応じて緊急カテーテルを検討すべきなのである．

まとめ

- 胸痛を伴う左脚ブロック患者の心電図ではSgarbossaの基準を確認する．
- Sgarbossaの基準の感度は低いためSTEMIの否定には使えない．
- ペースメーカー患者でもSgarbossa基準を用いる．

文献

1) Sgarbossa EB, et al：N Engl J Med, 334：481-487, 1996
2) Tabas JA, et al：Ann Emerg Med, 52：329-336, 2008
3) Lawner BJ, et al：Cardiol Clin, 30：591-599, 2012
4) Patrick T, et al：J Am Coll Cardiol, 61：e78-e140, 2013
5) Sgarbossa EB, et al：Am J Cardiol, 77：423-424, 1996
6) Cai Q, et al：Am Heart J, 166：409-413, 2013

第4章 呼吸困難感

難易度 ★★★

2 75歳男性 急性発症の起座呼吸

中島義之

症例提示

現病歴：来院当日3時間前から，患者さんが座っていないと息苦しいと訴え始めた．家族から見ると顔色不良であったため救急車を要請し来院した．胸痛なし，背部痛なし，動悸なし

既往歴：病院受診歴なく不明

内服歴：なし

アレルギー歴：なし

ADL：正常

来院時現症：BT 36.0℃，BP 190/110 mmHg，HR 90/min，RR 24/min，SpO$_2$ 94%（RA）

意　識：GCS15（E4V5M6）

皮　膚：やや湿潤しているが色調は正常

その他：特記事項なし

症状・症候から攻める！

- CHF（ACSの合併を示唆する所見）：急性発症の起座呼吸，高血圧を伴いCS1の心不全の可能性がある．
- PE（S1Q3T3型，胸部誘導のT波陰転化，右脚ブロック）：発症経過がかなり急性で心血管イベントが強く疑われる状況である．またPEのなかには起座呼吸を主訴として来院する患者さんがいることもあるため否定はしておきたい．
- MI，不安定狭心症（ST上昇/低下，Q波，胸部誘導の陰性T波）：同様に発症経過がかなり急性の起座呼吸ではMIも鑑別にあがるため否定すべきである．

異常所見を探してみよう！

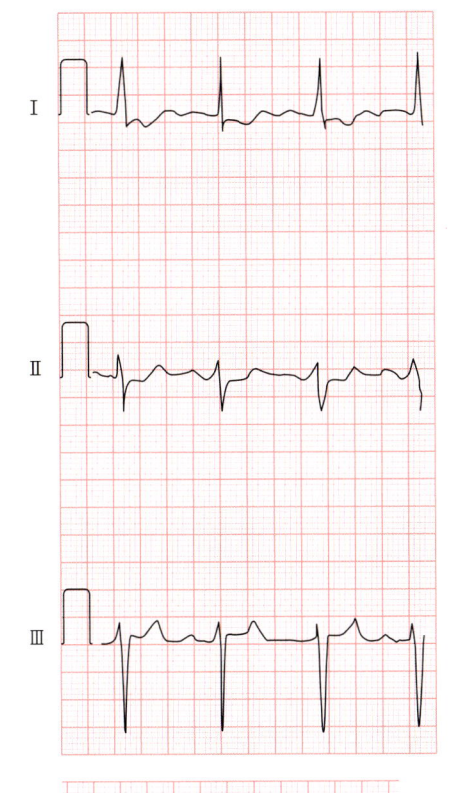

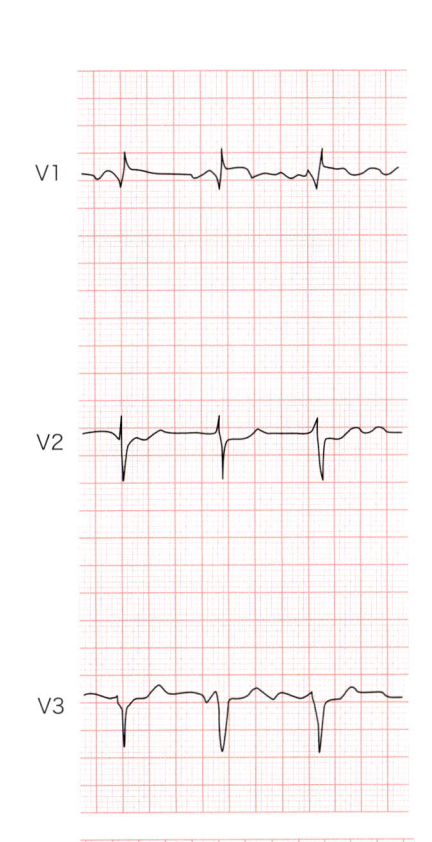

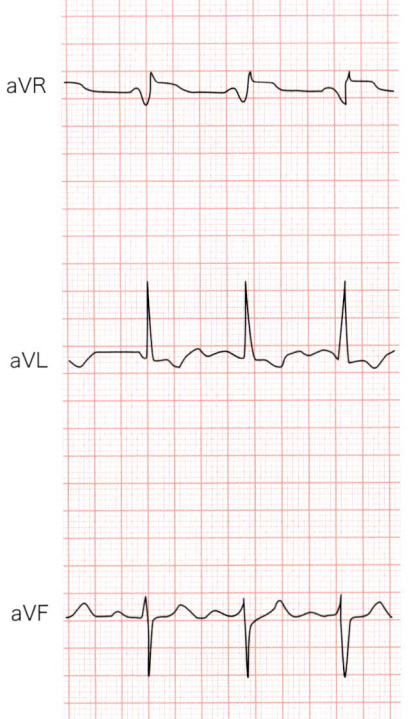

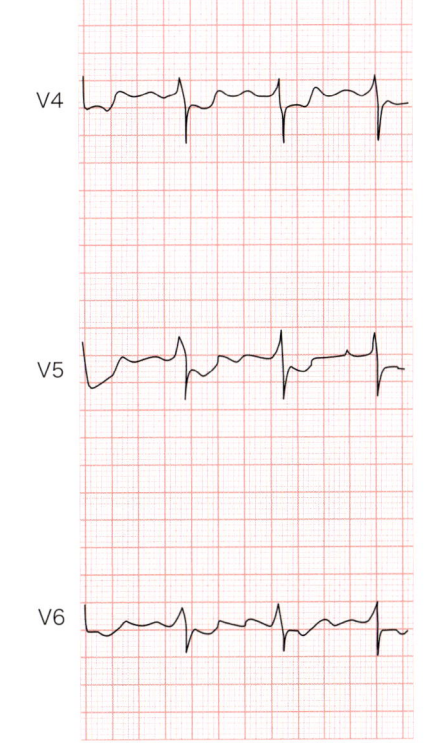

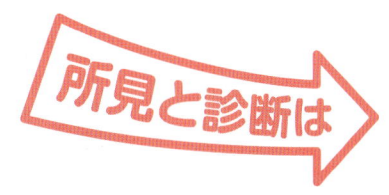

第4章 呼吸困難感

所見と診断は ➡

心電図を攻める！

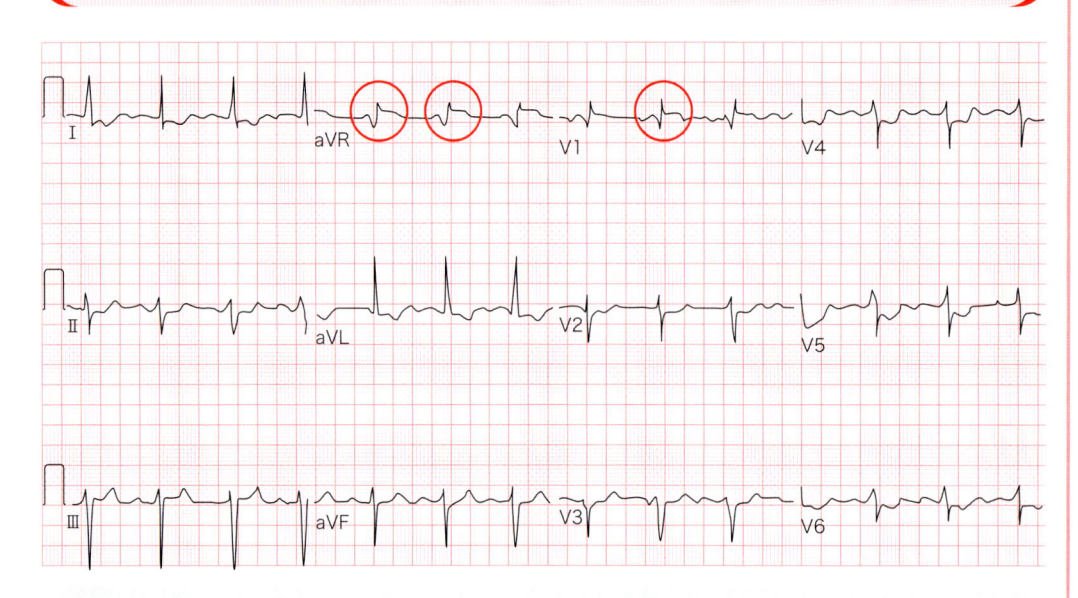

- レート：75〜100/min
- 軸：正常
- P波の大きさや幅：正常
- P波とQRSの関係：正常
- QRSの形：正常
- PR・QRS・QTの間隔, 幅：正常
- ST-Tの異常：aVRとV1でST上昇を認め【上図〇】, Ⅱ・V2〜V6と広範囲でST低下を認める.

診断に迫る！

　今回の心電図の所見, 特にaVRとV1のST上昇は左冠動脈主幹部〔LMT（またはLAD近位部）〕狭窄病変を示唆する. さらにaVRのST上昇＞V1のST上昇だと, よりLMTに特異的とされる. またaVRのST上昇1.5 mm以上の場合, すぐに治療しないと死亡率75％と非常にリスクが高く, たとえ緊急カテーテル治療をしても死亡率は40％に及ぶとされる[2]. そしてV1ではなく, aVRとaVLでST上昇があっても, LMT病変に特異的とされる[3].

　また, aVR＞V1のST上昇の場合にLMTを疑うが, 上部中隔領域を含まないようなLADの遠位部の閉塞ではaVRのSTはむしろ低下するといわれている.

　以上のようにaVRは忘れがちな誘導だがこのように重要な所見となることがあるため, 胸痛の患者さんでは必ず確認をする必要がある(A).

　今回の心電図ではaVRとV1のST上昇を認めており, 広範なST低下を認め, トロポニンの上昇も認めたため緊急カテーテル検査を施行したところ, LMTに有意狭窄を認めた.

＋センスアップ！＋

(A) aVRの心電図が他に役立つ状況としては[1], 以下のものなどがある.
- 急性心膜炎でPR上昇とST低下を起こす.
- 右室負荷を伴うPEでST上昇をきたす.
- 三環系抗うつ薬でのR波の増高やQRSの拡大.

最終診断 左冠動脈主幹部（LMT）の急性心筋梗塞（AMI）

その後の経過
緊急カテーテルにてLMTに99％狭窄を認め、PCIを同日施行し、その後経過順調で退院となった.

Basic Lecture

STEMIと同様に扱うべき心電図

STEMIと同様に扱うべきだが見逃されやすい心電図として，

- 有症状のWellens' 症候群
- Sgarbossaの診断基準（第4章-1参照）に該当する左脚ブロック
- aVRでのST上昇，後壁梗塞
- Hyper acute T wave
- de Winter ST/T wave complex

があげられる[3][B]．本書他項で解説している心電図も多いため，それぞれの心電図の特徴は他の症例にて確認してほしい．

センスアップ！

[B] 逆にSTEMIと間違われやすい心電図ST-T変化をきたす疾患には以下があり注意が必要である．
- 心膜炎，動脈瘤，心筋炎，良性早期再分極，Brugada症候群，冠動脈攣縮，低体温，高K血症，除細動後．

まとめ

- aVRは忘れがちな誘導だが胸痛では必ず確認しよう．
- aVRでのST上昇はLMT病変を示唆し，左室の広範な虚血を示唆する．

文献
1) The Association of Physicians of India：http://www.apiindia.org/medicine_update_2013/chap22.pdf
2) Yamaji H, et al：J Am Coll Cardiol, 38：1348-1354, 2001
3) Lawner BJ, et al：Cardiol Clin, 30：591-599, 2012

第4章 呼吸困難感

第4章 呼吸困難感

難易度 ★★☆

3 52歳男性 呼吸困難，非小細胞性肺癌の既往あり

花木奈央

症例提示

主　訴：呼吸困難
現病歴：来院数日前から，咳嗽・息苦しさが増悪したが日常生活に支障はなかったため自宅で様子をみていた．来院当日の朝，呼吸困難感が増悪し動くことができなかったため救急搬送された
既往歴：非小細胞性肺癌に対して放射線療法施行中
喫煙歴・飲酒歴：なし
内服薬：なし
来院時現症：BT 36.8℃，BP 89/40 mmHg，HR 106/min，RR 20/min，SpO$_2$ 99%（10L O$_2$ mask）
意　識：GCS14（E3V5M6），呼びかけには応答するがぼんやりしている
外　観：顔色は悪くぐったりしている
頭　部：口腔咽頭に異常所見なし
頸　部：頸静脈怒張なし
胸　部：呼吸音清，心音整，心雑音なし，心膜摩擦音を聴取せず
腹　部：平坦，軟，圧痛なし
四　肢：浮腫なし
皮　膚：じっとりと湿っていてやや冷たい
その他：特に特記事項なし

症状・症候から攻める！

- ○ CHF（ACSの合併を示唆する所見）：亜急性の経過をとる呼吸不全であり，呼吸音・心音に異常はないが可能性は否定できない．
- ○ PE（S1Q3T3型，胸部誘導のST低下，右脚ブロック）：担癌患者でありPEのリスクがあることから除外が必要である．
- △ MI，不安定狭心症（ST上昇/低下，Q波，胸部誘導の陰性T波）：胸痛のエピソードはないが疾患の頻度や50歳代という年齢からは鑑別疾患にあげる必要がある．
- ○ 心タンポナーデ（心囊水貯留による低電位，電気的交互脈，もしくは心タンポナーデの原因となりうる大動脈解離，心外膜炎に伴う心電図異常を呈する）：頸静脈怒張はないが，致死的疾患であり除外が必要である．

異常所見を探してみよう！

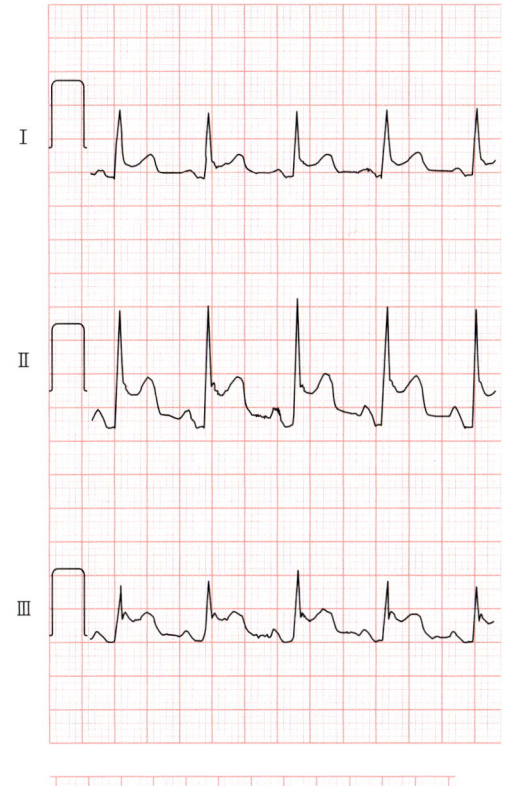

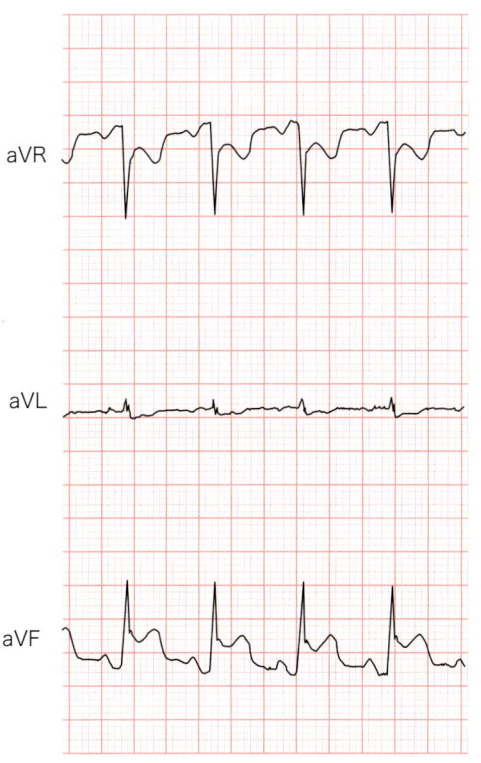

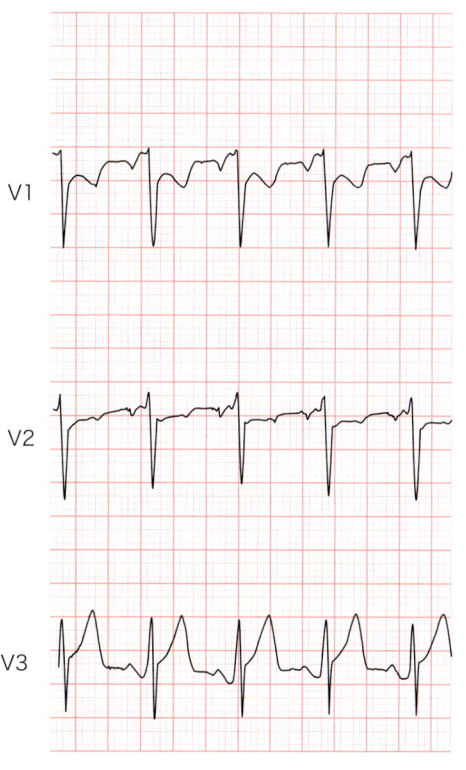

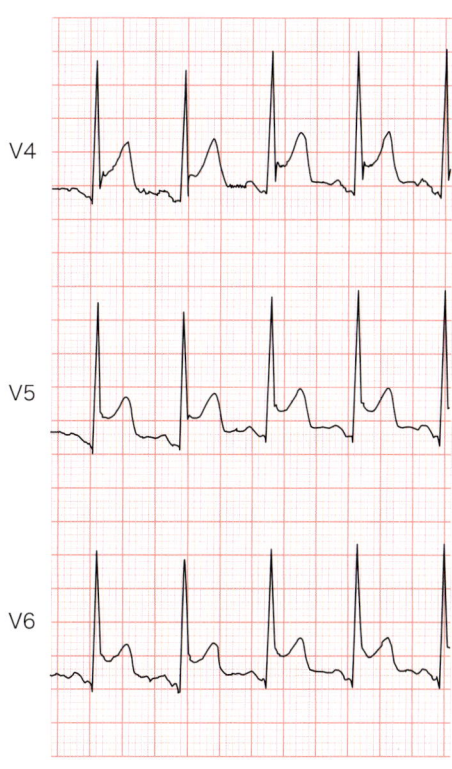

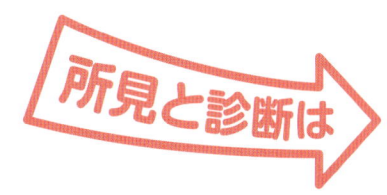

第4章 呼吸困難感

所見と診断は →

心電図を攻める！

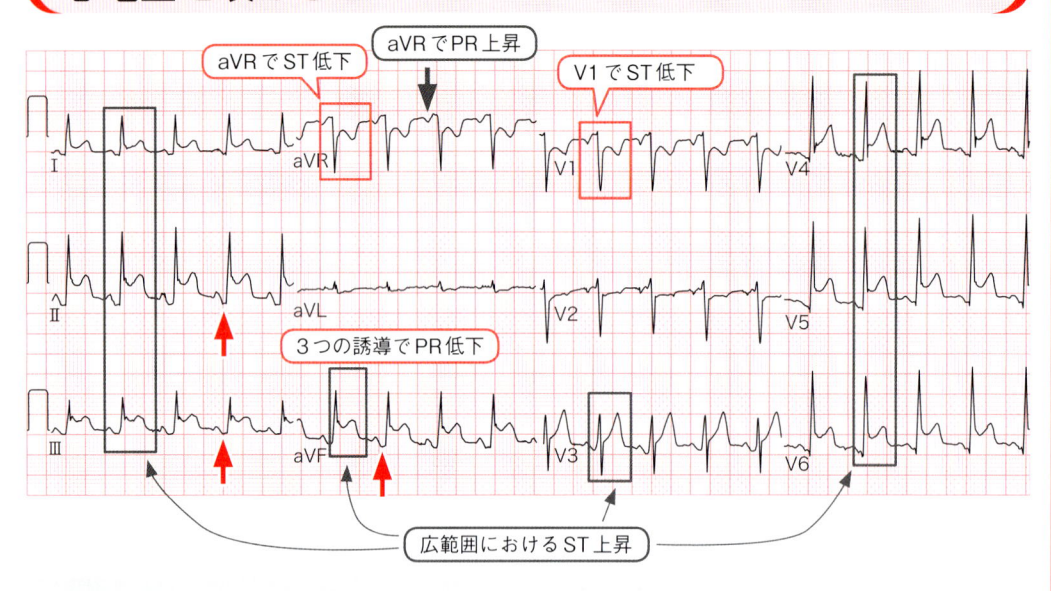

（心電図画像：12誘導心電図）
- aVRでST低下
- aVRでPR上昇
- V1でST低下
- 3つの誘導でPR低下
- 広範囲におけるST上昇

- レート：100/min前後，整
- 軸：整
- P波の存在：有
- P波とQRSの関係：解離はない
- PR間隔：正常（0.12 sec）
- QRS幅：正常（0.08 sec）
- QT間隔（QTc）：正常（0.04 sec）
- ST-Tの異常：Ⅰ～Ⅲ，aVF，V3～V6と広範囲におけるST上昇あり，aVRとV1でST低下を認める
- その他：Ⅱ，Ⅲ，aVFの下壁誘導でPRの低下を認める

診断に迫る！

　基線（TP部分）よりもSTが上にありST上昇があると判断できる．ST上昇というとまず心筋梗塞が鑑別にあがる．しかし，この症例では冠動脈支配領域に一致しておらず広範囲におよんでいること，鏡状変化がないこと，中央が凹んだ形のST上昇であることから心外膜炎が疑われる．その他にも下壁誘導でのPR低下，ST上昇がⅡ誘導＞Ⅲ誘導であるなど心外膜炎に特徴的な所見を認めている．逆にST上昇Ⅲ誘導＞Ⅱ誘導の際は心筋梗塞に注意が必要である．
　第3章-3に記載した典型的な心外膜炎の心電図所見を再掲する[1]．

- ST上昇：Ⅱ，Ⅲ，aVF，V2～V6．
- PR上昇：aVR．
- PR低下：aVRを除く誘導．

　心電図所見からは心外膜炎の可能性が考えられるが，ST上昇をきたす疾患としては鑑別にあがる心筋梗塞や解離性大動脈瘤を完全には否定できない．心筋逸脱酵素や心臓超音波検査・CT検査を実施し，壁運動の異常や解離性大動脈瘤の有無を確認する．また，心外膜炎に心筋炎を併発した心筋心外膜炎の除外も重要であり，心筋逸脱酵素や心臓超音波検査で確認を行う．心筋心外膜炎については第3章-3を参考のこと．
　この症例では心臓超音波検査を実施したところ，中等度の心嚢液貯留と右心室の陥凹を認めた．

以下に心外膜炎の診断基準を示す[1]．

①～④のうち2つ以上を認める場合，心外膜炎と診断される．
① 心膜炎に特徴的な体位で変動する胸痛がある．
② 心膜摩擦音[A]を聴取する．
③ 心膜炎を示唆する心電図変化（典型的には広範なST変化）がある．
④ 新規発症もしくは増加する心囊液貯留がある．

本症例では心膜炎を示唆する心電図変化と新規発症の心囊液貯留を認め，心外膜炎と診断した．また低血圧も伴っており心外膜炎による心囊液貯留から心タンポナーデ[B]に陥っていると判断された．

最終診断　癌性心外膜炎，心タンポナーデ

Basic Lecture

心外膜炎の原因について[2]

心外膜炎で最も多いのは特発性とされ，心外膜炎の約8割を占めるという報告もある．原因の特定に至った場合では，以下のものが多い．
- 癌性心外膜炎：肺癌や乳癌に多い．
- 結核性心外膜炎．
- 自己免疫疾患に伴う心外膜炎：全身性エリテマトーデス，結節性動脈周囲炎など．
- 細菌性・化膿性心外膜炎：ブドウ球菌，連鎖球菌など．
他の原因にはウイルス性，尿毒症性，薬剤性，代謝性（甲状腺機能低下症など）があげられる．

✦センスアップ！✦

[A] **心外膜炎と心膜摩擦音について**

心外膜炎では心膜摩擦音の聴取が特徴的とされる（第3章-3参照）が，心外膜炎では心囊水が貯留すると心膜摩擦音が聴取できる頻度が低下するといわれており，注意が必要である．

こんな症状にも注意！

[B] **心タンポナーデについて**

心外膜炎の60%に心囊液貯留を認めたが，血行動態が破綻し心タンポナーデと診断されたのは5%であったという報告がある[3]．心タンポナーデにおける超音波所見は心囊液の貯留と心内腔の虚脱である．心内腔の虚脱は「収縮早期の右房の虚脱→拡張早期の右室の虚脱→収縮早期の左房の虚脱」と進行するとされ，右室の虚脱は心タンポナーデに特徴的といわれている[4]．ショックとなるかどうかは心囊液貯留の速度による．少量（100 mL）程度の貯留であっても急速に貯留した場合はショックとなりうる．心タンポナーデの初期治療としては，心内腔虚脱を防ぐため輸液を実施し，心囊穿刺もしくは外科的に心囊液除去を行う．心外膜炎では心囊液がエコーフリースペースの幅で10 mm以上貯留している場合は特発性の可能性は低く，心囊液採取により原因特定に至りやすいといわれている．

その後の経過

心タンポナーデであるため大量輸液を実施した．心囊液貯留量が中等度であったため循環器内科医により透視下で心囊ドレナージを施行された後入院となった．既往歴に肺癌があることから癌性心外膜炎による心タンポナーデと診断された．後日心囊液から癌細胞が検出された．

まとめ
- 広範囲におよぶ中央が凹んだST上昇，PR低下があるときは心外膜炎を疑う（STEMIでは冠動脈支配領域に一致したST上昇）．
- ST上昇がⅡ誘導＞Ⅲ誘導であるなど心外膜炎に特徴的（逆にST上昇Ⅲ誘導＞Ⅱ誘導の際は心筋梗塞に注意）．
- 呼吸困難感で来院した患者さんに対しては心外膜炎による心囊液貯留も考える必要がある．

文献
1) Ginzton LE, et al：Circulation, 65：1004-1009, 1982
2) Zayas R, et al：Am J Cardiol, 75：378-382, 1995
3) Imazio M, et al：J Am Coll Cardiol, 43：1042-1046, 2004
4) Kerber RE, et al：N Engl J Med, 307：929-931, 1982

第4章 呼吸困難感

難易度 ★★★

4　56歳女性 進行性の呼吸苦

舩越　拓

症例提示

主　訴：息切れ
現病歴：数カ月前から労作時に息があがるようになってきた．スーパーまで行くのに5分ごとくらいに休まなければならなかったが，休めば良くなるために様子をみていた．数週間前から夜間に息苦しくて目が覚めるようになった．受診当日には朝から呼吸苦が出現し動くのもやっとになったため救急要請
既往歴：以前高血圧といわれていたが通院していない
来院時現症：BT 36.4℃，BP 110/75 mmHg，HR 132/min，RR 24/min，SpO$_2$ 94%（8L/mask）
意　識：GCS15（E4V5M6）
頸　部：坐位で頸静脈怒張
胸　部：呼吸音は両側wheezeあり．心雑音は頻脈と呼吸音で判断困難
四　肢：手足冷たく，冷汗あり．下腿に圧痕性浮腫
その他：特記事項なし
徐々に増悪してきた息切れとのことで心電図をとった

症状・症候から攻める！

○ CHF（ACSの合併を示唆する所見）：バイタルが安定せずwheezeなどから心不全の可能性は高い．

△ PE（S1Q3T3型，胸部誘導のST低下，右脚ブロック）：突然発症ではないが下肢に浮腫がある．

△ MI，不安定狭心症（ST上昇/低下，Q波，胸部誘導の陰性T波）：突然発症ではないが病院受診はなく注意が必要であるⒶ．

○ 心タンポナーデ：頸静脈怒張もあり徐々に増悪してきた経過からも考えられる．

> ✦センスアップ！✦
> Ⓐ「胸痛」をはっきり訴えなくてもMIを念頭に考えなければならないリスクの高い患者は「女性，高齢者，糖尿病」とされる．他にも透析患者などは自覚症状が穏やかな一方で動脈硬化がかなり進行していることがあるため気をつける．

異常所見 を探してみよう！

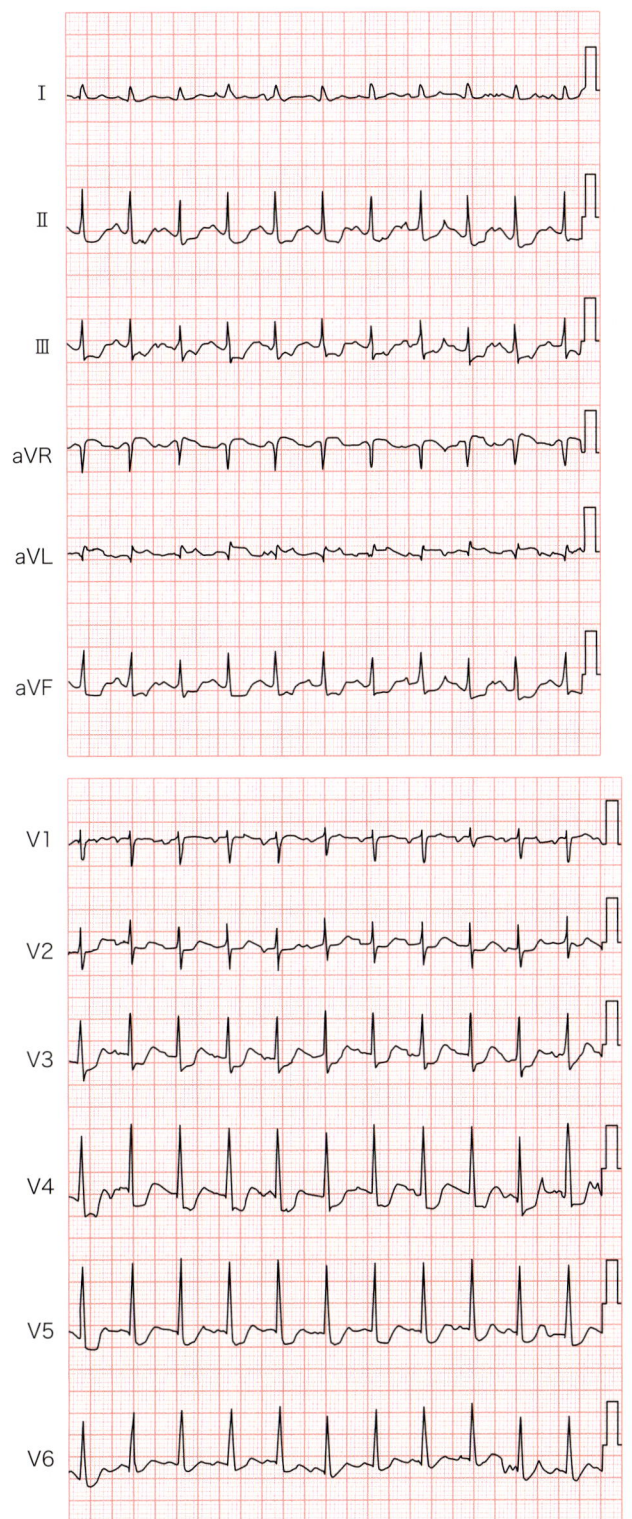

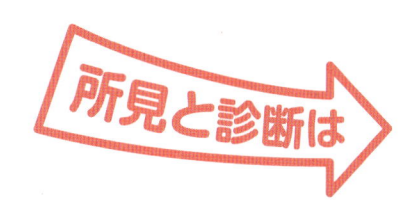

第4章 呼吸困難感

所見と診断は ▶

心電図を攻める！

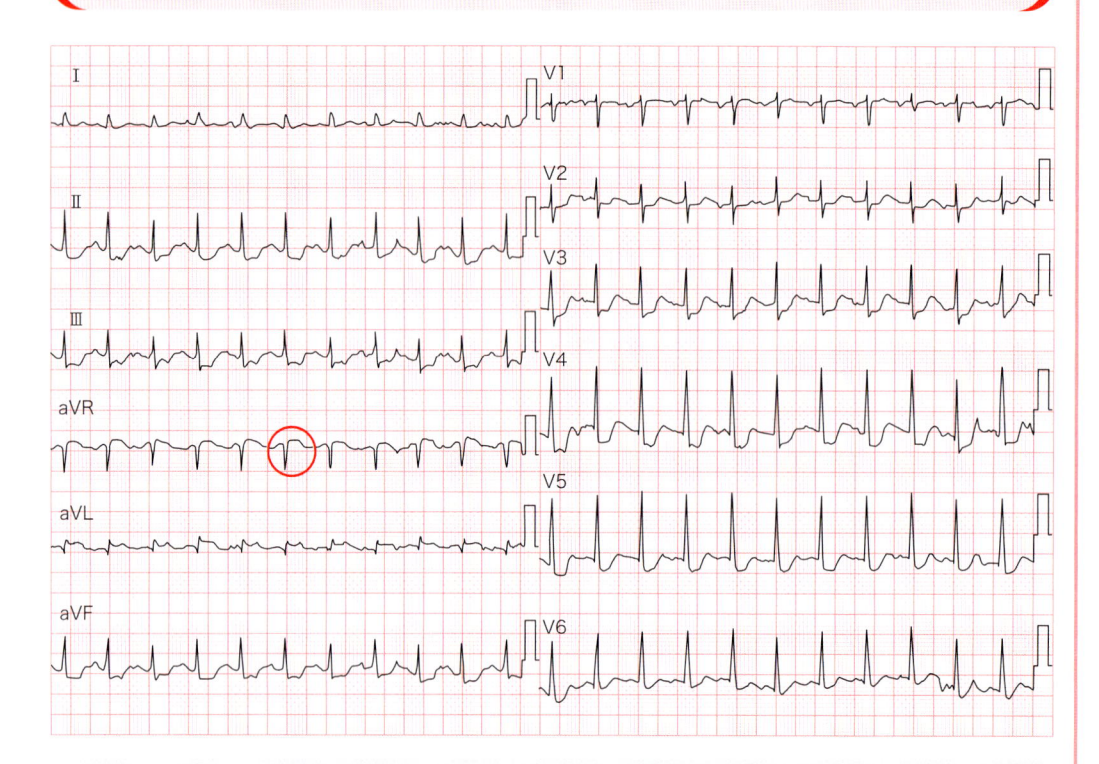

- レート：136/min. 洞性頻脈である
- 軸：正軸
- P波の存在：1対1であり，V1で二相性P波が見られる
- P波とQRSの関係：1対1の対応がありPQ間隔も正常である
- QRSの形：QRS幅は拡大しておらず明らかな脚ブロックはなし
- 間隔・幅（PR, QRS, QT）：明らかな間隔異常なし
- ST-Tの異常：ほぼ全誘導でSTの低下が見られる一方でaVRでSTの上昇を認める【上記◯】
- その他（U波，融合収縮など）：明らかな異常なし

診断に迫る！

　進行性の労作時の息切れを呈しており，また，起座呼吸や頸静脈怒張も認めることから心不全が鑑別にあがる．心不全の患者さんを診たときはその症状にアプローチし，バイタルを安定化させるのは救急医として重要な役割であるが，それと同時に原因検索を行わなければならない．心不全増悪の原因は数多くあるが虚血性心疾患は25％を占めるとされており，血行再建などの処置が必要になることがあるという点でも見逃してはならない病態である．

　なかでもST上昇型の急性冠症候群はdoor to balloon timeが予後を左右するとされており緊急の介入が欠かせない．

　では，本症例の心電図所見はどうなっているであろうか．通常，急性冠症候群におけるaVRでのST上昇は，ST上昇型心筋梗塞（STEMI）の診断においては，着目すべき「ST上昇」のなかに含まれず，蚊帳の外におかれてしまっている[1]．そういった観点では本症例はST低下こそあれST上昇は認めず，一見STEMIではないようだ．しかしながら，aVRのST上昇は他の誘導

のST低下より予後不良の強力な予測因子であることが数多く報告されている[2〜4].また,aVRは心臓の内腔を覗き込むような位置の電極であり,他の誘導でST低下を認める一方でaVRのみのST上昇がある場合は心内膜側の広範囲な虚血を反映している可能性があり,左冠動脈主幹部(LMT)病変か,3枝病変などが考えられる.実際,aVRでのST上昇は左主幹部病変もしくは3枝病変の最も強力な予測因子であったとするメタ解析があり[4],一方でaVRでのST上昇を認めなければ陰性的中率98％という報告もある.

さらにそれを裏付けるように本症例ではトロポニンの上昇も認められた.

一方,広範な誘導でのSTの低下をきたす疾患としては他にも左室肥大や左脚ブロックなどがある.そのため心臓超音波や過去の心電図との比較などがそれらとの鑑別に重要となる.

最終診断 ST上昇型急性心筋梗塞(LMT病変を疑う) [B]

[B] 第4章-2を参照.

その後の経過

急性冠症候群が疑われ,緊急冠動脈造影を施行した.
その結果,LMTに90％の狭窄を認め左室の広範な壁運動低下を認めた.
そのためPCIを行わず準緊急に冠動脈バイパス術(CABG)の適応となり後日手術となっている.
本症例では重症虚血が疑われるためストレステストは禁忌である.

Basic Lecture

aVRって役に立つの？

aVRを心電図診断で重要視している方は少ないのではないだろうか.せいぜい電極のつけ間違いがないか最初に確認するだけかもしれない.

しかしながら以下の疾患においては,aVRの所見が診断に役立つといわれており(意外と)いぶし銀の役割を担っているのである[5].

①LMT狭窄による心筋虚血

aVRは右肩から心室腔内を覗き込むように位置する誘導で,左室腔全体の内膜側の虚血を鋭敏に反映しST上昇をきたすとされている.また,aVRでのST上昇とトロポニン上昇の組み合わせは最も予後が悪かったという報告もある.

②心外膜炎

aVRにおけるPRの上昇とSTの低下は心外膜炎に特徴的といわれており,PRの上昇は心外膜炎の82％に認められたとする報告もある.

③TCA中毒

三環系抗うつ薬による不整脈や難治性の痙攣発作はしばしば致死的となるが中毒患者における原因薬剤の同定が困難であることも多い.aVRにおける幅広く高いR波(特に3mm以上)はTCA中毒に特徴的とされる.

④AVRT

Narrow complex tachycardia の心電図でaVRにST上昇を認めると感度71％,特異度70％でAVRTに特徴的とされAVNRTと区別することができた[5]とされる.

まとめ

- 通常のSTEMIの診断にaVRにおけるST上昇は含まれていない.
- aVRでのST上昇は左室の広範な虚血を示唆する.
- aVRでのST上昇はCABGの適応となるようなLMT病変や3枝病変を示唆し,また陰性的中率も高い.

文献

1) Kligfield P, et al：Circulation, 115：1306-1324, 2007
2) Barrabés JA, et al：Circulation, 108：814-819, 2003
3) Kosuge M, et al：Circ J, 72：1047-1053, 2008
4) Gorgels AP, et al：J Am Coll Cardiol, 38：1355-1356, 2001
5) Williamson K, et al：Am J Emerg Med, 24：864-874, 2006

第4章 呼吸困難感

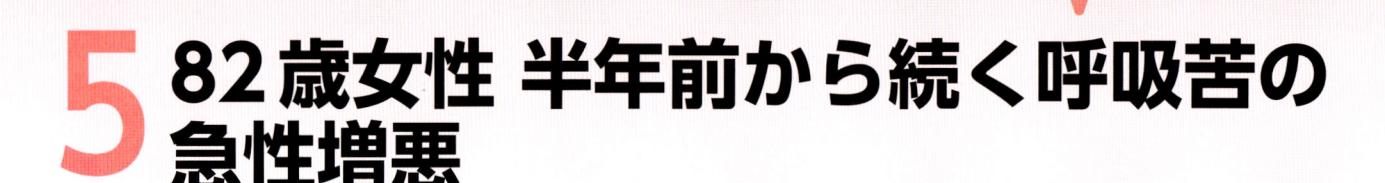

難易度 ★★☆

5 82歳女性 半年前から続く呼吸苦の急性増悪

森川美樹

症例提示

主　訴：呼吸苦
現病歴：半年前から労作時に息切れを感じるようになり，1カ月前より症状の増悪を認めていた．受診日当日，トイレに行った際，呼吸苦がさらに増悪し動けなくなったため救急要請
既往歴：高血圧，頸椎症
アレルギー：特記事項なし
内服薬：アムロジピン，カンデサルタン，アトルバスタチン，エチゾラム

来院時現症：BT 35.8℃，BP 117/72 mmHg，HR 98/min（整），RR 35/min，SpO$_2$ 85%（RA）→97%（6 L mask）
意　識：GCS14（E3V5M6）
頸　部：頸静脈怒張なし
胸　部：呼吸音清，心音整，心雑音なし
四　肢：明らかな浮腫なし
その他：特記事項なし

症状・症候から攻める！

- △ CHF（ACSの合併を示唆する所見）：頸静脈怒張や四肢の浮腫を認めないので積極的には疑えないが，否定すべき疾患．
- ○ PE（S1Q3T3型，胸部誘導のST低下，右脚ブロック）：酸素化不良であり，否定すべき疾患．
- △ MI，不安定狭心症（ST上昇/低下，Q波，胸部誘導の陰性T波）：病歴からは慢性経過で出現した呼吸苦であり積極的には疑えないが，致死的であり否定すべき疾患．
- △ 心タンポナーデ（QRS減高，電気的交互脈）：血圧低下，心音の微弱化などを認めず積極的には疑えないが，慢性経過で生じた可能性は否定できない．

異常所見を探してみよう！

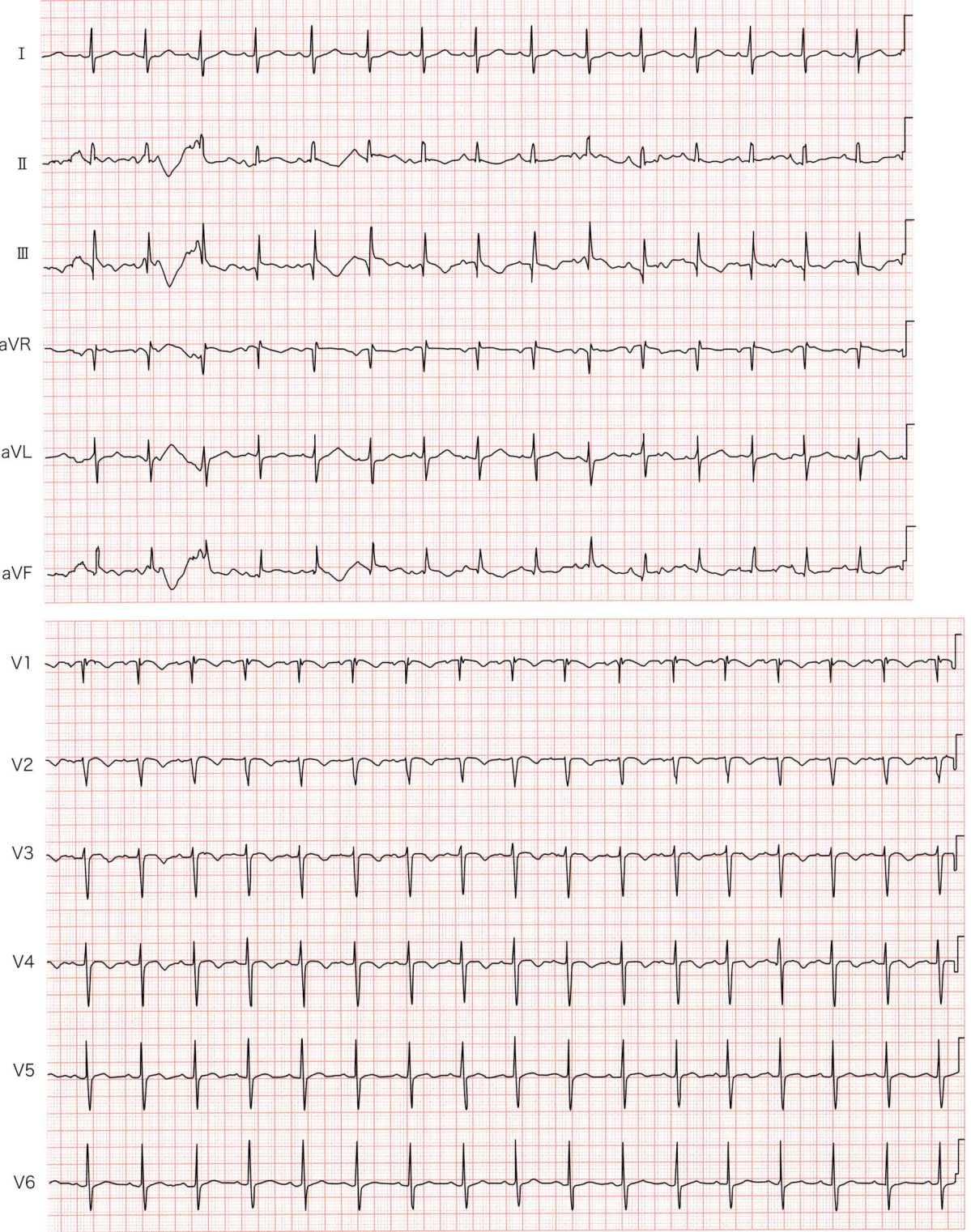

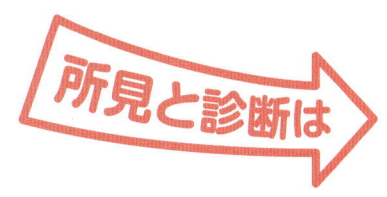

第4章 呼吸困難感

所見と診断は →

心電図を攻める！

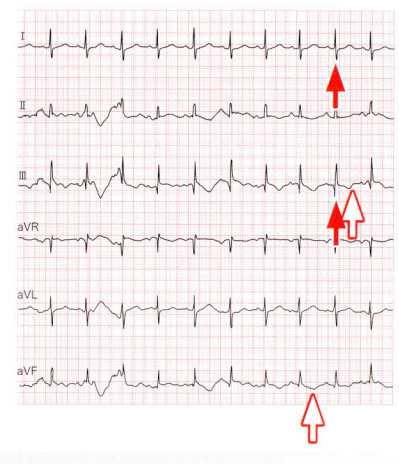

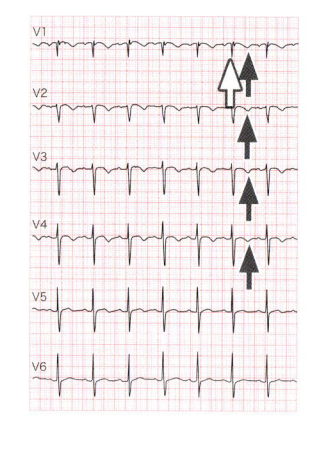

- レート：90/min
- 軸：正常
- P波の存在：存在する．V1で二相性P波を認める
- P波とQRSの関係：解離は認めない
- QRSの形：I誘導での深いS波，III誘導での異常Q波【➡】，V1で幅の狭い右脚ブロックパターン
- ターン【⇨】
- PR間隔：正常（0.18 sec）
- QRS幅：正常（0.08 sec）
- QT間隔（QTc）：正常（0.38 sec）
- ST-Tの異常：III，aVFで陰性T波【⇨】，V1～V4で陰性T波【➡】
- その他：時計方向回転を認める

診断に迫る！

　心電図の所見の他，血液ガス上PaCO$_2$ 27.7 mmHgと低値を示し，心臓超音波では軽度の肺動脈弁・三尖弁の逆流を認め，左室の壁運動異常は認めなかった．採血検査ではD-dimer 2.44 μg/mLと高値を示し，心筋逸脱酵素や心筋マーカーの上昇は認められなかった．造影CT上，両側肺動脈および左下腿の深部静脈に血栓を認めた．

　S1Q3T3型は教科書的にPEによく出る所見だが，実際の臨床の場では頻繁に認められる所見ではない．また，PEのみに認められる所見でもなく，急性気管支攣縮・気胸・急性肺障害・一時的な左脚後枝ブロックでもみられる．あくまでも右室負荷による結果なのである．

　心電図変化がPEの在院日数に影響を与えるという報告はあるが[1]，PEの診断において心電図は感度・特異度ともに高くはないⒶ．かといって決して不要な検査ではなく，心電図から右室負荷の所見を読み取ることが重要になる．また心電図は，他の疾患の除外にも非常に有用である．

✦センスアップ！✦

Ⓐ PEの心電図所見については表1のような報告がある[1]．

表1● 肺塞栓の予後に影響する心電図所見（%）

所見	感度	特異度	陽性的中率	陰性的中率
心房性不整脈（心房細動，心房粗動）	25	88	39	79
完全右脚ブロック	29	87	39	80
肢誘導での低電位	35	79	33	81
III，aVFのQ波（II誘導では認めない）	14	93	36	78
I，II，V4～V6のST上昇（>0.1mV）	16	94	41	79
I，II，V4～V6のST低下（>0.05mV）	49	62	28	81

文献1より引用

右室負荷の所見としては以下のようなものがあげられる．

- 洞性頻脈
- 胸部誘導の陰性T波・ST変化（上昇または低下）
- 新出の右脚ブロック
- S1Q3T3型（Ⅰ誘導での深いS波，Ⅲ誘導での異常Q波，T波の陰転化）
- 右軸偏位
- V1誘導での高く尖ったR波・尖ったP波
- aVF誘導の陰性T波
- 時計方向回転
- 心房細動

　これらの心電図変化は急激に流出路が閉塞されることにより右室がゆがみ，右室の心膜が過伸展したり，伝導路の右脚や心筋細胞に伝導遅延が生じることによりみられる．

　最初は心電図の所見が何もなくても，経時的に右室負荷の程度によって上記の所見が出現する．そのため，心電図は繰り返し記録し，新出の所見を見逃さないようにする必要がある．ちなみに異常Q波はⅢ誘導だけでなく，aVF誘導でもみられ，心筋梗塞でみられる異常Q波（＞0.04秒）より狭い[2]．

最終診断　肺動脈塞栓症（PE）

その後の経過

発症時期は不明なため，慢性の経過だと考えられた．高齢であることから血栓溶解療法や下大静脈フィルターの挿入は行わず，抗凝固療法を施行．左下腿の血栓は消失し，徐々に安静度を上げても疾患の増悪なく第20病日に退院となった．

Basic Lecture

PERCルール

　PEは致死的疾患であるが診断に苦慮する．PEを鑑別に考える際によく使われるスコアリングシステムとしてPulmonary Embolism Rule-out Criteria（PERCルール）が有名である．以下の8項目を満たす患者さんはPEが否定でき，D-dimerのチェックは必要ないというものである（感度97%，特異度21%）[3]．

- 年齢＜50歳
- 脈拍＜100/min
- $SpO_2 ≧ 95%$
- 片側の下肢腫脹がない
- 喀血がない
- 最近の手術歴や外傷がない
- 肺塞栓や深部静脈血栓症の既往がない
- 経口避妊薬を使用していない

まとめ

- S1Q3T3型＝肺塞栓症だけではなく，右室負荷の所見である．
- 肺塞栓では，心電図は右室負荷の程度を示唆するツールとして使おう．
- PERCルールはD-dimerを必要としないPEのClinical Decision Rule．

文献

1) Geibel A, et al：Eur Respir J, 25：843-848, 2005
2) 「ECGs for the Emergency Physician」(Amal Mattu, et al), BMJ Books, 2003
3) Hunt JM, et al：Med Clin N Am, 95：1203-1222, 2011
4) 「Wagner Marriott's Practical Electrocardiography 11th edition」(Wagner GS), p219-220, Lippinc Williams & Wilkins, 2008
5) Clinical presentation, evaluation, and diagnosis of the adult with suspected acute pulmonary embolism：http://www.uptodate.com/contents/clinical-presentation-evaluation-and-diagnosis-of-theadult-with-suspected-acute-pulmonary-embolism
6) Chan TC, et al：Emerg Med, 21：263-270, 2001
7) Merli G：Am J Med, 118：3S-12S, 2005
8) 原　耕平, 他：日臨生理会誌, 35：67-69, 2005
9) 安田正之, 他：診断と治療, 94：175-179, 2006
10) Toosi MS, et al：Am J Cardiol, 100：1172-1176, 2007
11) Kline JA, et al：J Thromb Haemost, 6：772-780, 2008

第4章 呼吸困難感

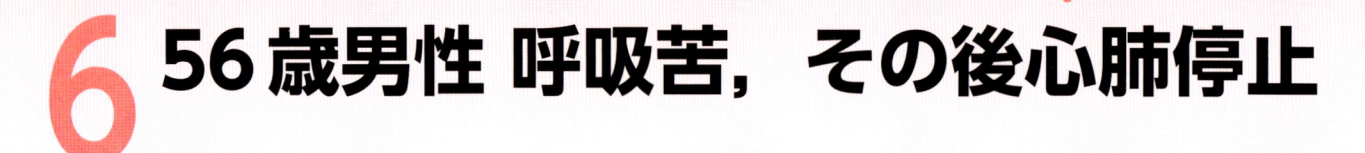

難易度 ★★★

6 56歳男性 呼吸苦，その後心肺停止

中島義之

症例提示

現病歴：来院3日前から胸背部痛，呼吸苦を自覚することがあったが自然に改善していた．来院当日再度呼吸苦が出現し，自分で救急車要請した．救急隊接触時，玄関で坐位となり呼吸苦を訴えた．顔面蒼白，発汗著明であった．酸素63％（RA）で搬送中に心肺停止となった

既往歴：糖尿病，高血圧，脂質異常症
生活歴：喫煙20本/日
内服歴：インスリン，リナグリプチン，メトホルミン，エナラプリル，ランソプラゾール，ピタバスタチン
アレルギー歴：なし
ADL：正常

来院時心肺停止継続，初回波形PEAで病着後アドレナリン1 mg投与，病着から5分で心拍再開となった

心拍再開後バイタル：BT 36.2℃，BP 179/107 mmHg，HR 153/min，RR 24/min，SpO$_2$ 76%（O$_2$ 10 L（BVM））

意　識：GCS3（E1V1M1）
頭　部：明らかな外傷なし
胸　部：呼吸音清，心音整
腹　部：平坦，軟
四　肢：運動左右差なし
神　経：瞳孔 3.0 mm/3.0 mm，対光反射 ＋/＋

酸素飽和度低下があり，すぐに挿管を行いながら心電図をとった

症状・症候から攻める！

- CHF（ACSの合併を示唆する所見）：呼吸不全からの心肺停止で心不全は鑑別に入れるべきである．
- PE（S1Q3T3型，胸部誘導のST低下，右脚ブロック）：同様に，呼吸不全からの心肺停止でPEの可能性も高いだろう．
- MI/不安定狭心症（ST上昇/低下，Q波，胸部誘導の陰性T波）：こちらも呼吸不全はMIに由来する末梢循環不全の可能性があり，まず鑑別すべき疾患である．

ただし，来院時には心肺停止であるので，まずはACLSのアルゴリズムにある5H&5Tにしたがった鑑別疾患を列挙すべきであろう．そのなかで呼吸苦を訴える疾患といえば低酸素血症，MI，PE，心タンポナーデ（その原因となりうる大動脈解離），緊張性気胸が可能性としてあげられる．

異常所見を探してみよう！

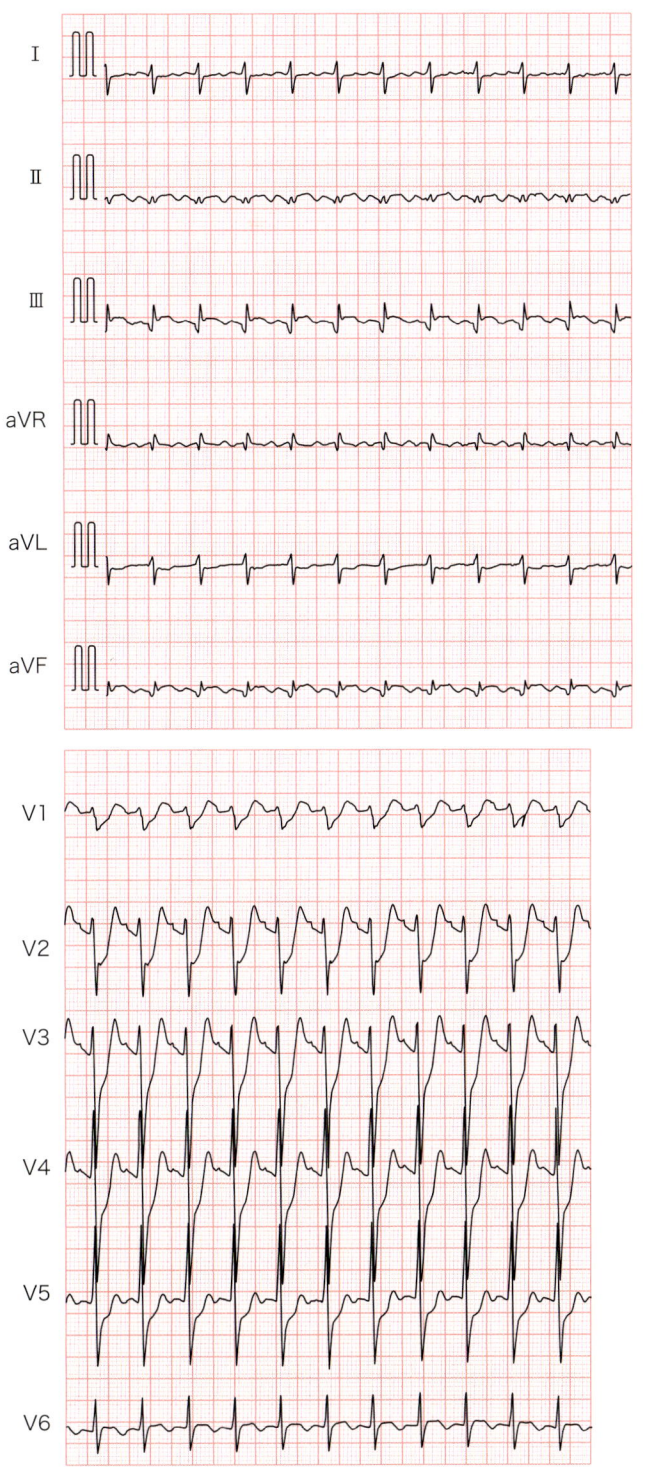

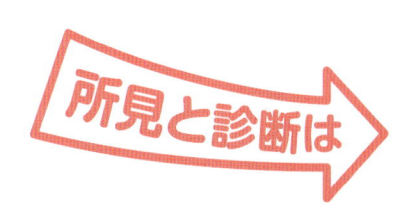

第4章 呼吸困難感

所見と診断は →

心電図を攻める！

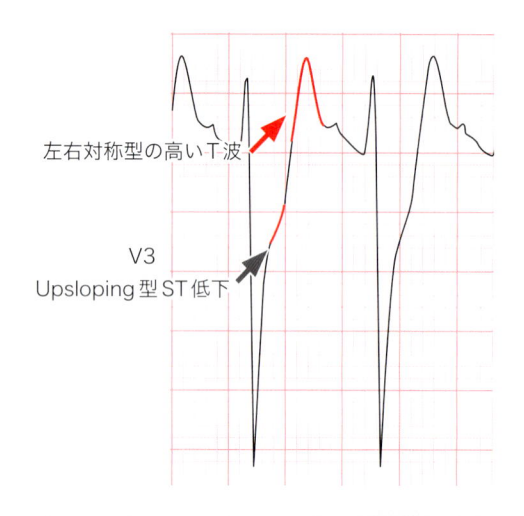

左右対称型の高いT波

V3
Upsloping型ST低下

- レート：150/min
- 軸：正常
- P波の存在：存在する
- P波とQRSの関係：解離はない
- QRSの形：特記すべき異常なし
- PR間隔：正常（0.16 sec）
- QRS幅：正常（0.15 sec）
- QT間隔（QTc）：正常（0.44 sec）
- ST-Tの異常：Ⅱ，Ⅲ，aVFでST上昇，胸部誘導でupsloping型ST低下【上図 ➡】と，それに引き続く左右対称型の高いT波【上図 ➡】
- その他：Ⅰ，aVLで深いS波，ⅢでQ波

診断に迫る！

　S1Q1T3型の所見から，心電図を見た後の診断としてPEも考慮される．しかし，最も目が奪われるのは前壁誘導のST変化で，これはde Winter ST/T wave complexといわれている．de Winter ST/T wave complexは前壁梗塞，特にLAD近位部の閉塞を示唆する心電図といわれ，その特徴は以下とされている．

- 胸部誘導でSTの1〜3 mmの低下とupslope型の波形をもつ．
- それに続いて高くて左右対称型の（二等辺三角形のような）T波がある．

　2008年に報告されたWinterらの研究では，1,532人の前壁梗塞と診断された患者さんのうち30人にde Winter ST/T wave complexが認められたといわれている[2]．今回の症例では他にも心電図変化があったので読者の方々も判読は難しかったと思われる．また現場でも心電図だけで最終診断には至らなかった．心エコーでは少なくとも巨大なPEを疑う右心負荷は認めず[A]，心電図から何らかの心筋虚血を疑った．蘇生後の心電図からMIを考えカテーテル検査が施行され，結果として右冠動脈，前下行枝に有意狭窄を認めていた[B]．

センスアップ！

(A) CAUSE（Cardiac arrest ultra-sound exam）[1]：心肺停止でPEA/Asystoleのときには心エコーは必須である．まず四腔断面を心エコーで描出し，心嚢液，右室を確認（心嚢液と右室虚脱で心タンポナーデ，右心系拡大でPEを疑う）する．その後左室を確認（両心室が虚脱していれば低容量，右心系拡大を伴う左室虚脱でPEを疑う）する．心腔の大きさが正常であれば肺表面のエコーを行いスライディングサイン消失とコメットテイルがなければ緊張性気胸と判断する．すべてを認めなければその他の原因を検索する．

(B) 心肺停止後のMIの心電図所見としてST上昇は感度88％，特異度84％，ST低下は感度95％，特異度62％とする文献[3]や，心肺停止後の患者さん91人（そのうち44％がST上昇）に心臓カテーテル検査を行ったところ，新規発症もしくはそうと考えられる有意冠動脈病変を認めるのはST上昇している患者さんで85％，その他の心電図患者さんで33％であったとする文献もある[4]．

最終診断　de Winter's ST/T complex（前壁梗塞）

> **その後の経過**
> カテーテル治療にて容態は安定し、最終的に独歩で帰宅となった．

Basic Lecture

心肺停止と心筋梗塞

ここでは症状ではなく，心肺停止で蘇生した患者さんにおけるMIのリスクについて触れる．蘇生に成功した133人に冠動脈造影を行った研究では71％に少なくとも1カ所の有意狭窄を認め，53％が冠動脈形成術（PCI）を施行し，その多変量解析では以下がリスクとして示されている（括弧内は95％ CI）[5]．

- 糖尿病 OR7.1（1.4〜36）．
- 院外の心電図でSTの低下 OR5.4（1.1〜27.8）．
- 冠動脈疾患の既往 OR5.3（1.4〜20.1）．
- 公共の場所での心停止 OR3.7（1.3〜10.7）．
- 初回リズムがVFかVT OR3.1（1.1〜8.6）．

その他の研究でも上記の他に心肺停止前の胸痛の存在が冠動脈病変を示唆するとされている[6]．

心肺停止後にST上昇がないときにはどうする？

心肺停止後にST上昇を認めない心電図の場合にはカテーテル検査をするかどうかのエビデンスは確立していない．ST上昇を認めない場合でも60％に有意狭窄は認めるとされる．心肺停止後の心電図でST上昇がない場合には速やかに低体温療法を行い，その後以下のACTについて検討することが勧められている[7]．

- Assess：カテーテル検査が望ましいか検討する．以下の項目が複数該当すればカテーテル検査は望ましくない可能性が高い．目撃なしの心肺停止，初回波形がVFでない，バイスタンダーCPRがされていない，蘇生に30分以上かかる，CPRを継続している，pH＜7.2，乳酸＞7，年齢＞85歳，末期腎不全，心原性以外の原因．
- Consult：循環器専門医や集中治療医にコンサルトする．
- Transport：（カテーテル検査をすることになったら）カテーテル室に移送する．

また普段から部門としてどのように対応するのか循環器専門医とあらかじめ検討しておくことも大事である．

まとめ

- 前壁のupslope型ST低下＋左右対称型の高いT波（de Winter ST/T complex）はMIを疑う．
- de Winter ST/T complexはLAD病変を示唆する．
- 心肺停止後のST変化（VF，VTも考慮する）は冠動脈造影を考慮する．

文献

1) Hernandez C, et al：Resuscitation, 76：198-206, 2008
2) de Winter RJ, et al：N Engl J Med, 359：2071-2073, 2008
3) Sideris G, et al：Resuscitation, 82：1148-1153, 2011
4) Zanuttini D, et al：Resuscitation, 84：1250-1254, 2013
5) Aurore A, et al：Eur J Emerg Med, 18：73-76, 2011
6) Garcia-Tejada J, et al：Resuscitation, 85：1245-1250, 2014
7) Tanveer Rab, et al：J Am Coll Cardiol, 66：62-73, 2015

CPR中のコミュニケーション COLUMN

　CPRの知識はわからなければアルゴリズムを確認しながら行い，場合によっては周囲に尋ねればよい．リーダーがチームで一番知識がある必要はないのだ．リーダーはチーム全体を見渡し指示を出すだけでなくチームの意見を取り入れ，アサーティブなコミュニケーションをとる姿勢こそが大事である．そのためにクローズドループコミュニケーション（単に指示するだけでなく，指示を受けた側がその指示を繰り返し，それを聞いた指示者が再度それに対して返答を行う）やコールアウト（蘇生で重要なことを大声で述べ，チームで共有する）を用いる．CPRでは知識やスキルも大事だがそれだけではチームは機能しない．チーム全員の態度・姿勢が大事なのである．

（中島義之）

第5章 めまい（浮遊感）

めまい（浮遊感）で受診した場合に考えるべき鑑別疾患

全身性
- 脱水症
- 出血
- 薬剤性

耳鼻科
- 末梢性めまい

中枢神経
- 小脳梗塞
- 椎骨脳底動脈解離

心原性
- ACS
- 心タンポナーデ

不整脈
- VT
- QT延長症候群
- Brugada症候群
- 2度・3度房室ブロック
- 洞不全症候群
- ARVD
- WPW/PSVTもしくはWPW/Afib

心電図で診断できる，もしくは大きく治療が変わる鑑別疾患は？

全身性
- 薬剤性

心原性
- ACS（ST上昇/低下，Q波，胸部誘導の陰性T波）
- 心タンポナーデ（QRS減高，電気的交互脈）

不整脈
- VT（wide QRS，整＋頻脈）
- QT延長症候群（QT延長）
- Brugada症候群
  （V1～V3での特徴的なST上昇±陰性T波）
- 2度房室ブロック
  （徐々に延長するPR間隔＋QRSの脱落，もしくは突然のQRSの脱落）
- 3度房室ブロック（P波とQRSの解離）
- 洞不全症候群（P波の脱落）
- ARVD（ε波）
- WPW/PSVT（PSVT所見＋δ波）
- WPW/Afib（HR＞200/min，不整，多形性wide QRS）

脳への血流障害
- 脳梗塞・急性大動脈解離（心電図変化はさまざま）

略語

- ACS ： acute coronary syndrome（急性冠症候群）
- Afib ： atrial fibrillation（心房細動）
- ARVD ： arrhythmogenic right ventricular tachycardia（不整脈原性右室異形成）
- PSVT ： paroxysmal supra-ventricular tachycardia（発作性上室性頻拍）
- VT ： ventricular tachycardia（心室頻拍）
- WPW ： wolf-parkinson-white

第5章 めまい（浮遊感）

1　67歳女性　浮遊感，失神

花木奈央

症例提示

現病歴：来院当日は起床時より浮遊感があった．午前10時頃トイレで排尿後，立ち上がろうとしたところ意識が遠のき倒れた．倒れる音を聞きつけた家族がすぐにトイレに駆け付けたところ，1分ほどで意識を取り戻し意識は清明となった．痙攣様の動きはなく，特に胸痛・呼吸苦・動悸などはなかった．このようなことは初めてであり家族が運転する車で救急外来を受診．頭を動かす程度では異常はないが，全身倦怠感と立ち上がろうとすると浮遊感を認めるとのこと

既往歴：高血圧，糖尿病

内服薬：リシノプリル，メトホルミン

社会歴・アレルギー歴：特記すべき事項なし

来院時現症：BT 36.8℃，BP 98/48 mmHg，HR 38/min，RR 18/min，SpO$_2$ 98％（RA）

意　識：GCS 15（E4V5M6）

外　観：少し疲れているように見える

頭頸部：外傷なし，頸静脈怒張なし

胸　部：呼吸音両側清，心音整，雑音・異常心音なし

腹　部：軟，圧痛なし，拍動性腫瘤なし

四　肢：浮腫なし

神　経：意識清明，神経学的所見に異常なし，顔面・四肢に目立った筋力低下なし

症状・症候から攻める！

■ **心原性**
- △ ACS（ST上昇/低下，Q波，胸部誘導の陰性T波）：胸痛のエピソードがなく否定的．
- △ HCM（R波増高，ST低下，陰性T波）：心雑音がなく失神を起こすほど進行した弁膜症・心筋症があるとは考えにくい
- △ 心タンポナーデ（QRS減高，電気的交互脈）：頸静脈怒張などの身体所見がなく否定的．

■ **不整脈**
- △ VT（wide QRS，整＋頻脈）．
- △ QT延長症候群（QT延長）．
- △ Brugada症候群（V1～V3での特徴的なST上昇±陰性T波）．
  → 上記3つの疾患は頻脈もしくは頻脈発作から意識消失をきたす疾患である．来院時徐脈である本症例では可能性は低いが，発作消失時点の心電図で確認する必要がある．
- ○ 2度房室ブロック（徐々に延長するPR間隔，P波の後のQRSの脱落）．
- ○ 3度房室ブロック（P波とQRSの解離）．
- ○ 洞不全症候群（P波の脱落）．
  → 意識消失（循環虚脱）をきたしうる徐脈性不整脈としては上記3つの疾患の可能性が考えられる．
- △ ARVD（ε波）．
- △ WPW（δ波）．

- △ PSVT（整＋頻脈，P波なしか逆行性P波）．
- △ Afib（不整＋頻脈，P波なし）．

■ **血管性**
- ◯ 大動脈解離（Ⅱ，Ⅲ，aVFのST上昇＝下壁梗塞の合併）．
- ◯ PE（S1Q3T3型，胸部誘導のST低下，右脚ブロック）．
- ◯ SAH（ST低下，QT延長，陰性T波）
  → 上記3つの疾患は初発症状が失神のみということもあるが，頭痛や胸痛・呼吸困難などの症状がなく否定的．

病歴・身体所見からは，徐脈性不整脈の可能性を疑い心電図検査を行う．疑わしい不整脈に特徴的な上記の所見がないか確認を行う．

異常所見 を探してみよう！

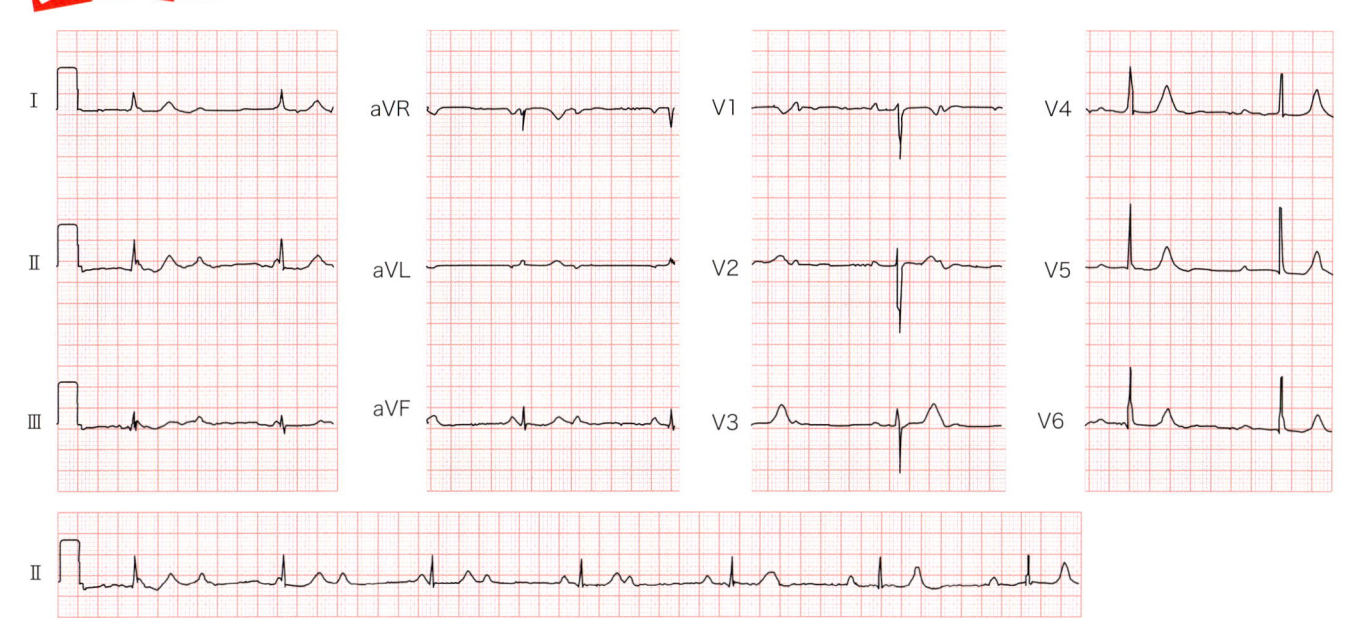

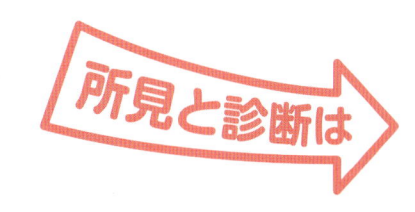

第5章 めまい（浮遊感）

所見と診断は

心電図を攻める！

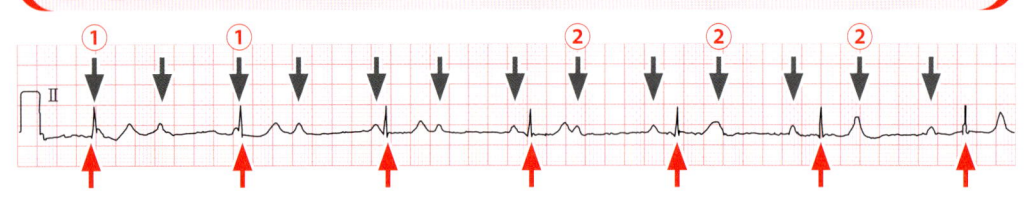

- レート：40/min 前後
- 軸：正
- P波の存在：存在する
- P波とQRSの関係：関係性なし，解離している
- QRSの形：一定しない
- PR間隔：解離しており計測不能
- QRS幅：正常（0.12 sec）
- QT間隔（QTc）：正常（0.39 sec）
- ST-Tの異常：異常なし

上記には前頁の心電図のⅡ誘導のみを示す[A]．➡はP波，➡はQRS波である．まず，HRは 1500÷40＝37.5/minと徐脈で，RR間隔が約40 mmであることがわかる

P波とQRS波の関係をみると，QRS波の直前直後にあり一見するとP波とわからない場合【上図①】や，T波と重なってT波の形が変わっている場合もある【上図②】ことがわかる

✦センスアップ！✦

[A] P波が一番よく見えるのはV1もしくはⅡ誘導であるので，リズムの確認やP波とQRS波の関係性の確認はV1もしくはⅡ誘導で行う．

診断に迫る！

P波とQRS波の関係性はなくバラバラであることから，この心電図は完全房室ブロック（3度房室ブロック）と判断できる．さらに，P波の規則性に着目すると，P波が規則的に不規則であり「QRS波を挟むPP間隔（図1，⬌）」が「QRS波を挟まないPP間隔（図1，⬌）」よりも短いことがわかる．このような心電図波形をventriculophasic sinus arrhythmia in complete AV blockといい，完全房室ブロックの患者さんの40％にみられるという報告もある[1]．房室結節の順行性伝導の障害によりこのようなPP間隔となるが，その原因はよくわかっていない．興味深い所見であるが臨床的意義はあまりなく，通常の完全房室ブロックと同様に対処する．

完全房室ブロックをきたす病態は多く存在する（表1）．そのなかでも必ず除外が必要な緊急度の高い疾患はAMI，高K血症，薬剤性の3つである．

①AMI：房室ブロックの患者さんのうち40％が虚血性心疾患であったという報告がある[2]．また，AMIの患者さんの20％が房室ブロックを呈し，そのうち6％が3度房室ブロックであった[3]という報告もあり注意が必要である．

②高K血症（腎不全，ACE拮抗薬，抗アルドステロン薬など）：K値6.3 mEq/L以上で出現しやすいという報告があり，電解質のチェックは必須である．

③薬剤性（抗不整脈薬，ジギタリス製剤，β遮断薬，Ca拮抗薬）：AMIやジギタリス中毒が否定された2・3度房室ブロックの患者さんのうち約半数が薬剤性であったという報告がある[4]．特に複数の薬剤を内服している可能性の高い高齢者では内服薬の確認をすることが重要であ

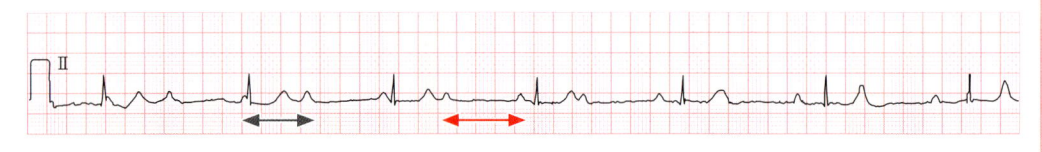

図1 ● PP間隔の比較

表1 ● 完全ブロックをきたしうる病態

- 先天性
- 可逆的原因
  - 薬剤性（抗不整脈薬，ジギタリス製剤，β遮断薬，Ca拮抗薬）
  - 高K血症（ACE拮抗薬，抗アルドステロン薬など）
- 基礎疾患
  - 虚血性心疾患
  - 拡張型心筋症
  - 心臓手術の既往
  - 感染症（心内膜炎）
  - 膠原病
  - サルコイドーシス（ブドウ膜炎・肺門部リンパ節腫脹）
  - アミロイドーシス

る．高齢者では薬剤以外にも，加齢に伴い刺激伝導系にかかわる組織の線維化や脂肪化により房室ブロックや洞不全症候群をきたしやすくなるといわれている．

若年者においては，特に55歳以下の比較的若年者に生じた完全房室ブロックでは25％が心サルコイドーシスであったという報告[5]もあり注意が必要である．

最終診断　完全房室ブロック[B]

Basic Lecture

心電図検査を考慮する失神とは

失神を主訴に来院しており徐脈もある本症例では心電図をとるのは自然な流れであるが，失神のみを主訴とし徐脈がない場合も心電図は必要だろうか？

失神の原因には多くのものが考えられ，そのなかでも命にかかわる原因としては，①心原性（不整脈，心筋梗塞など），②大量出血，③肺梗塞，④SAHなどがあげられる．病歴聴取と身体診察，そして心電図をとることで，約半数の症例で失神の原因が特定されたという報告[6]があり，失神を主訴とする患者さんを診察する際には，不整脈を疑い心電図検査の必要性を考慮する必要がある．

こんな症状にも注意！

[B] 完全房室ブロックも含め不整脈の患者さんでは経過観察の際に注意が必要である．モニターのアラームに気を配り，アラームがなったら患者さんの状態に異常がないかの確認を怠ってはいけない．本症例では経皮ペーシングは装着したのみで使用はしていないが，血圧の低下，さらなる徐脈の出現は当然として，意識レベルの低下など循環不全の症状が出現しないか注意をはらう必要がある．

その後の経過

血行動態が落ち着いていたため，薬剤は使用せず経皮ペーシングのパッドのみ装着しCardiac ICUに入院となった．血液検査結果で特に電解質異常などもなく，完全房室ブロックの原因は加齢に伴うものだろうと判断された．ペースメーカーが挿入され，4日後退院した．

まとめ

- 徐脈をみたときには，他の波形に埋もれるP波をうまくみつけて，完全房室ブロックを診断する．
- 原因検索も完全房室ブロックの診療においては重要であり，特にAMI，高K血症，薬剤性に要注意！

文献

1) Liu T, et al：Cardiol Cases, 3：e37-e39, 2011
2) Zoob M, et al：Br Med J, 2：1149-1153, 1963
3) Rowe JC, et al：Ann Intern Med, 49：260-270, 1958
4) Zeltser D, et al：J Am Coll Cardiol, 44：105-108, 2004
5) Kandolin R, et al：Circ Arrhythm Electrophysiol, 4：303-309, 2011
6) Farwell DJ, et al：Heart, 90：52-58, 2004

第5章 めまい（浮遊感）

2 32歳男性 遷延するめまい

安藤裕貴

症例提示

主　訴：めまい
現病歴：作業中に突然気分が悪くなりめまいが生じた．しばらく横になっていれば治まるかと思っていたが軽快しないため，救急要請され搬送となった．めまいは回転性というより気が遠くなりそうな感じで，嘔気はあったが嘔吐はなかった．頭痛や胸痛などの前駆症状なし
既往歴：特になし
内服歴：なし
アレルギー：なし
生活歴：飲酒・喫煙はしない
家族歴：突然死や染色体異常の病歴なし
来院時現症：身長170 cm，体重60 kg，BT 36.0℃，BP 76/55 mmHg，HR 180〜240/min，SpO$_2$ 測定不能
意　識：GCS15（E4V5M6）
頭　部：結膜貧血なし
頸　部：頸静脈怒張なし
胸　部：呼吸音清，心雑音は頻脈で聴取できず
四　肢：下腿浮腫なし
その他：特に特記事項なし

症状・症候から攻める！

■ **全身性**
  ○ 薬剤性：TCA中毒ならありうるだろう．

■ **心原性**
  △ ACS（ST上昇/低下，Q波，胸部誘導の陰性T波）：血管リスクは低く若年でもあり可能性は低い．
  × 心タンポナーデ（QRS減高，electrical alternans）：外傷でなければ大動脈解離や心破裂によるものと考えられるが，Marfan症候群や大動脈弁手術の既往もないことから考えにくい．

■ **不整脈**
  ○ VT（wide QRS，整＋頻脈）：血圧も低く最も考慮すべき．
  △ QT延長症候群（QT延長）：内服はないとのことだが本人から聞き出せていない可能性もある．
  ○ Brugada症候群（V1〜V3での特徴的なST上昇±陰性T波）：若年者のため，健診では見つけられない可能性もある．
  × 2度房室ブロック（徐々に延長するPR間隔，P波の後のQRSの脱落）：徐脈ではない．
  × 3度房室ブロック（P波とQRSの解離）：徐脈ではない．
  △ 洞不全症候群（P波の脱落）：徐脈頻脈症候群を呈することがあるため除外はできない．
  △ ARVD（ε波）：若年性VTの原因となりうるが頻度は非常に低い．
  ○ WPW/PSVT（PSVT所見＋δ波）：若年では頻度が高い．
  ○ WPW/Afib（心拍数＞200/min，不整，多形性wide QRS）：WPWの既往を見つける必要がある．

異常所見を探してみよう！

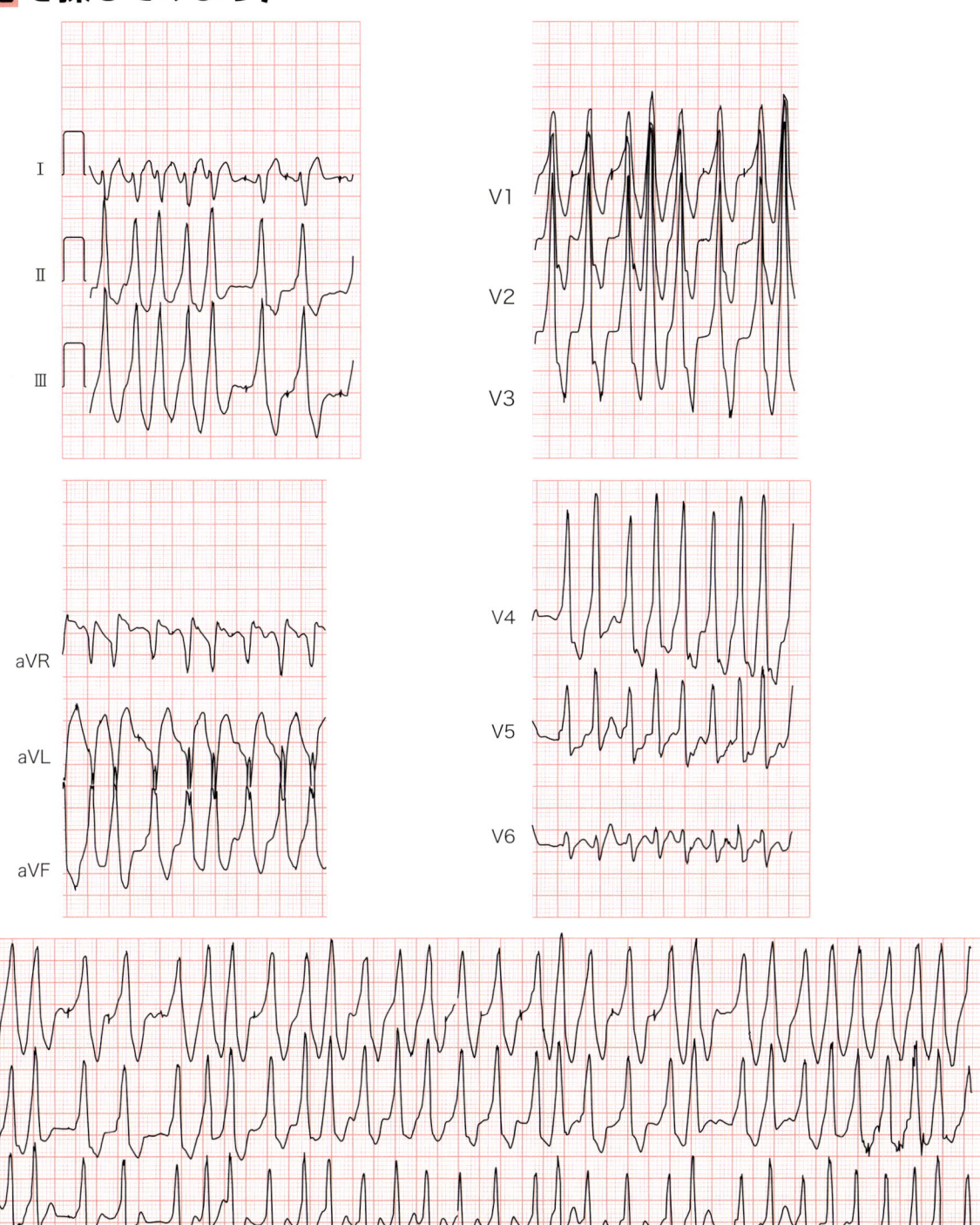

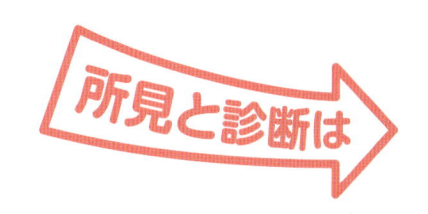

I
II
III

aVR
aVL
aVF

V1
V2
V3

V4
V5
V6

V1
II
V5

第5章 めまい（浮遊感）

所見と診断は ➡

119

心電図を攻める！

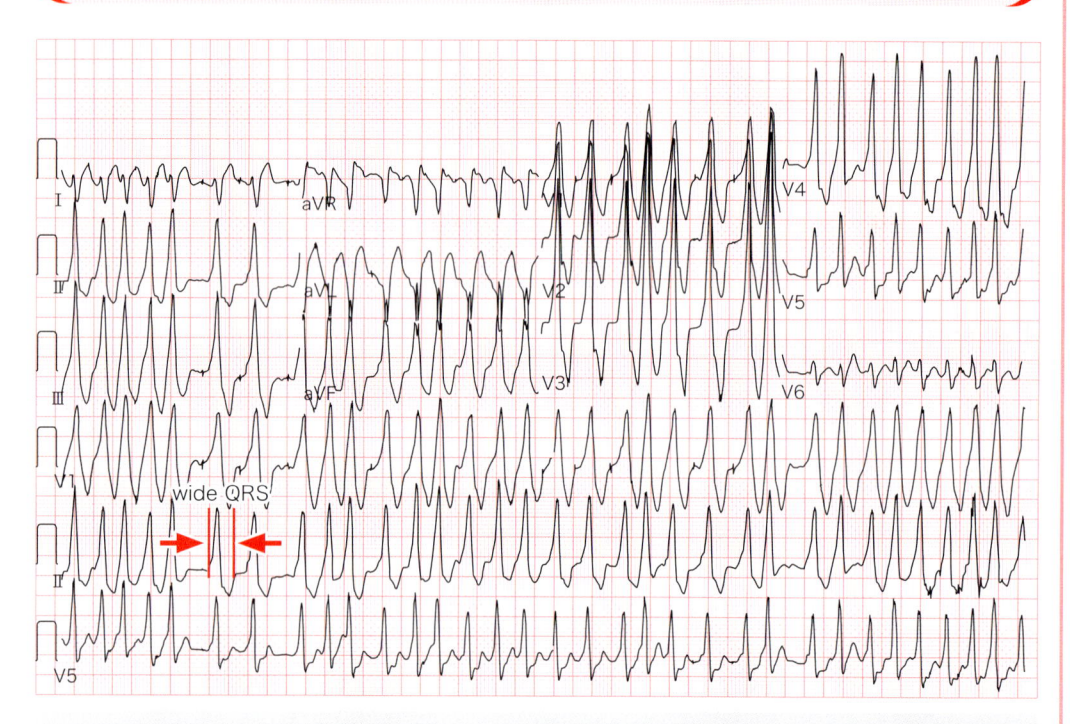

- レート：300/min 程度のかなりの頻脈
- 軸：右軸偏位
- P波の存在：各脈に先行するP波は不明
- P波とQRSの関係：P波が不明であるためQRSとの関係性も不明
- QRSの形：幅が広く，さまざまな形をしている
- 間隔・幅（PR, QRS, QT）：QRSは0.10 sec以上あり幅はwideである
- ST-Tの異常：ST変化を読むのは難しい
- その他（U波，融合収縮など）：特記事項なし

診断に迫る！

wide QRSを見たらVTでないとわかるまでVTを考慮しなければならない．

よくよく全体を見てみるとQRSの波形や幅が一定せず，RRの間隔が不正であり，少なくとも単形性VTではないのがわかる．また軸（R波の向き）が一定（concordant）であることから多形性VT（図1）も否定的である．したがってこの心電図は何かしらの異常伝導を伴うrapid Afibが疑われる[A]．

一部の波形ではδ波も出ていてWPW症候群であることに気付く（図2）．これによりWPW症候群に伴うAfibと推測できる．最終的にはδ波が決め手となるが，それがわかるまでは，やはりVTを否定してはいけない．こういった波形はirregular wide complex tachycardiaと総称され，VTに似ていることからpseudo VT（偽性心室頻拍）とも呼ばれる．

こんな症状にも注意！

[A] 頻脈のfirst contactで循環動態が悪ければすぐにカルディオバージョンの準備をしよう！循環動態が落ち着いているのであれば，波形をじっくりと読み込みWPW+Afibでないことを確認する．RR不整や不定なQRSに気付かずにPSVTの薬物治療をしてしまうと大変なことになる．

図1 ● 多形性VT
QRSの波形・幅，RR不正かつ軸が一定でない．
文献4より引用

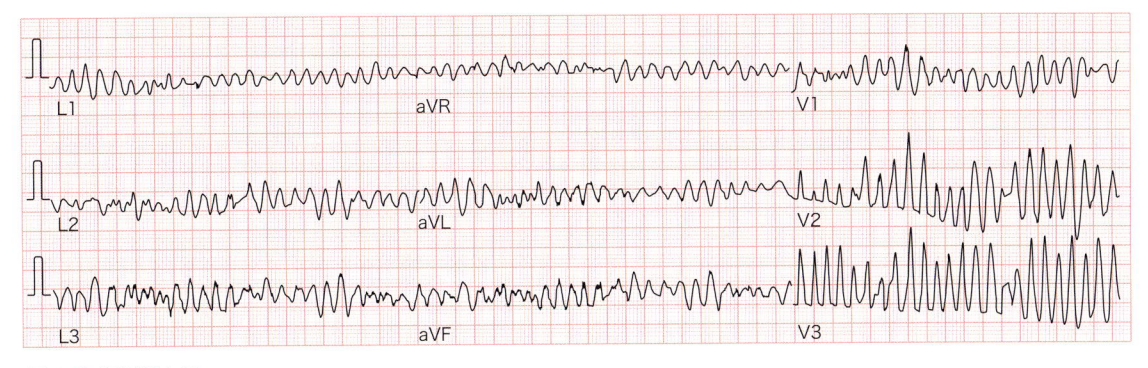

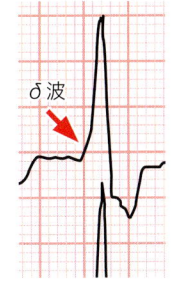

図2 ● Ⅱ誘導に表れたδ波

最終診断 WPW症候群＋心房細動（Afib）

その後の経過
血圧が低くバイタルの悪い頻脈であることから，この症例ではカルディオバージョンが行われた．その後の心電図ではしっかりとWPWであることがわかる波形となった．ショックをきたすほどのAfibが起きたということで循環器科にて電気生理学的検査（electrophysiological study：EPS）が後日行われ，副伝導路のアブレーションが行われた．

Basic Lecture

irregular wide complex tachycardiaの読み方

　頻脈で幅の広いQRS（WCT：wide complex tachycardiaと呼ぶ）が不規則に並んでいる心電図を総称してirregular wide complex tachycardiaと呼ぶ．このirregular wide complex tachycardiaの鑑別としては，以下の3つを考えるのが定石である[5]．
①Afib with pre-excitation（早期興奮：WPWなど伝導路に抜け道をもつもの）
②Afib with aberrant conduction（変行伝導：脚ブロックなどの変行伝導）
③多形性VT

　この3つの鑑別は非常に難しいことを，まずはご理解いただきたい．初学者には馴染みが薄いと思われるため，ゆっくりと解説を進めていく．
　よくあるWCTの誤解に，"循環の安定したのがSVT"で"安定していないのがVT"というものがある．しかし，"循環の安定したVT"もあれば"循環の不安定なSVT"もあるため，その固定観念は捨ててしまおう．
　臨床的にとても大事なのは，VTにSVTの治療薬を使うと，みるみる悪化してしまうことである．そのため，この①〜③の鑑別がとても重要であることが理解できるはずだ．
　まず最初に除外しなければならないのは③多形性VTである．多型性VTはQRSの波形と電位の高さが毎回異なり，軸が目まぐるしく変わることが，他の2つとは大きく異なる（図1）．またHRは200/min以上で，きまってバイタルが悪い[1]．バイタルの不安定な不整脈（特にVTを疑うwide QRS）を見たらカルディオバージョンをすぐに準備しなければならないことを体で覚えていこう．

[ポイント：1]
　irregular WCTでは「HR＞200/min」と「電位の高さが毎回変わるのみならず軸が目まぐるしく変わるQRS波形」を同時に満たした場合，多形性VTである．

　①にあげたpre-excitationというのは，これまた馴染みの薄い言葉であるが，WPWのKent束やJames束，Mahaim束のような伝導路の抜け道を使って，興奮が伝わることである．この抜け道は房室結節を通るより"早く"興奮が伝わるため早期興奮となる．早期興奮はそのまま心室に伝わるが，心室からは伝導路を通るわけではないため，少し時間がかかって伝導し心電図上はδ波となってQRS幅は必然的に広くなる．Afibの中にδ波を見つけるのが重要となってくる．本症例でもいくつかδ波を見つけることができる．またAfib with pre-excitation（WPW＋Afib）ではHRは200/min以上であることが多く，QRSは多形であるがQRSごとの電位の変化は多形性VTに比べるとそれほどない．

[ポイント：2]
　irregular WCTで多形性VTを除外した後，（HR＞200/min）でQRSごとの電位変化がそれほどないならAfib with pre-excitationを考える．

　それでは，多形性VTでもAfib with pre-excitation（WPW＋Afib）でもなければ，Afib with aberrant conductionと飛びつい

てよいだろうか．

　aberrant conductionは日本語に訳すと変行伝導のことで，文字通り変わったところを興奮が伝わっていっているのである．この変わったところとは本来の刺激伝導系以外の伝導路のことで，多くの場合は心室を通っており，脚ブロックがその原因となっている．脚ブロックとは"左脚前肢・後肢・右脚の3本のいずれかで伝導が伝わりにくい状態"なのだが，電気というのは伝わりにくいところがあると本来の伝導路とは別のところを通ってでも伝導しようとするのである．結果として本来の伝導路（左脚前肢・後肢・右脚）を通らずに変わったところ（心室の心筋）を伝わることで，心電図上はQRS幅の広い変行伝導となる．

　Lauらは，regular WCTにおいてVTとSVTを見分けるグリフィスアルゴリズム[3]をAfib with aberrant conductionとAfib with pre-excitationを見分けるのに適応して，両者を見分けるのに有用だったと報告している[2]．つまり，QRSの形がV1もしくはV6誘導で右脚ブロックパターンもしくは左脚ブロックパターンのいずれかであることを読むことにより，どちらかにあてはまった脚ブロックパターンならAfib with aberrant conduction（逆にいずれもあてはまらなければAfib with pre-excitation）となると結論付けている．

[ポイント：3]

　irregular WCTで脚ブロックパターンならAfib with aberrant conduction．

　Afib with aberrant conductionだと診断するには脚ブロックの既往を捕まえることが大切で，以前の心電図を積極的に探しに行くことが診断には重要になってくるのである．また，Afib with aberrant conductionではHR＜200/minでQRSの形や電位が一定していることが多く，多形性VTやAfib with pre-excitationと見分けるポイントとなるかもしれない．

　WPWのAfibとなれば治療に房室結節をブロックする薬剤は使用できないため，ここで復習しておこう．

```
房室結節をブロックする薬剤
  A：Adenosin（アデノシン）
  B：β遮断薬
  C：Ca遮断薬
  D：Digitalis（ジギタリス）
```

　房室結節をブロックするとKent束などの副伝導路にAfibの300 bpmが一挙に流れ込んで医原性VF（心室細動）をつくってしまうことになる．したがって，治療に上記のABCDを使用してしまうことは禁忌となり，電気的カルディオバージョンか薬物カルディオバージョンが行われる．同じ頻脈のSVTとの違いをよくよく理解しておかないと，うっかり禁忌を踏んでしまう．薬物であればプロカインアミドが第一選択となるが血行動態が悪いのであれば電気的カルディオバージョンを行う．

まとめ

- irregular wide complex tachycardiaの鑑別は3つ．
- QRSの軸，QRSの形，QRSごとの電位の高さ，脚ブロックに着目して鑑別していく．
- WPWのAfibに対して薬剤ABCDは副伝導路をブロックしてVTを作るため禁忌．

文献

1) 「Electrocardiography in Clinical Practice：Adult and Pediatric 4th Edition」（Chou TC, et al），WB Saunders, 1996
2) Lau EW, et al：Pacing Clin Electrophysiol, 23：2040-2045, 2000
3) Griffith MJ, et al：Lancet, 343：386-388, 1994
4) Chakraborty P, et al：Indian Pacing and Electrophysiology, 10：184-189, 2010
5) Andy jagoda et al.Wide Complex Tachycardia: Diagnosis And Management In The Emergency Department. Emergency Medicine Practice, vol10,6, June 2008

救急医として働き続けるということ　COLUMN

　先日，とある病院の初期研修医から後期研修について相談を受けました（大学院生でこれから先が何も決まっていない私が相談者として適任かどうかは別の話）．救急にも興味はあるけど，他の診療科にも関心はある，その後のサブスペシャリティー取得やずっと働き続けることができるか，など数時間話をしました．

　日本救急医学会は1973年の設立であり，救急医として働き続けることに関してのロールモデルはさほど多くはありません．先輩方の姿を見続けていましたが，自分も見られる立場になりつつあることに気が付きました．

　私自身は，初期研修医時代に今の自分（救急医を経て公衆衛生系の大学院生）は想像できませんでした．救急での研修を始めたときには，定年まで救急医として働き続けることができるか疑問を抱いていたのも事実です．しかし，さまざまな救急医と知り合うようになり，救急医の仕事は一つではなく，その立場や社会環境によって変化しうることに気が付きました．アメリカでは救急には多くのサブスペシャリティがあり（研究，中毒，病院前救急，スポーツ，教育，ER管理，超音波，シミュレーション，集中治療，災害，医療政策，自然医療など），救急医たちは自分の得意分野をもつことも多いと聞きます．もちろん本人次第ではありますが，本当に自分が関心のもてる分野であれば働くうちに興味をもってつきつめたいことが出てくるのではないか，こう考えています．

（花木奈央）

第5章 めまい（浮遊感）

3　78歳女性 3時間ほど続くめまい、嘔気、嘔吐

中山由紀子

症例提示

- **主　訴**：3時間ほど続くめまい、嘔気、嘔吐
- **現病歴**：3時間ほど前からめまいが出現．しだいに嘔気も出現し、嘔吐2回．めまいは安静時もあり持続性である．腹痛、下痢なし．周囲に同症状の人はいない．胸痛、意識消失、呼吸苦なし、頭痛なし
- **既往歴**：高血圧
- **内服薬**：アムロジピン
- **来院時現症**：BT 36.4℃、BP 118/76 mmHg、HR 54/min、RR 22/min、SpO$_2$ 96%（RA）
- **意　識**：GCS14（E3V5M6）
- **頸　部**：頸静脈怒張なし
- **胸部心**：呼吸音清、心音整、心雑音なし
- **四　肢**：浮腫なし
- **神　経**：四肢筋力低下なし、指鼻指試験／回内回外試験正常、脳神経脱落所見なし、体幹失調／失調歩行なし
- **その他**：特記事項なし

症状・症候から攻める！ ⓐ

■ 心原性

- 〇 **ACS**（ST上昇／低下、Q波、胸部誘導の陰性T波）：高齢女性では胸痛のないACSの頻度は高くなる． ⓑ
- △ **心タンポナーデ**（QRS減高、電気的交互脈）：頻度は低いが否定しておきたい．

■ 不整脈

- △ **VT**（wide QRS、整＋頻脈）：むしろ徐脈であるが、虚血に伴うVTは否定できない．
- ✕ **QT延長症候群**（QT延長）：QT延長するような薬剤は飲んでおらず考えにくい．
- ✕ **Brugada症候群**（V1〜V3での特徴的なST上昇±陰性T波）：この年齢で初めて診断されることは考えにくい．
- 〇 **2度房室ブロック**（徐々に延長するPR間隔、P波の後のQRSの脱落）：この年齢で徐脈性不整脈によるめまいは十分ありうる．
- 〇 **3度房室ブロック**（P波とQRSの解離）：この年齢で徐脈性不整脈によるめまいは十分ありうる．
- 〇 **洞不全症候群**（P波の脱落）：この年齢で徐脈性不整脈によるめまいは十分ありうる．
- ✕ **ARVD**（ε波）：高齢女性で徐脈のため否定的である．
- ✕ **WPW/PSVT**（PSVT所見＋δ波）：徐脈なので否定的である．
- ✕ **WPW/Afib**（HR＞200/min、不整、多形性wide QRS）：徐脈なので否定的である．

✨センスアップ！✨

ⓐ 高齢女性のめまい、嘔吐．これだけでは鑑別疾患はかなり広い．
やや徐脈であるが血圧は高くはないし神経学的異常所見もないので頭蓋内疾患の可能性は少し下がりそうだ（否定できるわけではない）．脈圧は42 mmHgと正常で循環血漿量の減少もなさそうである．降圧薬を飲んでいるようなのでこれも原因として考えうる．そして絶対に忘れてはならないのがACSや不整脈といった心原性疾患である．

ⓑ 心電図で異常な所見を見つけたからといって、他のめまい、嘔気、嘔吐の鑑別疾患がすべて除外できたわけではない（アンカーリングバイアス）．しかし救急の現場では緊急度の高い疾患、危険な疾患からRule out/inしていかなければならない．今回の場合はACSがそれにあたる．そして異常な所見を見つけたら、それが主訴の原因になりうるのかも考える．

異常所見 を探してみよう！

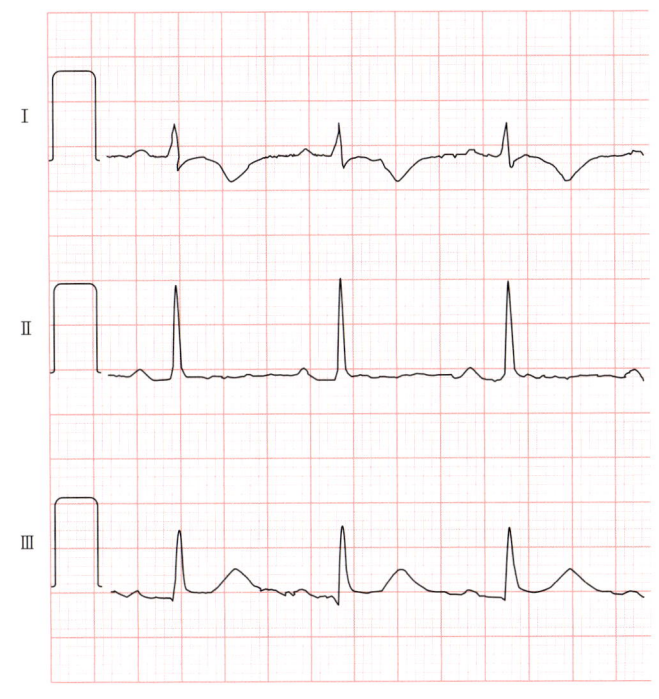

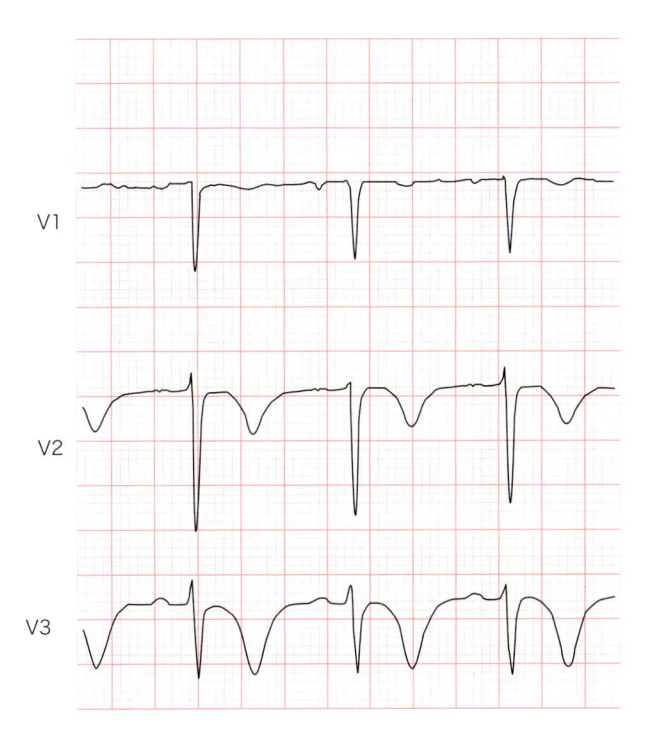

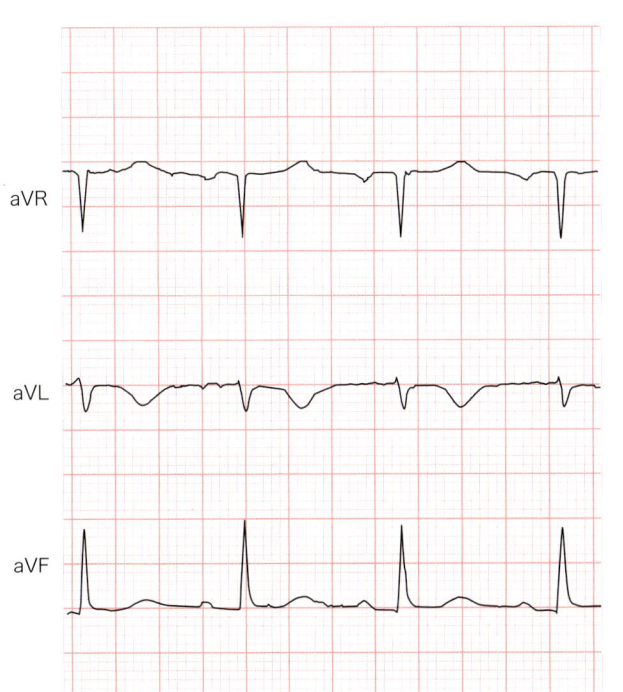

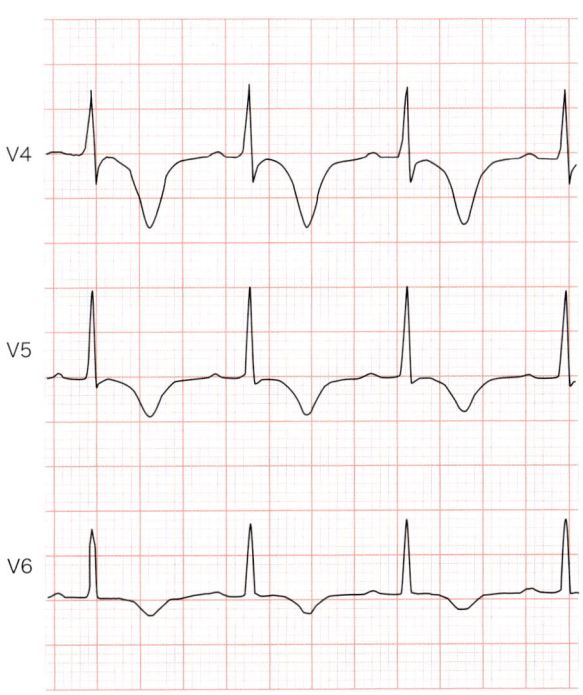

第5章 めまい（浮遊感）

所見と診断は ➡

125

心電図を攻める！

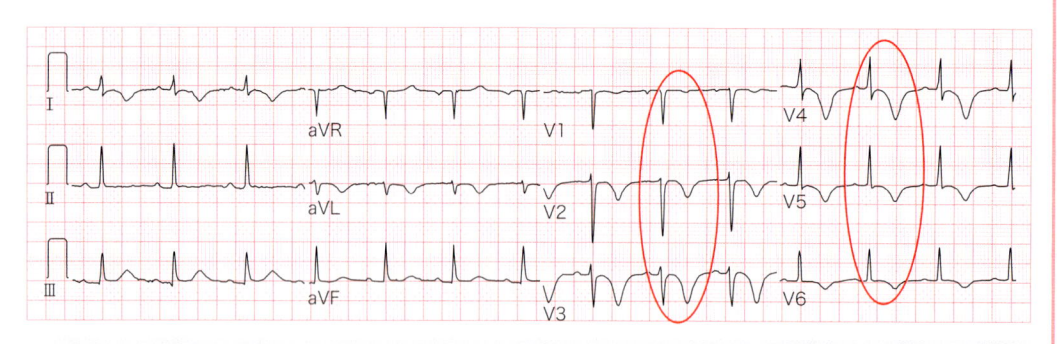

- レート：約80/min
- 軸：正常
- P波：正常
- QRS：ブロック波形なく幅も正常
- PR間隔：正常
- QT間隔（QTc）：正常
- ST-T：胸部誘導V1〜V6にて左右対称性の陰性T波を認める【上図○】．特にV2〜V4の陰性T波は深い

診断に迫る！

心電図では胸部誘導にて**左右対称性の深い陰性T波**（上図○）を認める．やはり，**高齢者の「めまい・嘔吐」で陰性T波を認めたらまず，ACSを積極的に除外したい**．

[陰性T波の鑑別について[3]]

陰性T波の鑑別は多岐にわたる．

- 致死的な疾患：ACS（Wellens' 症候群以外のNSTEMI），心筋梗塞後，急性心筋炎，肺塞栓，SAHなどの中枢神経障害（Cerebral T波）．
- それ以外の疾患：ストレス性変化（たこつぼ心筋症），脚ブロック，左室肥大，急性心外膜炎の後期，WPW症候群などの早期興奮症候群，若年性T波，ジギタリス効果．

これらを鑑別するには**心電図のT波の形やその他の所見と，現病歴が必要となる**．それぞれの心電図所見の詳細はここでは割愛する．しかし，Cerebral T波だけ言及しておこう．Cerebral T波は"Wellenoid in appearance"ともいわれるようにWellens' T波ととても似ている．心電図だけでは難しいが，現病歴や身体所見から鑑別できるだろう．

Wellens' 症候群以外のACSとの違いは<u>T波の深さ</u>である（図1A，BはWellens' 症候群．図1C，DはWellens' 症候群ではないACSのT波）．

本症例は意識は正常で明らかな神経学的異常所見もない．全身状態も安定している．上記の

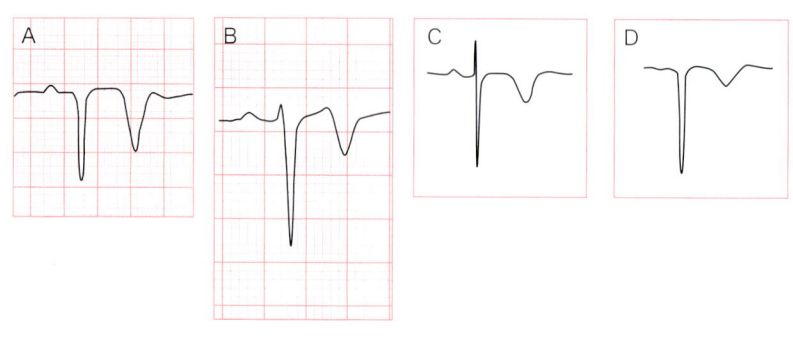

図1● 急性冠症候群（ACS）における陰性T波
文献3より引用

脳卒中（Cerebral T波），ストレス性変化（たこつぼ心筋症）は否定的と考えられ，Wellens' 症候群，apical hypertrophic cardiomyopathy〔HCM（左室肥大）〕が鑑別として残る[C]．より緊急性が高く critical なのは Wellens' 症候群である．

　Wellens らが1982年に，このような T 波を LAD 近位部の高度狭窄にとても特異的であったと報告した（図2）．Wellens' syndrome, LAD coronary T wave syndrome と呼称される（第3章-1も参照）．

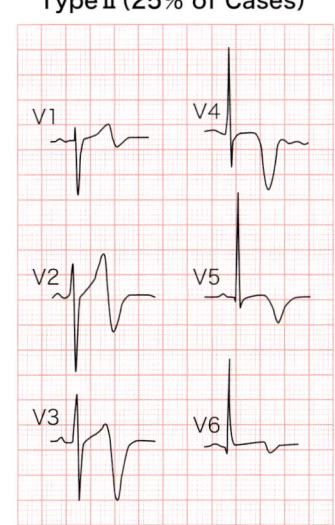

+センスアップ！+

[C] Apical HCM は心エコーで除外しよう．

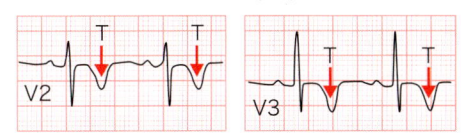

図2● Wellens' 症候群の T 波
文献2より引用

最終診断　Wellens' 症候群

その後の経過

緊急冠動脈造影検査を施行したところ LAD 近位に95％狭窄があった．心筋酵素は正常値であった．

Basic Lecture

めまいと高齢者と心電図[D]

　ACS の症状といえば，胸痛，胸部不快感がまず思い浮かぶ．
　しかし実際に心筋梗塞で入院した43万人のうち1/3に胸痛がなかったという報告がある．この傾向は高齢，女性，糖尿病患者でより強く認めた．
　心筋梗塞で入院した65〜100歳の高齢者777人を調べた報告では，年齢が上がるにつれて症状が多彩になり，胸痛・胸部不快感は少数派であったという．85歳を超えると非典型的な症状こそ典型的であるといってよいだろう[4,5]．
　一方，めまいは救急の現場ではよく診る主訴であるが，救急医にとってはしばしばチャレンジングな主訴でもある．特に高齢者では非常に鑑別疾患が広く，ほとんどのめまいが良性であるが，まれに危険なめまいも隠れているからだ．
　必ず除外すべきものとして小脳梗塞や椎骨脳底動脈解離といった中枢性めまいがある．後頭部痛や脳神経症状はないだろうか．また，全身性疾患であれば消化管出血や脱水による循環血漿量の減少も考えられる．ちゃんと食事はとっているか，便の色はどうか．どんな薬をどれくらい飲んでいるのだろうか．また降圧薬，利尿薬，抗不安薬など，高齢者がよく内服している薬にはめまいを起こしうる薬が多い．薬を飲み過ぎていないか，効きすぎていないか，薬を飲むタイミングなどを問診で確認したい．

こんな症状にも注意！

[D] Basic Lecture で述べた通り，ACS では高齢になるほど胸部症状は減少する[4〜6]．肩や顎，歯の痛みはないか，呼吸苦，動悸，冷汗などを伴っていないかも確認したい．
また，高齢になるほどACSの症状として失神や錯乱（confusion）といった症状が増えたとの報告もある．

第5章　めまい（浮遊感）

127

まとめ

- 高齢者の不定愁訴にご用心．高齢になるほど胸部症状のないACSが増える[3〜5]．
- Wellens' 変化は症状消失時に出る．症状もあてにならない高齢者の場合はACSの可能性が残る限り，心電図を繰り返しとるべきだろう．
- V2，V3誘導にて二相性T波，もしくは深い左右対称性の陰性T波を見たらWellens' 症候群を疑って循環器内科にコンサルトしよう．

文献

1) de Zwaan C, et al：Am Heart J, 103：730-736, 1982
2) Wellens Syndrome：A Historical Literature Review—Dr. Jason West：http://jacobiem.org/wellens-syndrome-a-historical-literature-review-dr-jason-west/
3) Rhinehardt J, et al：Am J Emerg Med, 20：638-643, 2002
4) Bayer AJ, et al：J Am Geriatr Soc, 34：263-266, 1986
5) Canto JG, et al：JAMA, 283：3223-3229, 2000
6) Swap CJ, et al：JAMA, 295：2623-2629, 2005

第6章 動悸

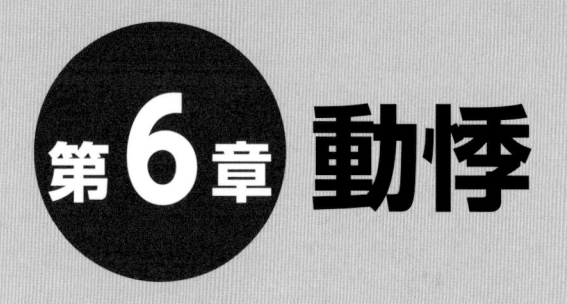

動悸で受診した場合に考えるべき鑑別疾患

不整脈
- PSVT（WPWあり／なし）
- Afib/Aflut RVR（WPWあり／なし）
- VT
- MAT
- PMT
- PVC

その他
- 重度の貧血
- 甲状腺機能亢進症
- 褐色細胞腫
- 薬剤性（カフェイン，コカインなど）
- パニック発作

心電図で診断できる，もしくは大きく治療が変わる鑑別疾患は？

不整脈
- PSVT/WPWなし（整＋頻脈，P波なしか逆行性P波）
- PSVT/WPWあり（PSVT所見＋δ波）
- Afib/WPWなし（不整＋頻脈，P波なし）
- Afib/WPWあり
  （HR＞200/min，不整，多形性wide QRS）
- Aflut RVR
  （P波なし，多くの場合整，Ⅱ，Ⅲ，aVFで鋸波）
- VT（整，wide QRS，頻脈＞120/min）
- MAT（3種類以上のP波，不整，頻脈）
- PMT（wide QRSの前にペースメーカースパイク）
- PVC（単発的wide QRS）

略語

ACS	:	acute coronary syndrome（急性冠症候群）
Afib	:	atrial fibrillation（心房細動）
Aflut	:	atrial flutter（心房粗動）
MAT	:	maltifocal atrial tachycardia（多源性心房頻拍）
PMT	:	pacemaker-mediated tachycardia（ペースメーカー関連頻拍）
PSVT	:	paroxysmal supra-ventricular tachycardia（発作性上室性頻拍）
PVC	:	paroxysmal ventricular contraction（発作性心室収縮）
RVR	:	rapid ventricular response（頻脈性応答）
VT	:	ventricular tachycardia（心室頻拍）
WPW	:	wolf-parkinson-white

第6章 動悸

1 73歳男性 動悸，ペースメーカーあり

難易度 ★★★

渡瀬剛人

症例提示

主　訴：動悸
現病歴：来院2時間前から急に動悸が始まり，止まらない．動悸は座って読書中に始まり，脈が速いと感じる．胸痛，意識消失，呼吸苦なし
既往歴：高血圧，洞不全症候群，ペースメーカー（3年前に埋め込まれる）
内服薬：アスピリン，ACE阻害薬

来院時現症：BT 36.4℃，BP 134/76 mmHg，HR 130/min，RR 17/min，SpO$_2$ 96％（RA）
意　識：清明
頸　部：頸静脈怒張なし
胸　部：頻脈，心音整・心雑音なし，呼吸音清
下　肢：浮腫なし
その他：特記事項なし

症状・症候から攻める！

■不整脈

- ○ PSVT/WPWなし（整＋頻脈，P波なしか逆行性P波）：頻度は高く否定できない．
- ✕ PSVT/WPWあり（PSVT所見＋δ波）：この年齢で初めてWPWと診断されることは少ない（特にこの患者さんは以前にペースメーカーを埋め込まれている）．
- ○ Afib/WPWなし（不整＋頻脈，P波なし）：この年齢では頻度が高い．
- ✕ Afib/WPWあり（HR＞200/min，不整，多形性wide QRS）：WPWのAfibにしてはレートが遅すぎる．この年齢で初めてWPWと診断されることは少ない（特にこの患者さんは以前にペースメーカーを埋め込まれている）．
- ○ Aflut RVR（P波なし，多くの場合整，Ⅱ，Ⅲ，aVFで鋸波）：頻度が高い．
- ○ VT（整，wide QRS，頻脈＞120/min）：頻度は低いが否定しておきたい．
- △ MAT（3種類以上のP波，不整，頻脈）：頻度は低く，原因疾患の治療を優先．
- ○ PMT（wide QRSの前にペースメーカースパイク）：この患者さんにおいては可能性が高い．
- ✕ PVC（単発的wide QRS）：頻度は高いが，この患者さんの場合は持続して頻脈が続いているためPVCの可能性は低い．
- △ ACS（ST上昇/低下，Q波，胸部誘導の陰性T波）：頻脈による二次的な虚血は否定したい．

異常所見を探してみよう！

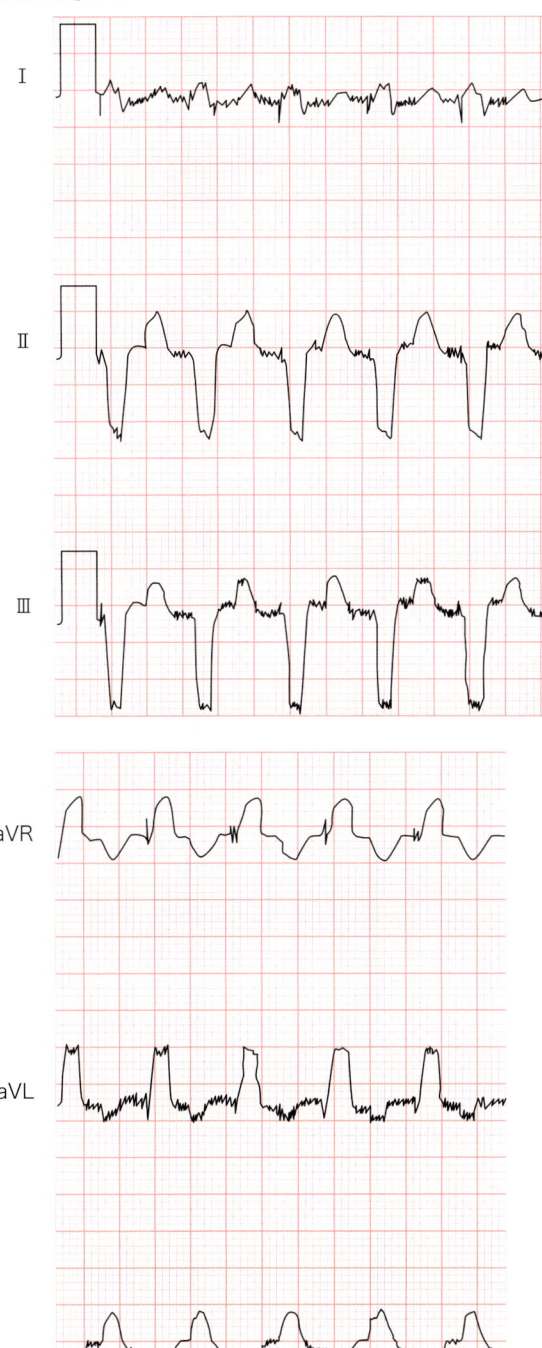

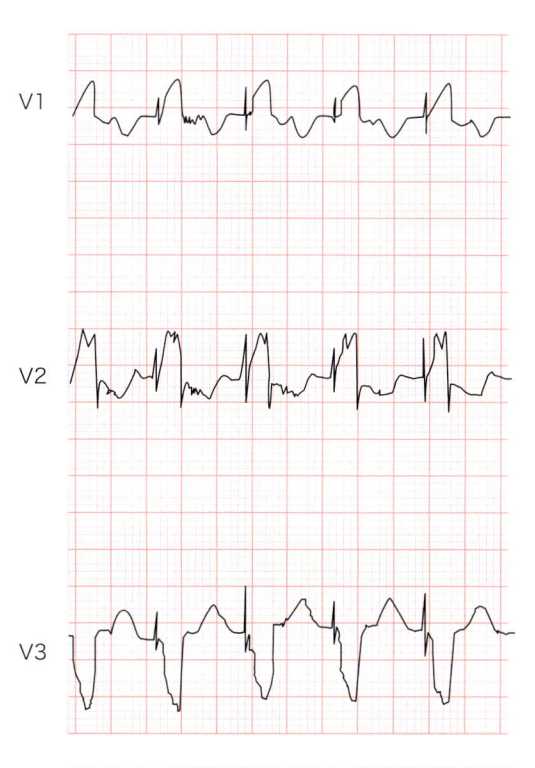

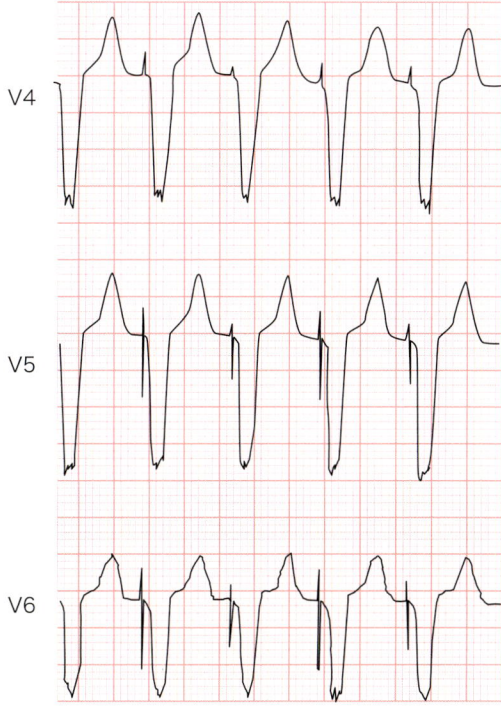

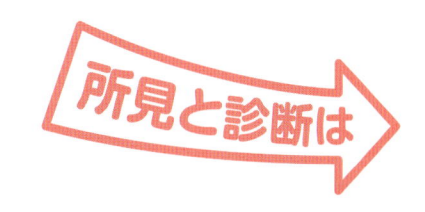

I	V1
II	V2
III	V3
aVR	V4
aVL	V5
aVF	V6

第6章 動悸

所見と診断は →

131

心電図を攻める！

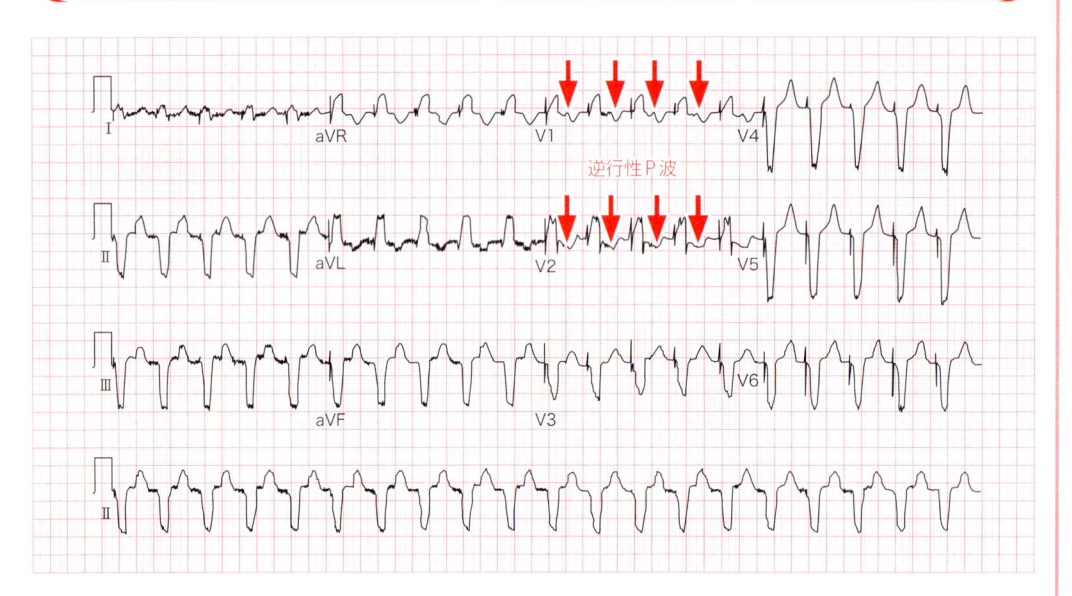

(心電図上の注釈：逆行性P波)

- レート：120〜130/min
- 軸：左軸偏位
- P波の存在：V1，V2にP波らしきコブ？【→】
- P波とQRSの関係：QRSがP波らしき波に先行する
- QRSの形：左脚ブロック？
- 間隔・幅（PR，QRS，QT）：wide QRS，約120 msec
- ST-Tの異常：左脚ブロックパターンに伴うもの
- それ以外：各QRSの前にペースメーカースパイクを認める

診断に迫る！

ペースメーカースパイクがQRSの前にあり，1対1対応であることは明白である．したがって，心拍はペースメーカーに反応しているといえる．また，ペースメーカースパイクがQRSの直前にあり，wide QRSなので心室（V）ペーシングであることもわかる．よって，この頻脈はPMTと理解できる．注意深く心電図を見るとT波の前半部に小さな波がある（V1，V2で見やすい）．これは何だろうか？　そう，これは逆行性P波であり，これはペーシングによって興奮した心室（wide QRS）から逆行性に電流が心房に流れたものだ（なぜこのようにペースメーカーが本来の機能を果たさず，頻脈を起こしているのか？　機序は後述のBasic Lecture参照）．

また，他の不整脈の可能性もみてみよう．リズムが整であることからAfib/MATは否定され，典型的な鋸波が見られないことからAflutは否定的．整でwide QRSの頻脈ということで一瞬VTとも思えるが[A]，これはペースメーカーによるものなのでVTでもない．PSVTに機序が似ていなくもないが，心電図からPSVTでないことがわかる．

最終診断　ペースメーカー関連頻脈（PMT）[B]

✦センスアップ！✦

[A] 心疾患をもつ患者さんに頻脈を認めた場合は，頻度的にはAfib，Aflutなどが多いが，致死的な疾患であるVTは絶対に外せない．narrow QRSだったらVTではないが，wide QRSの頻脈では，除外できるまではVTを疑おう．第6章-5に詳細をゆずるが，VTは致死的な不整脈であり，その治療は他の不整脈と大きく異なることも肝に銘じておきたい．

こんな症状にも注意！

[B] 一般的にペースメーカーを装着している患者さんの心電図がペースメーカースパイクに反応してwide QRSの頻脈を示している場合は，PMT，Sensor-induced Tachycardia，Runaway Pacemakerを考慮しよう（各疾患の詳細は省略）[3]．

その後の経過

磁石をペースメーカーの上に置くと，ペースメーカーがこれに反応して設定されたレート60〜80/min台（レートは会社によって異なる）に固定できる（Runaway Pacemakerでは磁石が効かないので注意！）．ペースメーカーはこうなるようもともと設計されている．また，上記のように房室結節を介するようなPMTの場合は，結節をブロックするアデノシンなども多くの場合に効果があるといわれている[2]．レートをコントロールした後に，ペースメーカープログラマを用いてペースメーカーのプログラムを調整する必要がある（注：病院によっては磁石を当てる前に循環器やMEを呼ぶようにルールを決めている病院もあるので自分の病院のルールを確認しよう）．

この方は，磁石を用いてあらかじめペースメーカーにセットされたレート（60/min）に脈が落ち着き，循環器コンサルトした．その後，ペースメーカープログラマでペースメーカーのセッティングをし直して，頻脈がおさまった．

Basic Lecture

PMTの機序

PMTの機序を図1を用いて見ていこう[1].
① 左室の興奮（例えばPVC）が本来の房室結節を逆行性に上がり，これが逆行性P波となる．
② ペースメーカーに心房の興奮として捉えられる．
③ AV synchronyを果たすべくペースメーカーは左室にシグナルを送り収縮させ，それがまた逆行性に心房に伝わり逆行性P波として感知される．結局，②と③を繰り返す．

これはAVRT（atrio-ventricular reciprocating tachycardia）と機序が非常に似ている（ペースメーカーが副伝導路として機能している）．

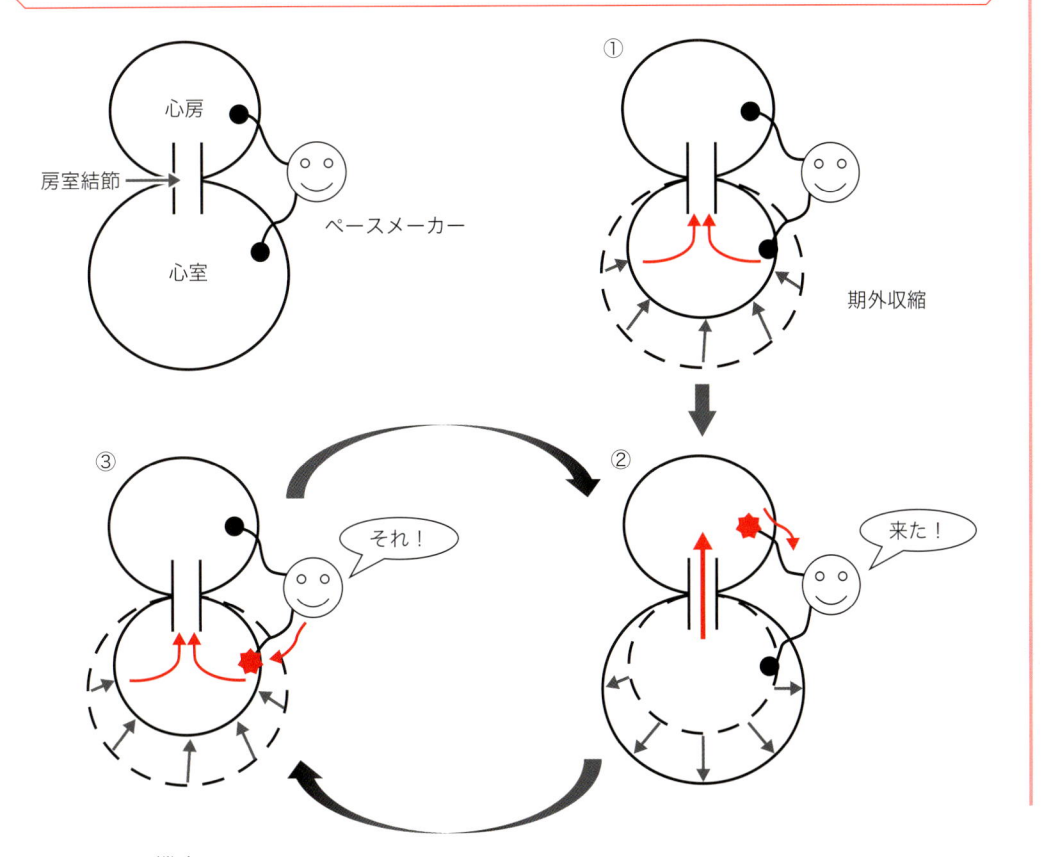

図1 ● PMTの機序

まとめ

- ペースメーカースパイクに呼応するwide QRSの頻脈はPMTを強く疑う．
- ペースメーカー用磁石を用いてあらかじめセットされたレートに脈を調節することができる．

文献

1）「Critical Decisions in Emergency & Acute Care Electrocardiography」（Brady WJ, Truwit JD），Wiley Blackwell, 2009
2）Conti JB：Clin Cardiol, 17：47-48, 1994
3）「ECG in Emergency Medicine and Acute Care」（Chan TC, et al），Elsevier Mosby, 2005

第6章 動悸

難易度 ★★★

2 27歳男性 突然の動悸，呼吸苦

森川美樹

症例提示

主　訴：動悸，呼吸苦
現病歴：仕事中に突然動悸を感じ，しばらくしても治まる気配がなく呼吸苦も出現したため救急外来受診
既往歴：特記事項なし
アレルギー：特記事項なし
内服薬：なし

来院時現症：BT 36.2℃，BP 110/80 mmHg，HR 150/min（整），RR 22/min，SpO$_2$ 96%（RA）
意　識：GCS15（E4V5M6）
頸　部：頸静脈怒張なし
胸　部：呼吸音清，心音整，心雑音なし
四　肢：明らかな浮腫なし
その他：特記事項なし

症状・症候から攻める！

- ○ PSVT/WPWなし（整＋頻脈，P波なしか逆行性P波）.
- ○ PSVT/WPWあり（PSVT所見＋δ波）. ┃頻脈であり，頻脈性不整脈として考えうる疾患.
- ✕ Afib/WPWなし（不整＋頻脈，P波なし）.
- ✕ Afib/WPWあり（HR＞200/min，不整，多形性wide QRS）. ┃脈が整なので考えにくい.
- ○ Aflut RVR（P波なし，多くの場合整，Ⅱ，Ⅲ，aVFで鋸波）：頻脈であり，頻脈性不整脈として考えうる疾患.
- ○ VT（整，wide QRS，頻脈＞120/min）：頻脈であり，頻脈性不整脈として考えうる疾患.
- ✕ MAT（3種類以上のP波，不整，頻脈）：脈が整なので考えにくい.
- ✕ PMT（wide QRSの前にペースメーカースパイク）：ペースメーカーは挿入していないので違う.
- ✕ PVC（単発的wide QRS）：PVCで動悸や頻脈は生じない.
- △ ACS（ST上昇/低下，Q波，胸部誘導の陰性T波）：既往のない若年男性では考えにくいが，致死的であり否定はしなければならない疾患.

異常所見を探してみよう！

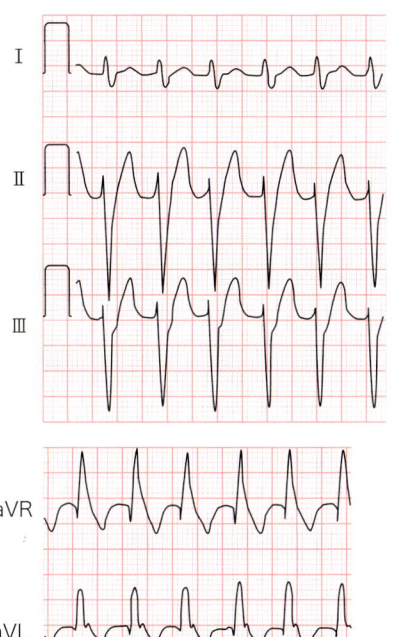

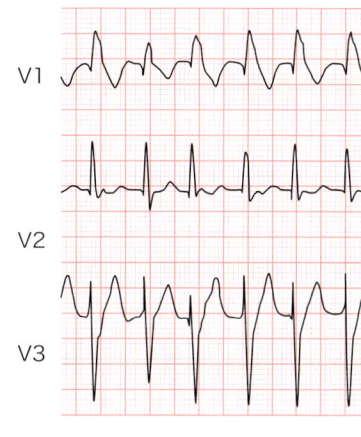

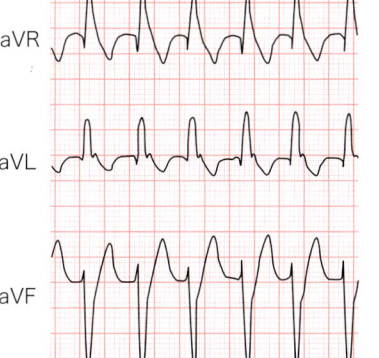

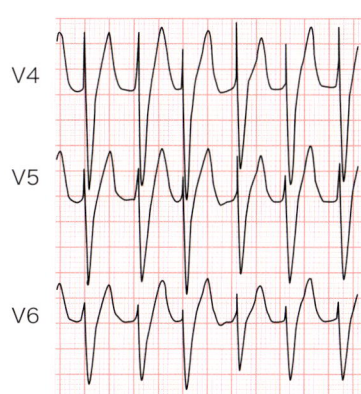

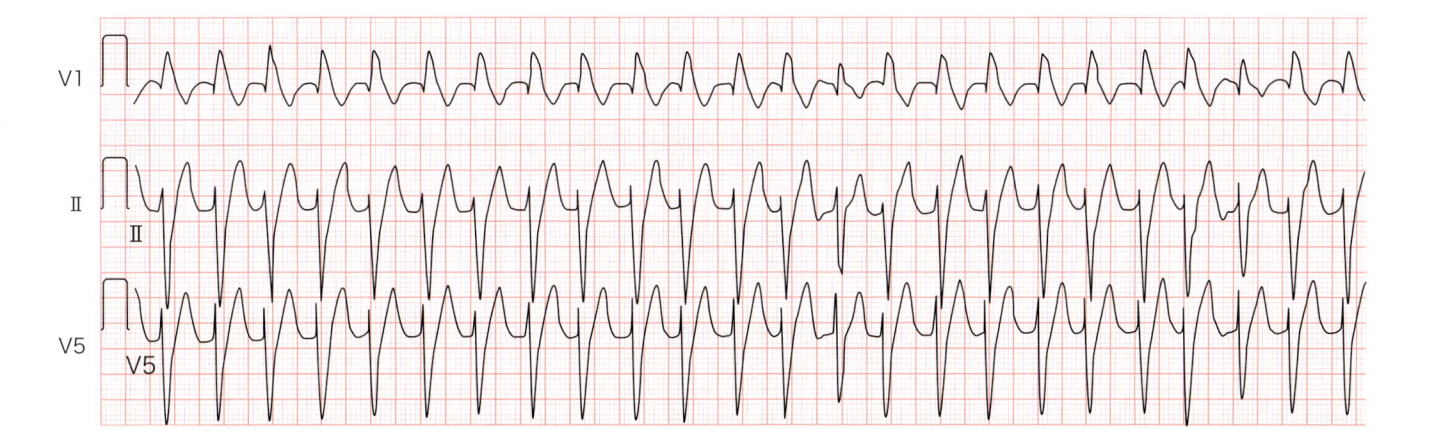

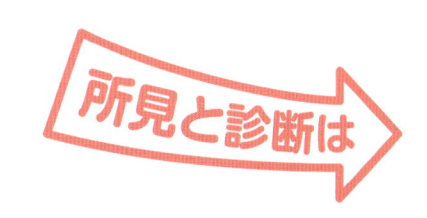

I

II

III

aVR

aVL

aVF

V1

V2

V3

V4

V5

V6

V1

II

V5

第6章 動悸

所見と診断は ➡

心電図を攻める！

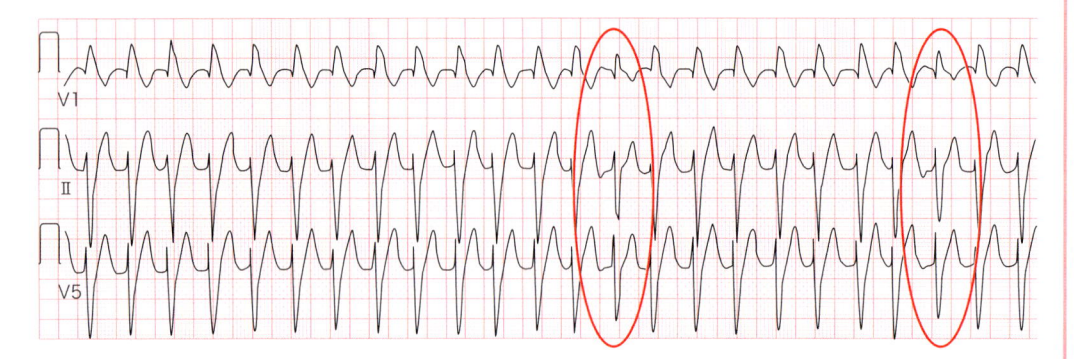

- レート：144/min
- 軸：左軸偏位
- P波の存在：P波ははっきりしない
- P波とQRSの関係：P波がはっきりしないため関係性は不明
- QRSの形：0.283 msecとwideだがVTよりは狭い，V1は右脚ブロックパターンを示している，V6でS波が深い
- QT間隔（QTc）：正常（0.367秒）
- ST-Tの異常：異常なし
- その他：融合収縮を認める【上図○で囲った部分】

診断に迫る！

　規則的に幅の広いQRS波形を認め，変行伝導を伴う上室性頻拍（SVT）と思われがちだが，VTの可能性も否定できない[A]．VTの特徴は，①HRが120/min 以上（通常は150〜200/min），②wide QRS（右脚ブロック型で140 msec，左脚ブロック型で160 msec 以上），③房室解離の存在，④融合収縮の存在，⑤捕捉収縮の存在があげられる．その他に，安静時心電図との電気軸の違い（PVCと同じ軸であるなど）もVTを示唆する[B]．本症例では右脚ブロック，左軸偏位，融合収縮を認め，このような所見を示すものはVTの一種である束枝頻拍（fascicular tachycardia）である．

　束枝頻拍の心電図所見は下記の通りである．
- 右脚ブロックパターンのQRS．
- 左軸偏位（まれに右軸偏位のこともあり）．
- 捕捉収縮，融合収縮の存在を認めることもある．
- QRS幅（100〜140 msec）は通常のVTよりも比較的狭い．

最終診断　束枝頻拍（fascicular tachycardia）[C]

センスアップ！

[A] VTは持続すると心停止に移行することもあるため，wide QRSの頻脈を見つけたらまずVTと考えてマネージメントしたほうがよい．

[B]
- 房室解離：P波とQRS波が無関係に独自のリズムを示すこと．
- 融合収縮：洞結節からの興奮とVTの興奮が重なって生じる収縮．
- 捕捉収縮：VT中に洞結節からの興奮が心室に伝導され生じる収縮（＝普通のsinus rhythm）．

こんな症状にも注意！

[C] 血行動態が安定していなければ，同期下カルディオバージョンの適応となる．PSVTであれば50 J，VTであれば100 J（どちらも単相性，二相性ともに）での電気ショックが適応とされている．

その後の経過

カルシウム拮抗薬投与後，洞調律に戻り，後日循環器内科外来受診とし帰宅となった．

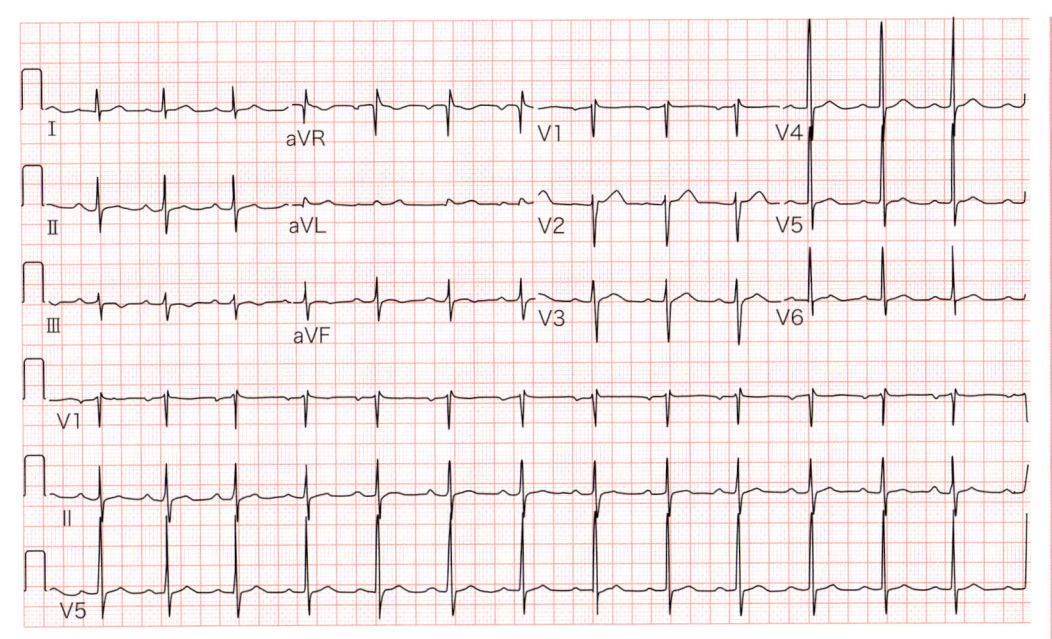

図1 ●カルシウム拮抗薬投与後，洞調律となったときの心電図

Basic Lecture

束枝頻拍について

特発性単形性心室頻拍（VT）は主にその発生部位から，①左脚束枝起源，②心室流出路起源，③房室弁輪部起源，④その他の部位起源，に分類される[1]．束枝頻拍は刺激伝導系の束枝またはPurkinje線維のリエントリーにより発生していると考えられ，VTやSVTに変行伝導を伴う病態と間違えられやすい．若年男性に多く，通常のSVTの治療薬であるアデノシンやVTの治療薬であるリドカインやアミオダロンに抵抗性を示す．カルシウム拮抗薬（ベラパミル）によって抑制されたり洞調律となるため（図1），ベラパミル感受性VTともいわれている．左脚後枝から発生する場合が多くその場合は左軸偏位となるが（90〜95％），右軸偏位パターンもまれにみられる（5〜10％）．

まとめ

- wide QRSの頻脈を見つけたらまずVTを考えよう！
- 房室解離もしくは融合・捕捉収縮を見つけたらVTを考えよう！
- <u>束枝頻拍の心電図パターンを覚えよう（右脚ブロックパターンのQRS，左軸偏位）</u>

文献
1) 大江 透：心電図，30：46-54，2010
2) Metzner A, et al：Future Cardiol, 7：835-846, 2011
3) Nogami A：Pacing Clin Electrophysiol, 34：624-650, 2011.
4) Approach to the diagnosis and treatment of wide QRS complex tachycardias：http://www.uptodate.com/contents/approach-to-the-diagnosis-and-treatment-of-wide-grs-complex-tachycardias

第6章 動悸

難易度 ★☆☆

3 12歳女児 数時間続く動悸，嘔吐

安藤裕貴

症例提示

主　訴：動悸，嘔吐
現病歴：14時頃から動悸と嘔気がするとの訴えで20時頃に救急外来来院．症状は来院時まで持続しており，動悸が始まったのは体育の授業で短距離走の練習をしていたときだった．本人が言うには「体育の授業が嫌い」とのこと．
　これまでも同様のことが3回あったが，1時間ほどで自然軽快していたため病院受診はしていなかった．最初に動悸を感じたのは1年前のこと．母親によると，その頃から友人との関係が悪く，ストレスを抱えていたとのこと
既往歴：なし（学校健診での指摘なし）
内服歴：なし

アレルギー：なし
家族歴：特記事項なし
来院時現症：体重39 kg，BT 37.5℃，BP 測定できず（撓骨動脈は触知可能），HR 240/min，RR 18/min，SpO_2 96 %（RA）
意　識：GCS15（E4V5M6）
頭　部：眼瞼結膜貧血なし
頸　部：頸静脈怒張なし
胸　部：聴診上頻脈で心雑音はわからず，呼吸音に喘鳴なし
腹　部：平坦軟・圧痛なし
四　肢：下腿浮腫なし
皮　膚：チアノーゼなし

症状・症候から攻める！

　動悸の鑑別は主に頻脈だがp.129に示すもの以外に「心電図が診断に結びつく」もしくは「心電図で治療が大きく変わる」疾患を以下にあげる．

- ○ PSVT：小児の頻脈の原因としては頻度が高いといわれている[A]．
- × Afib：小児の心房細動は非常にまれで，ほとんどが先天性心疾患の術後などの器質的なものが原因となっている．既往からは否定的と考えてよさそうである．
- △ Aflut：小児や若年者は房室伝導が良好で1:1伝導には注意を要するが，そもそも幼児や思春期ではきわめて少ない[1]．
- ○ VT（整，wide QRS，頻脈＞120/min）：バイタルが悪いことが多く，心電図での鑑別を要する．
- △ MAT（3種類以上のP波，不整，頻脈）：小児では1歳以下に多く[2] HRは220/min以上となる．
- × PMT（wide QRSの前にペースメーカースパイク）：ペースメーカー装着歴はない．
- × PVC（単発的wide QRS）：PVCの動悸は単発であるか持続が短いものである．HR 240/minとは合致しないと思われる．
- △ ACS（ST上昇/低下，Q波，胸部誘導の陰性T波）：MCLS（川崎病）の既往の有無の確認は必要．

センスアップ！
[A] また，PSVTの中で最も多いAVNRTは，ストレスが誘因になることもある．

異常所見を探してみよう！

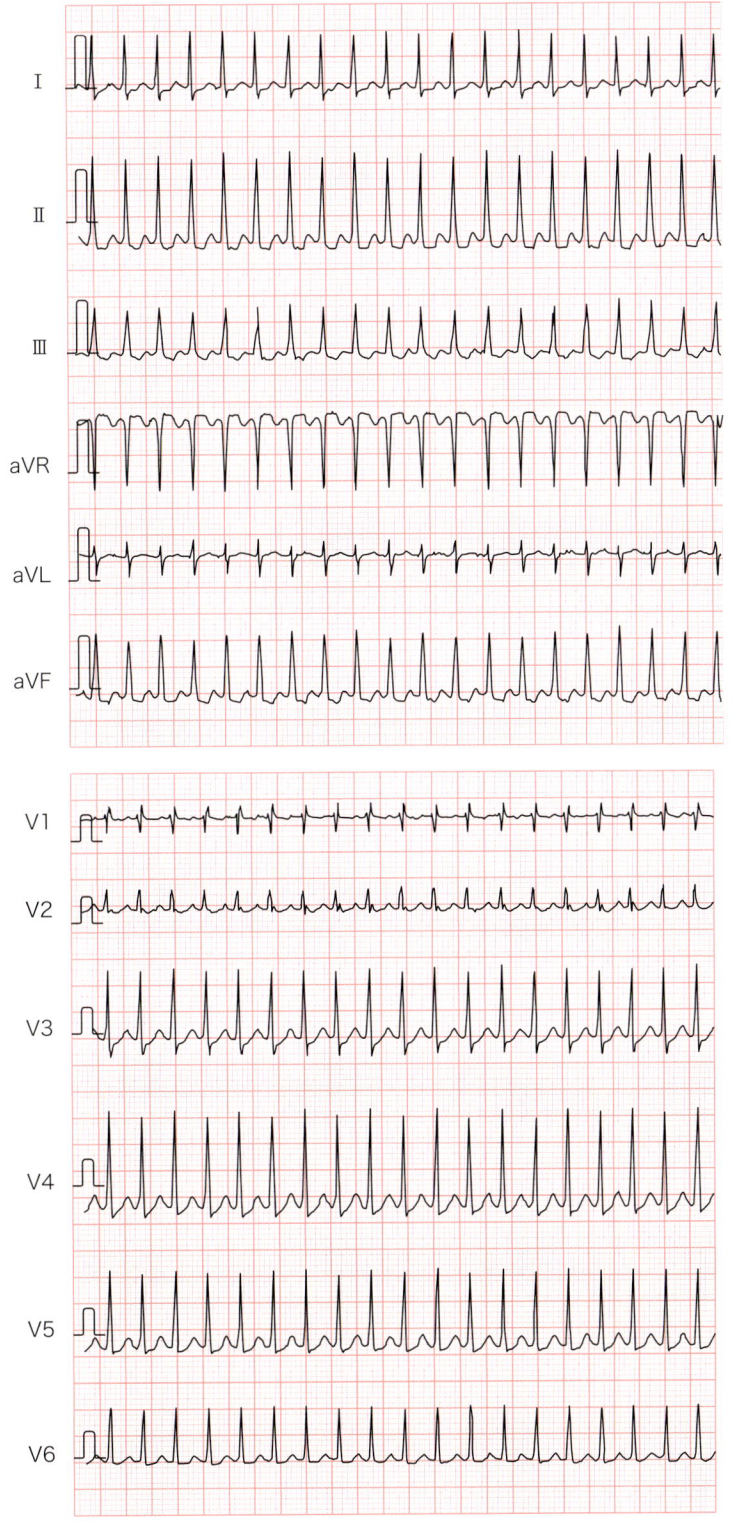

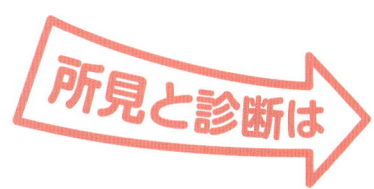

第6章 動悸

所見と診断は

心電図を攻める！

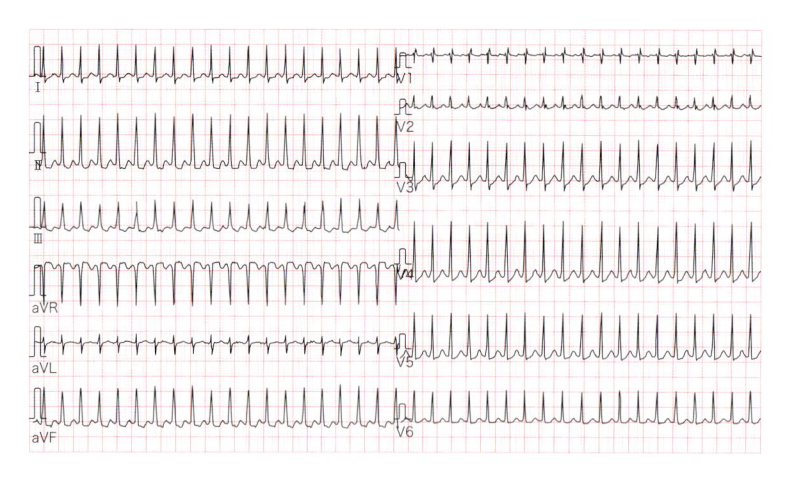

- レート：約240/min
- 軸：正軸
- P波の存在：各脈に先行するP波は不明
- P波とQRSの関係：P波が不明であるためQRSとの関係性も不明
- QRSの形：明らかな異常なし
- 間隔・幅（PR, QRS, QT）：明らかな異常なし
- ST-Tの異常：明らかなST変化は認めない
- その他（U波，融合収縮など）：特記事項なし

診断に迫る！

　QRSは心室の脱分極で，T波は再分極を表すためT波のないQRS，つまり再分極のない脱分極は考えられないことになる．再分極できなければ次のQRSが出現（脱分極）できないため，これを，反応ができない時期，つまり不応期と呼ぶ（図1）．

　P波が見えないのはP波がない（つまり心室性）か，P波が隠れているか（本当は上室性でSVT）のどちらかである．P波がなく心室の興奮（QRS）があると考えた場合は恐ろしいVTかもしれない．ここがわれわれをいつも悩ませるところなのだ．

　一般的にはwide QRSかどうかがVTかどうかの鑑別になるが，体の小さい小児では少し気を付けなければならない．小児は心臓のサイズそのものが小さいため刺激が伝播する時間が短く，成人とはQRS幅の正常値が異なるので注意が必要である（表1）．一見するとSVTかと思っていたらVTだったということがある．今回は12歳児でQRS＝0.085 secと正常範囲であった．したがって，今回の心電図よりPSVTと判断した．

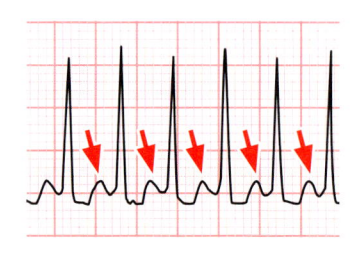

図1● II 誘導の拡大図
➡ はT波と考えられる．

表1● 小児QRS幅の正常値

年齢	心拍数（/min）	PR間隔（sec）	QRS幅（sec）
〜1歳	90〜180	0.07〜0.16	0.03〜0.08
1〜3歳	70〜150	0.08〜0.16	0.04〜0.08
4〜10歳	60〜130	0.09〜0.17	0.04〜0.09
10歳〜	60〜110	0.09〜0.20	0.04〜0.09

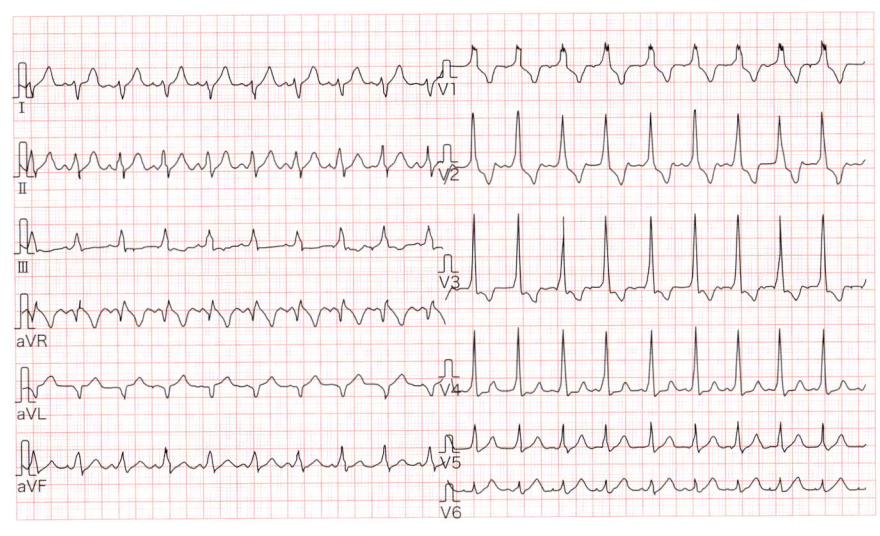

図2 ● 薬剤使用後の心電図

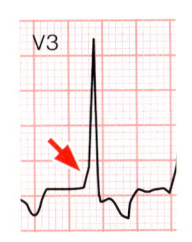

図3 ● 薬剤使用後に出現したδ波
➡：δ波

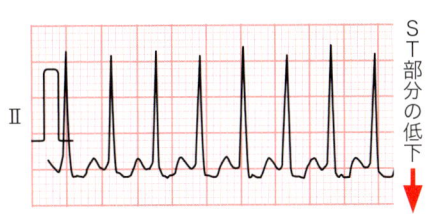

図4 ● 薬剤使用前に出現したST低下

| 最終診断 | 発作性上室頻拍（PSVT） |

その後の経過

患者さんの状態は頻脈のため血圧がうまく測定できていなかったが，橈骨動脈は触知可能で意識障害もなく循環動態は安定していると判断された．波形はQRSの狭い頻脈で，明らかなRR不整がないことから，すぐに迷走神経刺激手技や薬剤投与を考えた．
本症例で薬剤（アデノシン）を使用した後の心電図を図2に示す．

Basic Lecture

WPW症候群のPSVT

　忙しい救急外来では特に問題がなければ，ACLSのnarrow complex tachycardia[8]に準じて薬剤投与などを行い，発作が治まれば「ハイ，終了」となるかと思うが，薬剤投与後の心電図波形（図2）ではδ波が出ておりWPW症候群であったとわかる（図3）．
　WPW症候群のなかでも高いR波であることからKent束をもつA型である．
　WPWではKent束という抜け道があり，安静時は特に問題となる伝導はしないのだが，心房で細動や粗動などの頻拍が起こると頻回の興奮がKent束を通り抜けてVT（上室性の頻拍＝SVT）を引き起こす．
　SVTのうち最も多いのはAVNRTで約60％を占め[3]，典型的には心疾患との関連はなくストレスや寝不足など生活因子が誘引となり，脈拍は118〜264/min（平均181±35/min）の間にある[4]．90％のAVNRTではリエントリーによる逆行性P波が心室の興奮と同時に記録されるため，QRS波形の中に隠れてわからなくなってしまう[5]．もしP波の後にQRSが続く場合，P波に見えるのはⅡ，Ⅲ，aVFで見られるpseudo S波や，V1で見られるpseudo R波で，いずれかの所見はAVNRTの90〜100％で見ることができ，81％の陽性適中率がある[6]．残り10％の非典型的なAVNRTでは逆行性P波がQRSの後にくることがある．
　一方，SVTで2番目に多いのが順行性AVRTで，SVTのおおよそ30％である[3]．こちらも脈拍は124〜256/min（平均183±32/min）とAVNRTとほぼ同じレートとなっている[4]．見た目もAVNRTそっくりで見分けがつきにくいが，こちらは副伝導路が原因となっておりWPWなどにみられる．AVRTの80％以上で逆行性P波をⅠ，Ⅱ，Ⅲ，aVF，V1誘導で認める[4]．またQRSの振幅

の大きさが交互に変わる現象が50％に見られ，40％でST部分が2mm以上低下している[6]（本症例のⅡ誘導を図4に示す）．しかし，AVNRTとAVRTの違いは心電図上難しく（確定にはEPSが必要），臨床的意義もさほど高くはないので，忙しい救急の現場ではこだわるのは賢明ではない．

　順行性AVRTがあれば逆行性AVRTもあることに注意が必要である．逆行性AVRTは発作性の幅の広いQRSをもった頻脈でVTと見分けがつかないほどだが，今回の幅の狭いQRSをもった頻脈では鑑別にあがらないことになる．

　なおWPW症候群の発作予防にはβ遮断薬やベラパミル，ジルチアゼム，ジゴキシンなどが使われ，繰り返す場合にはアブレーションが適応となる[7]（AVRTとAVNRTについては6章-4も参照）．

まとめ

- 小児のQRS幅は正常値に気を付ける．
- PSVTのカルディオバージョン後はδ波がないかを確認する．
- AVNRTでは逆行性P波を認めにくく，逆にAVRTでは逆行性P波を認めることが多い．

文献

1) Fazio G, et al：Curr Pharm Des, 14：770-775, 2008
2) Bradley DJ, et al：J Am Coll Cardiol, 38：401-408, 2001
3) Delacrétaz E：N Engl J Med, 354：1039-1051, 2006
4) Kumar UN, et al：Cardiol Clin, 24：427-437, 2006
5) Tai CT, et al：J Am Coll Cardiol, 29：394-402, 1997
6) Arya A, et al：Am J Cardiol, 95：875-878, 2005
7) Delacrétaz E：N Engl J Med, 354：1039-1051, 2006
8)「Arrhythmia Interpretation：ACLS Preparation and Clinical Approach」（Grauer K & Cavallaro D), Mosby, 1997

ERあるある「ERでの問診」 COLUMN

　研修医が患者さんから病歴を聴取して，上級医にプレゼンテーションし方針についてコンサルトする．ERではよくある光景だ．根拠がどこにあるか知らないが「問診で70％の病気は診断ができる」と誰かが言ったというのを聞いたことがある．ちょっとネットで検索してみると獣医の世界も同じらしく「すべての病気の70％は，獣医師の問診・視診・触診・聴診・嗅診・打診など入念な身体検査によって診断可能と言われています（ダクタリ動物病院ホームページより）」だそうで，恐れ入った．動物からの問診ではなく，飼い主からの問診のことであろう．

　ERに話を戻すと，研修医がとった問診内容が，後で上級医がとり直した内容と"違っていた"ということがある．そんなとき最初に診た研修医は「おいおい，さっきと違うこと言うなよ」と患者さんを責めてはいけない．「めまい」という主訴は，めまい，前失神，平衡障害，めまい感の4つの分類で，62％は1つの分類に当てはまらず，52％は聞き直すと回答が変わった（Newman-Toker DE, et al：Mayo Clin Proc, 82：1329-1340, 2007）のだそうだから，訴えが変化したからといって，いじけたりする必要はない．

　さる高名な医師に問診のコツをご教授願うと「患者の人生を聴くのだ」と答えたが，頷いて余りある格言だと思う．目の前の患者の表面的な訴えの奥の奥には，その人の人生の蓄積がある．そう思うとERでの千変万化する患者の訴えや身体所見も検査結果も，たかだか氷山の一角でしかなく，その一角から診断を推理し読み解くところに診療の醍醐味があると思えてくる．毎日違った状態で「はじめまして」と，氷山の一角を抱えてきた患者さんに出会えるERは，医師として実に楽しいところなのである．

（安藤裕貴）

第6章 動悸

難易度 ★☆☆

4 45歳女性 数年前からの自然軽快する動悸

舩越 拓

症例提示

主　訴：動悸
現病歴：数年前から動悸があったが自然に良くなっていたので医療機関受診はしなかった．受診当日，車の助手席に乗車中に突然発症の動悸を自覚した．胸痛，背部痛，嘔気，肩の痛み，歯の痛み，痛みの移動，呼吸苦なし
既往歴：高血圧
内服歴：カンデサルタン
アレルギー：なし

既往歴：特になし？，気管支喘息なし
来院時現症：BT 36.4℃，BP 155/86 mmHg，HR 142/min，RR 20/min，SpO_2 99%（RA）
意　識：GCS15（E4V5M6）
頸　部：頸静脈怒張はなし
胸　部：呼吸音減弱なし，呼吸複雑音聴取せず，心雑音なし
その他：特記事項なし

症状・症候から攻める！

■不整脈

- ○ PSVT/WPWなし（整＋頻脈，P波なしか逆行性P波）．
- ○ PSVT/WPWあり（PSVT所見＋δ波）．
  　　└ 一般に突然発症といわれ考えられる．
- ○ Afib/WPWなし（不整＋頻脈，P波なし）．
- ○ Afib/WPWあり（HR＞200/min，不整，多形性wide QRS）．
  　　└ 年齢的には考慮してよい．WPW合併は脈拍から考えにくい．
- ○ AFlut RVR（P波なし，多くの場合整，II，III，aVFで鋸波）Ⓐ：150/min前後の心拍数のときは考慮すべきである．
- △ VT（整，wide QRS，頻脈＞120/min）：循環動態が不安定になることが多い．
- △ MAT（3種類以上のP波，不整，頻脈）：脈は不整となる．
- × PMT（wide QRSの前にペースメーカースパイク）：ペースメーカー挿入なし．
- △ PVC（単発的wide QRS）：長時間の動悸としては自覚しにくい．
- △ ACS（ST上昇/低下，Q波，胸部誘導の陰性T波）：リスクはそれほど高くないが必ず除外すべき疾患である．

✦センスアップ！✦

Ⓐ AFlutでは心房波が右心房の中隔を反時計回りに旋回するような形で伝導することが多いことが知られており，旋回を大きく見ることができる下壁誘導，つまりII，III，aVFで最も鋸歯状波が目立つことが多い（その次に目立つのはV1，V2の前胸部誘導である）．

異常所見を探してみよう！

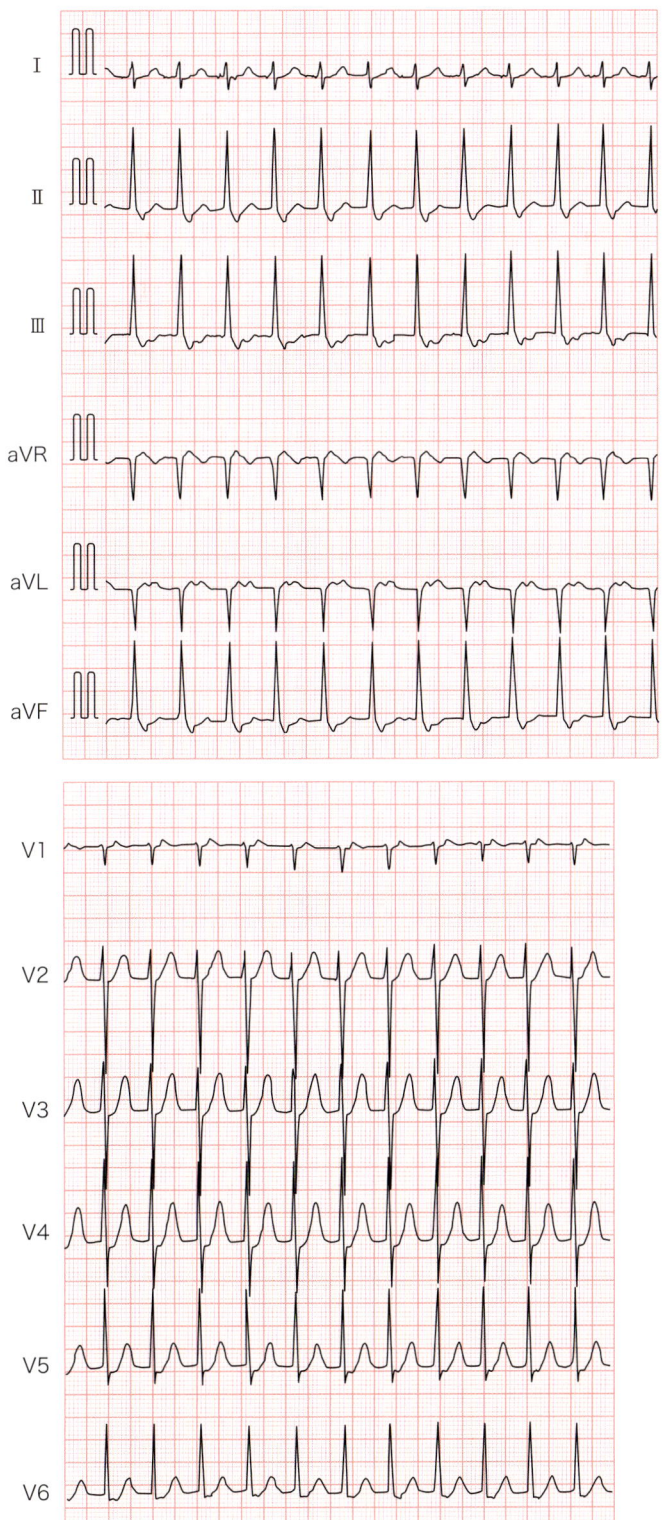

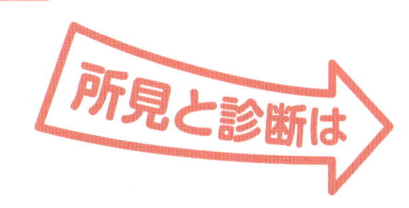

第6章 動悸

所見と診断は ▶

心電図を攻める！

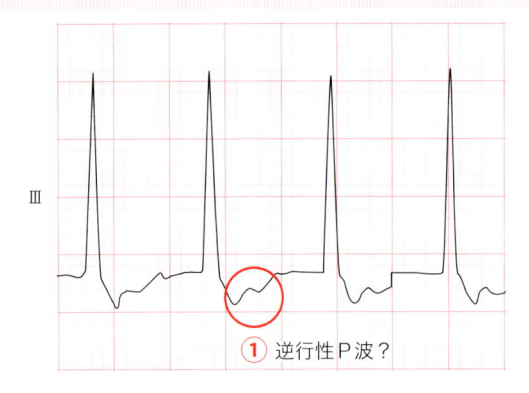

Ⅲ

① 逆行性P波？

- レート：150/min 程度の頻脈
- 軸：正軸
- P波の存在：はっきりとしない【上図①】
- P波とQRSの関係：P波がはっきりしないため不明
- QRSの形：narrow QRSであり脚ブロックもなし
- 間隔・幅（PR, QRS, QT）：明らかな異常はなし
- ST-Tの異常：ST-T変化はなし
- その他（U波，融合収縮など）：なし

診断に迫る！

　頻脈である．脈は規則的だがP波がはっきりしない．QRS幅は狭く，いわゆるnarrow QRS tachycardiaでリズムは整である．そうした場合の鑑別はAFlutもしくはPSVTが多い．AFlutであれば300回程度の心房リズムになるので150/minもしくは100/min程度の一定の心拍数になることが多い．2：1の伝導の場合は隠れて見にくいときが多いが，本症例ではF波としての鋸歯状波は確認できない．

　今回はP波もはっきりしないがnarrow QRS tachycardiaでリズムが整，明らかな鋸歯状波も認めないことからPSVTの可能性が高そうだ．Ⓑ　禁忌がなく，循環動態も安定しているため診断的治療としてATP 10 mgの投与が行われ，洞性調律に復帰した．

✦センスアップ！✦

Ⓑ PSVTと戦おう！
　PSVTの治療は，①迷走神経反射，②アデノシンの2つの治療法が選択肢としてあげられる．
　迷走神経反射は副交感神経の刺激により洞房結節の興奮を抑制し徐拍化をめざす方法である．眼球マッサージや頸動脈マッサージなどの方法が提唱されているが，それぞれ眼圧上昇や脳梗塞などを生じるリスクがあり，現在は息こらえなどの非侵襲的な手技が勧められている．
　アデホスはATP製剤であり一時的な房室結節のブロックを引き起こす．それによって房室結節を介する頻脈性の上室性不整脈の回路を断ち切り頓挫させる効果をもつ．したがってPSVTにアデホスが効くのは，その機序（センスアップⒶ参照）がAVNRT, AVRTであれ，ともに房室結節を介するからである．逆に房室結節を介さない（逆にいえば副伝導路しか介さない）不整脈には効果がないばかりか副側路での伝導を促進し，致死的不整脈を誘発してしまうため禁忌である（例：WPWのAfib）．投与20〜30秒で効果が発現し60秒程度で効果が消失する（半減期は10秒程度）[1]．妊婦や小児にも安全に使える．一方で高度の房室ブロックや高度の冠動脈狭窄のある患者さんや，喘息の患者さんには使用を控えたほうがよい．
　上記2つでも止まらない場合はカルシウムチャネル拮抗薬が用いられ，それでも奏功しない場合は同期化カルディオバージョンとなるがそういった症例はまれで，ATPの奏効率は90％とされている[2]．

A 正常　　　B AVNRT　　　C AVRT

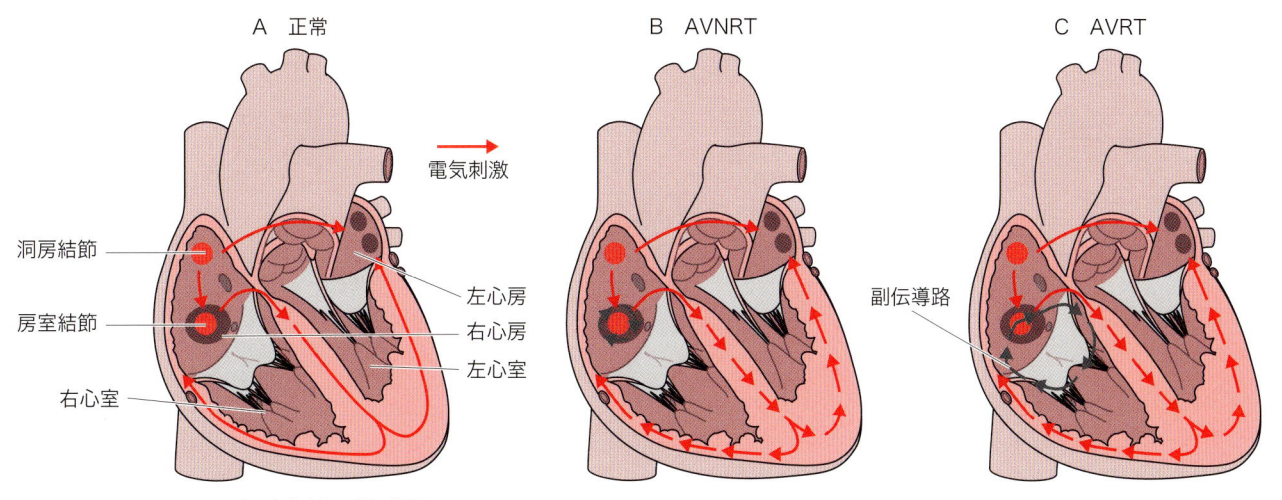

電気刺激

洞房結節
房室結節
右心室
左心房
右心房
左心室

副伝導路

図1 ● PSVTにおける興奮伝導の模式図

最終診断 　**発作性上室頻拍（PSVT）**

その後の経過
明らかな虚血性変化もなく経過観察の後帰宅となった．そうした視点でよく見てみると来院時心電図でQRSの直後にP波らしきものが見える（前ページ図①）．

Basic Lecture

AVRTとAVNRTって？（図1）

　上室性頻拍でよくいわれるAVRTとAVNRTの病態生理はどのように理解したらいいのだろうか．
　AVNRTはPSVTの大部分を占めるもので房室結節内にリエントリー回路が存在するものである．そのため逆行性のP波が仮にあってもQRSに埋もれてしまいわかりにくい．一方，AVRTは房室結節外にリエントリー回路がありWPW症候群などでよくみられ，どちらが順行性かによってQRSが幅広になったり正常な幅になったりする．ST-Tの間に逆行性のP波が見られることがある．要するに，AVNRTは機能的リエントリー回路が房室結節内にあるのに対して，AVRTは解剖学的リエントリー回路が房室結節外に存在する．
　両者の厳密な区別は電気生理的検査によってのみ行われ，救急現場で心電図などで臨床的な区別をすることは難しく，その意義も高くない（AVRTとAVNRTの詳細は第6章-3も参照）．

まとめ

- narrow QRS tachycardiaの鑑別ではリズムと心拍数に注目する．
- 鋸歯状波の有無を確認するにはⅡ，Ⅲ，aVFを用いるとよい．

文献
1) Ferguson JD, et al：Circulation, 107：1096-1099, 2003
2) Delaney B, et al：Eur J Emerg Med, 18：148-52, 2011

第6章 動悸

第6章 動悸

5 55歳男性 動悸，虚血性心疾患＋アブレーション既往あり

渡瀬剛人

症例提示

現病歴：3時間前から動悸を訴える．実は，1週間ほど前から突発的に動悸を認めていたが，すぐに治っていたので様子をみていた．今回はいつもより長く続くので救急受診．全身倦怠感を認めるものの，胸痛・呼吸苦・発熱・嘔吐などはなし

既往歴：虚血性心疾患，心不全（EF：35％），肺塞栓，AVRT（アブレーションの既往）

内服薬：アムロジピン，アスピリン，フロセミド，ロサルタン，ワルファリン，ロバスタチン，ニトログリセリン

来院時現症：BT 36.8℃，BP 96/63 mmHg，HR 202/min，RR 20/min，SpO_2 97％（RA）

意　識：意識清明
頸　部：頸静脈怒張なし
胸　部：呼吸音清，頻脈，心音整・心雑音なし
下　肢：浮腫なし
その他：特記事項なし

症状・症候から攻める！

- ○ PSVT/WPWなし（整＋頻脈，P波なしか逆行性P波）：頻度的に可能性は高い．
- × PSVT/WPWあり（PSVT所見＋δ波）：年齢，アブレーションの既往から，WPWが今まで診断されていないとは考えがたい．
- △ Afib/WPWなし（不整＋頻脈，P波なし）：新規のAfibは否定できない．
- × Afib/WPWあり（HR＞200/minは，不整，多形性wide QRS）：年齢，アブレーションの既往からWPWが今まで診断されていないとは考えがたい．
- ○ Aflut RVR（P波なし，多くの場合整，Ⅱ，Ⅲ，aVFで鋸波）：変動性房室ブロックのAflut RVRだったらありうる．
- ○ VT（整，wide QRS，頻脈＞120/min）：心疾患の既往から可能性はある[A]．
- △ MAT（3種類以上のP波，不整，頻脈）：頻度は高くないが，不正な頻脈としては必ず鑑別に入れたい．
- × PMT（wide QRSの前にペースメーカースパイク）：ペースメーカーの埋め込みがないので可能性はない．
- × PVC（単発的wide QRS）：PVCだけでレート200/minの頻脈になっているとは考えがたい．
- △ ACS（ST上昇/低下，Q波，胸部誘導の陰性T波）：虚血により頻脈になっている可能性はある．

✦センスアップ！✦
[A] 心疾患（特にMIの既往や心不全）をもつ患者さんが頻脈で受診した場合には，VTは必ず鑑別に含めよう．この患者群がハイリスクだからだ．

異常所見を探してみよう！

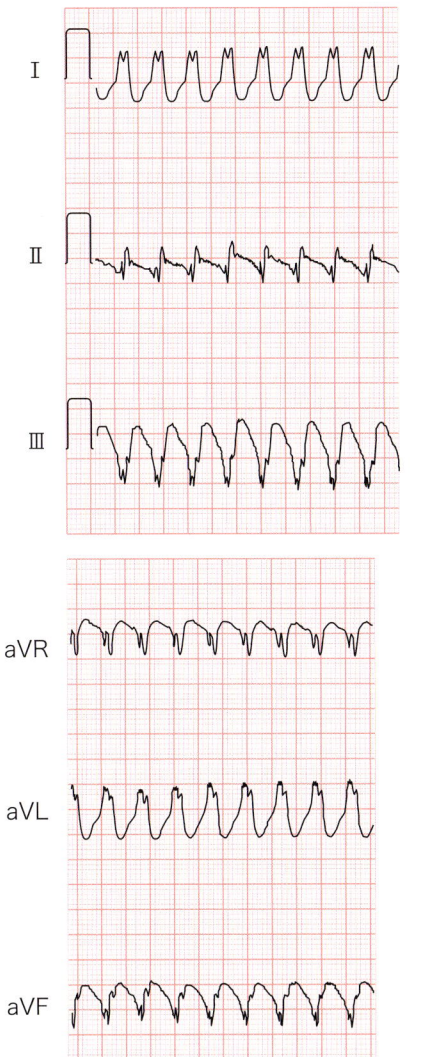

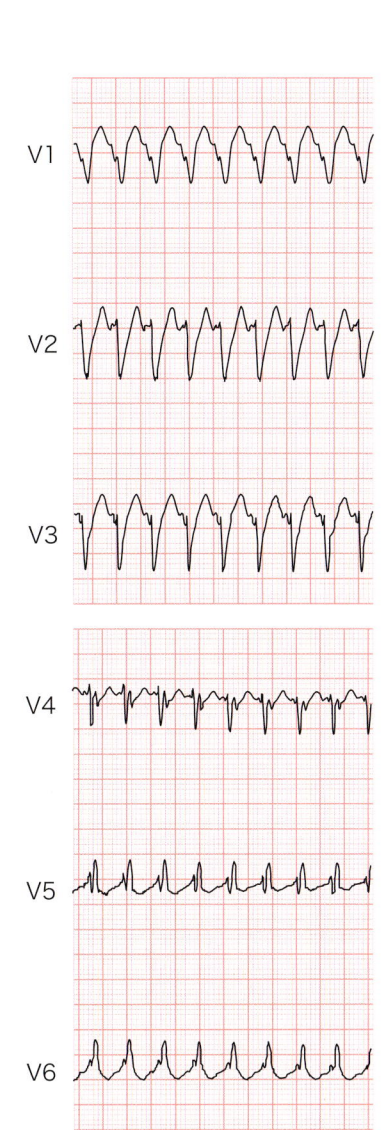

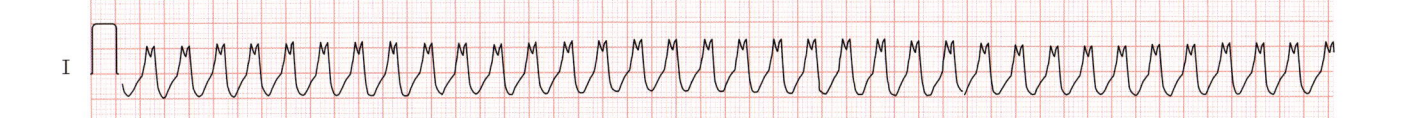

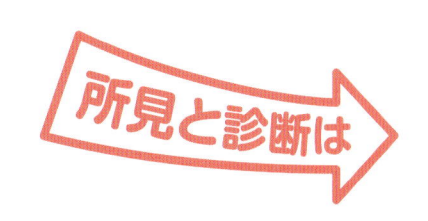

I

II

III

aVR

aVL

aVF

V1

V2

V3

V4

V5

V6

I

第6章 動悸

所見と診断は ➡

149

心電図を攻める！

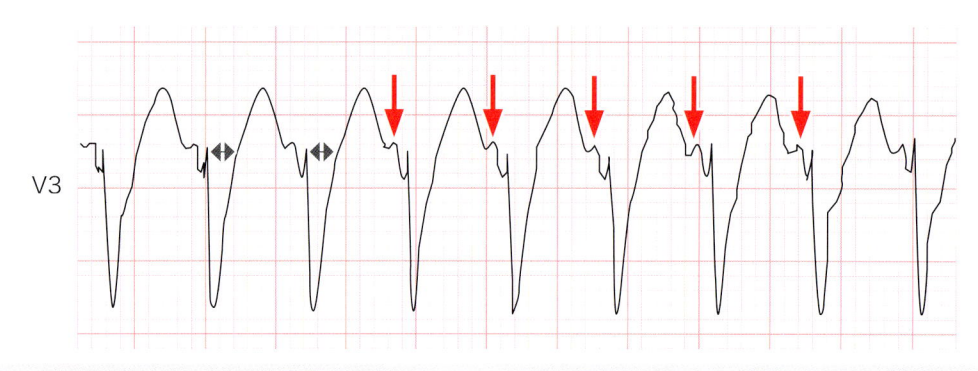

- レート：約200/min
- 軸：左軸偏位
- P波の存在：V1，V2，V3でP波らしきコブ？【→】
- P波とQRSの関係：上述のコブがP波だとしたら1：1の関係
- QRSの形：wide QRS，脚ブロックパターンに分類できない
- 間隔・幅（PR，QRS，QT）：wide QRS【↔】，約120 msec
- ST-Tの異常：一概にいえず

診断に迫る！

まず目につくのが，レートが速いこと（約200/min），QRSがwide（上図↔）であることである．ここで「やばい」と思った読者は正しい反応だ．なぜならwide complex tachycardia（WCT）を見たときに最も恐ろしいのはventricular tachycardia（VT）だからである[B]．ここでまず，基本に戻って患者が不安定か否かを判断しよう．多少倦怠感を訴えるものの，胸痛・呼吸苦・意識障害・低血圧などの不安定さを示唆する症状がないので，すぐに電気的除細動は必要ではなさそうだ．VTを診断するアルゴリズムはたくさんあるが，どれも複雑で今ひとつ覚えておらず，ここでお手上げという場合は，VTとして治療開始しよう（理由はBasic Lecture参照）．少し注意深い読者は，QRSに紛れて小さなコブがあることに気付くだろう（→）．これは実は，逆行性P波なのである．QRSとP波が1：1対応しており，VTに認められる房室解離はこの心電図では認めないのだ．P波とQRSが1：1対応しているとのことで，洞性頻脈も鑑別にあがる．しかし，成人で洞性頻脈が200/minを超えることはない（最大洞性頻脈は207－0.7×年齢）[1]．したがって，この症例は変行伝導を伴うPSVTが最も可能性が高いと思われた．

最終診断　発作性上室頻拍（PSVT）[C]

センスアップ！

[B] regular WCT（整なるwide QRS頻脈）の7～8割はVTといわれている．自信がないときはVTとみなしたほうが正しいことが多く，そのうえ患者さんにとっても安全だ．

こんな症状にも注意！

[C] regular WCTではまずVTを疑うのが定石と述べたが，1つだけ注意事項を付け加えたい．レートが120～130/min以下のregular WCTに関してである．第1章-5にも述べているが，レートが120～130/min以下のregular WCTでは，高K血症・TCA中毒・MI後再灌流不整脈をまず考えたい（アミオダロン内服患者ではVTは120～130/min以下ということもありうる）．VTの治療薬として用いられるアミオダロン・リドカイン・プロカインアミドなどはNaチャネルを阻害する．高K血症やTCA中毒患者による不整脈をVTと間違ってこれらの薬を用いると，心電図所見を増悪させ，致死的になりうるのだ．

その後の経過

PSVTの既往やアデノシンが比較的安全であることから，アデノシンを6 mg，12 mgと使用したもののレート・リズムは変わらなかった．電気的カルディオバージョンの用意をしていたときに洞調律に戻った．循環器科に経過観察入院となり，過去の心電図・治療歴からAVRTによる頻脈と診断され，翌日退院となった．

Basic Lecture ①

regular WCT について

(a) regular WCT を起こしうるものを知る

wide complex（wide QRS）をきたす場合
- 上室由来：変行伝導（aberrancy）もしくは電解質がらみ．
- 心室由来：そのまま wide になる．

したがって regular WCT の鑑別となると以下が考えられる（特に下線は致死的なので見逃したくない）．
- 上室由来：変行伝導を伴う PSVT・Aflut・洞性頻脈，WPW の PSVT，<u>高 K 血症</u>，<u>TCA 中毒</u>
- 心室由来：<u>心室頻拍（VT）</u>

(b) regular WCT で VT を否定できないときの対処法を知る

結論からいえば，<u>VT ではないと断定できない限り，VT として扱おう</u>．統計学的にも regular WCT の 7〜8 割は VT といわれている[2]．また，Basic Lecture ②で後述する VT の診断アルゴリズムはどれも複雑なうえ，完璧ではなく，臨床の場面で自信をもって VT ではないといえない限りは VT として扱ったほうが安全なのだ．

具体的な例を出そう．WCT の症例で変行伝導ありの PSVT か VT かで迷ったとする．前者と判断しアデノシンを使用して頻脈が止まり，めでたし，めでたし…なのだろうか？

ここで 2 点問題がある．

① アデノシンで止まらない PSVT もあれば，アデノシン感受性の VT もある．報告によっては VT の半分近くがアデノシンに反応したともいわれている[3,4]．したがって，アデノシンを治療目的に使用するならまだしも，診断目的に使用するのは危険が伴う．

② 実は VT だった症例を変行伝導ありの PSVT と勘違いした場合はどうなるだろうか？ 正しい治療を行えなかったとしても頻脈が治まったらまあ良しとしよう．それよりもその後の検査がまったく異なることのほうが問題である．VT であれば電気生理などの重要な検査を行い，場合によっては AICD を挿入するのに対して，PSVT では採血などの最低限の検査をしてほとんどの場合そのまま帰宅になる．つまり，VT を変行伝導ありの PSVT と判断してしまうということは，VT の患者さんをきちんと検査しないに等しいのだ．これは，恐ろしい．

Basic Lecture ②

いくつかの VT 診断アルゴリズムを知る

VT は致死的な不整脈として恐れられているが，前述のように変行伝導を伴う上室性頻脈と間違えられることがある．したがって，多くの研究者によっていくつかの VT 診断アルゴリズムが提唱されてきた．

結論からいうと，どのアルゴリズムも安心できるほどの精度をもっていないので，前述のように自信がなければ VT として扱うのが賢明だ．

(a) Brugada アルゴリズム[5]

図 1 に Brugada アルゴリズムを示す．

(b) Vereckei アルゴリズム[6]

Brugada アルゴリズムと似ているが，aVR での QRS に着眼している点が大きく異なる（図 2）．

(c) Griffith アルゴリズム[7]

これは，心電図が典型的な左脚ブロックもしくは右脚ブロックパターンに当てはまるか否かを問うアルゴリズムである（表 1）．当てはまらないなら VT とみなす．

(d) R Wave to Peak Time（RWPT）[8]

これは QRS の始まる起点からその QRS の極性が最初に変わる点（例えば R 波の最高点，もしくは Q 波の最低点）を計ったものである．RWPT ≧ 50 msec だと VT の確率が高いと結論付けている（図 3）．

これらアルゴリズムの論文はそれぞれ高い精度を唱えていたが，残念ながら追跡調査では再現性を認めなかった．Jastrzebski らは，オリジナル文献と追跡調査研究の感度・特異度の比較を表で表している（表 2, 3 参照）[9,10]．要は，感度 90 ％前後を致死的不整脈 VT の見逃し率として受け入れられるかどうかということだ．多くの臨床医は良しとしないと推測する．何度も述べるが，regular WCT では確信をもって VT を否定できないときは，VT として扱うのが賢明なのだ．"When in doubt, treat as VT!"

表1 ● Griffith アルゴリズム

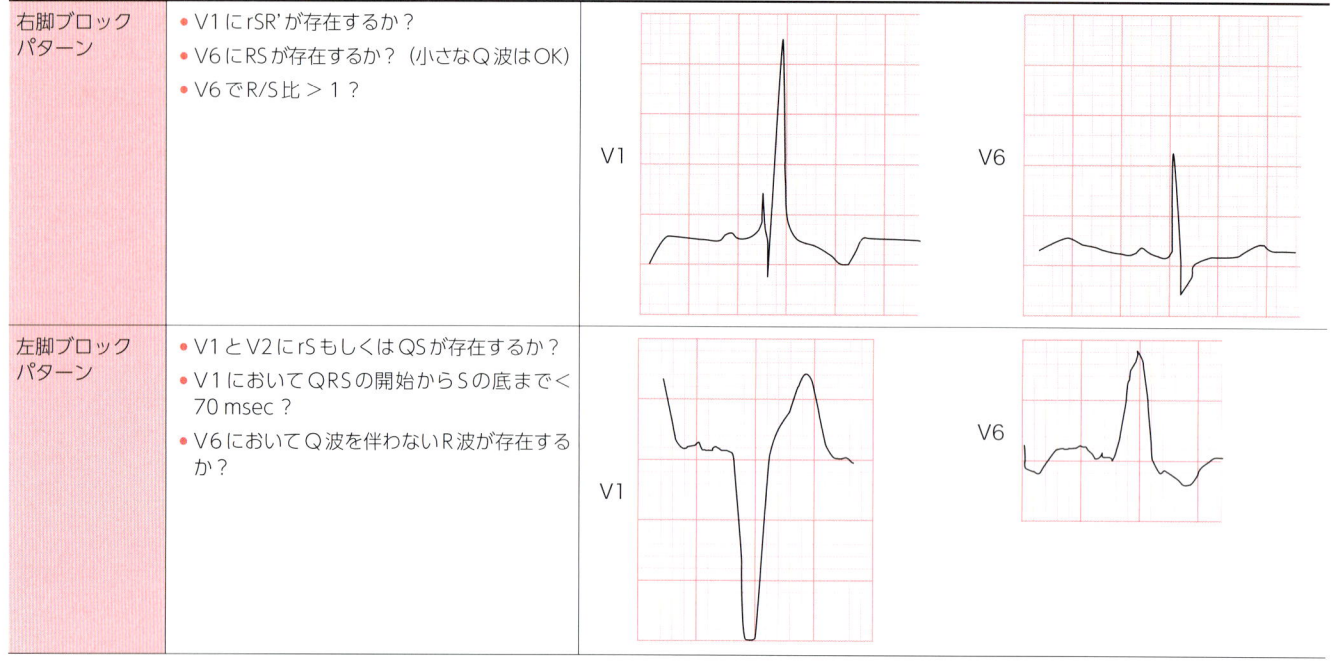

右脚ブロックパターン	・V1にrSR'が存在するか？ ・V6にRSが存在するか？（小さなQ波はOK） ・V6でR/S比＞1？	V1	V6
左脚ブロックパターン	・V1とV2にrSもしくはQSが存在するか？ ・V1においてQRSの開始からSの底まで＜70 msec？ ・V6においてQ波を伴わないR波が存在するか？	V1	V6

上記を1つでも満たさない場合はVTとみなす．

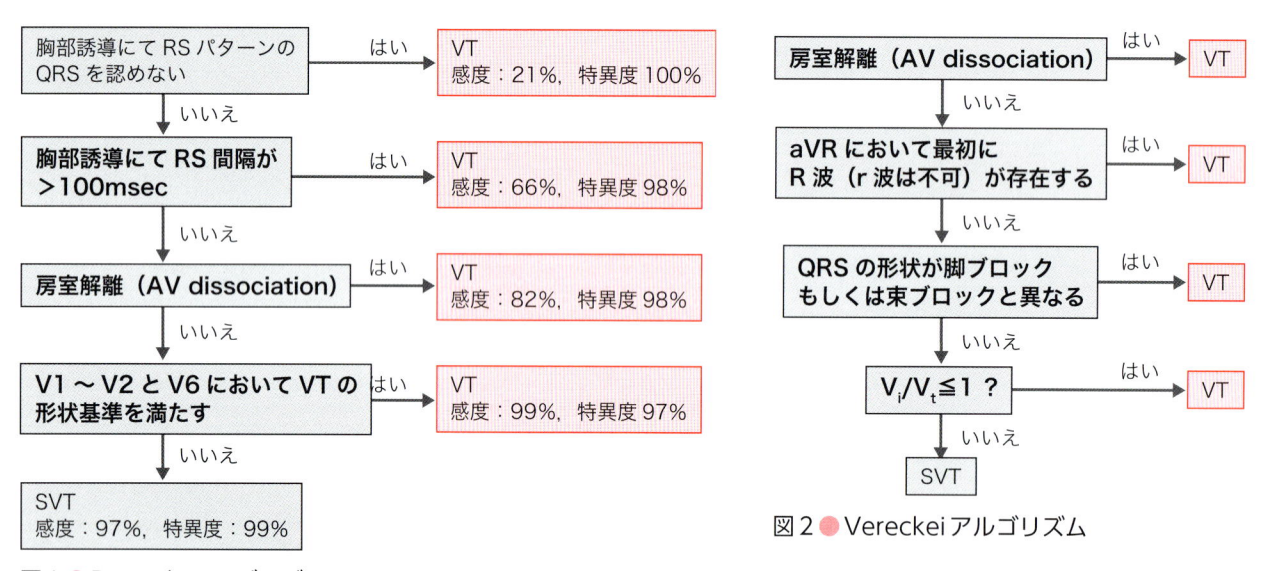

```
胸部誘導にてRSパターンの     はい
QRSを認めない          ──→  VT 感度：21%，特異度100%
    ↓いいえ
胸部誘導にてRS間隔が      はい
＞100msec            ──→  VT 感度：66%，特異度98%
    ↓いいえ
房室解離（AV dissociation）  はい
                    ──→  VT 感度：82%，特異度98%
    ↓いいえ
V1〜V2とV6においてVTの    はい
形状基準を満たす         ──→  VT 感度：99%，特異度97%
    ↓いいえ
SVT
感度：97%，特異度：99%
```

図1 ● Brugada アルゴリズム
図中の感度，特異度はオリジナル文献による．

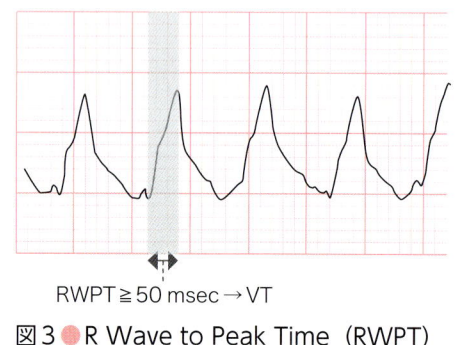

```
房室解離（AV dissociation）  はい → VT
    ↓いいえ
aVRにおいて最初に        はい → VT
R波（r波は不可）が存在する
    ↓いいえ
QRSの形状が脚ブロック     はい → VT
もしくは束ブロックと異なる
    ↓いいえ
$V_i/V_t ≦ 1$？          はい → VT
    ↓いいえ
SVT
```

図2 ● Vereckei アルゴリズム

RWPT ≧ 50 msec → VT

図3 ● R Wave to Peak Time（RWPT）

表2 ●オリジナル文献によるアルゴリズムの感度・特異度

アルゴリズム	感度（%）	特異度（%）	確度（%）
Brugadaアルゴリズム	98.7	96.5	—
Vereckei（aVR）アルゴリズム	96.0	75.0	95.5
Ⅱ誘導におけるR-Wave Peak Time（RWPT）	93.0	99.0	—
Griffithアルゴリズム（脚ブロック）	64.0	96.0	—
Bayesアルゴリズム	97.0	56.0	—
Sasaki Rule（まだ検証されていない）	86.0	97.0	86.0

文献9を参考に作成

表3 ●追跡調査によるアルゴリズムの感度・特異度

アルゴリズム	感度（%）	特異度（%）	確度（%）
Brugadaアルゴリズム	89.0	59.5	77.5
Vereckei（aVR）アルゴリズム	87.1	48.0	71.9
Ⅱ誘導におけるR-Wave Peak Time（RWPT）	60.0	82.7	68.8
Griffithアルゴリズム（脚ブロック）	94.2	39.8	73.1
Bayesianアルゴリズム	89.0	52.0	74.7

文献9を参考に作成

まとめ

- wide complex tachycardiaで怖いのはVT，高K血症，TCA中毒．
- VTを診断するアルゴリズムはどれも完璧ではない．自信をもってVTを除外できない場合はVTとして扱おう！
- レートが120～130/min以下のregular WCTでは，VTではなく，まず高K血症・TCA中毒・MI後再灌流不整脈を疑おう．

文献

1) Tanaka H, et al：J Am Coll Cardiol, 37：153-156, 2001
2) Eckardt L, et al：Heart, 92：704-711, 2006
3) Hina K, et al：Jpn Heart J, 37：463-470, 1996
4) Lenk M, et al：Acta Paediatr Jpn, 39：570-577, 1997
5) Brugada P, et al：Circulation, 83：1649-1659, 1991
6) Vereckei A, et al：Eur Heart J, 28：589-600, 2007
7) Griffith MJ, et al：Lancet, 343：386-388, 1994
8) Pava LF, et al：Heart Rhythm, 7：922-926, 2010
9) Jastrzebski M, et al：Europace, 14：1165-1171, 2012
10) Szelényi Z, et al：Acad Emerg Med, 20：1121-1130, 2013

第6章 動悸

難易度 ★★☆

6 43歳女性 突然発症し，継続する動悸

渡瀬剛人

症例提示

主　訴：動悸
現病歴：来院前日の23時頃，寝る直前から動悸が始まり，ほとんど睡眠がとれなかった．朝になっても動悸が続くので，救急要請．胸痛，呼吸苦，浮遊感，意識消失，発熱なし．今までこのようなことはない
既往歴：高血圧，逆流性食道炎
内服薬：リシノプリル，ヒドロクロロチアジド，オメプラゾール
家族歴：心疾患なし
社会歴：飲酒・喫煙なし
来院時現症：BT 36.7℃，BP 129/57 mmHg，HR 140/min，RR 18/min，SpO$_2$ 98％（RA）
意　識：意識清明
頸　部：頸静脈怒張なし，甲状腺腫大なし
胸　部：呼吸音清，頻脈，心音不整・心雑音なし
腹　部：平坦・軟，圧痛なし
下　肢：浮腫なし
神　経：四肢は左右差なく動かしている，Babinski陰性
その他：特記事項なし

症状・症候から攻める！

■ 不整脈

- ✕ PSVT/WPWなし（整＋頻脈，P波なしか逆行性P波）：症例のHRは不整なので可能性は下がる．
- ✕ PSVT/WPWあり（PSVT所見＋δ波）：症例のHRは不整なので可能性は下がる．
- ◯ Afib/WPWなし（不整＋頻脈，P波なし）：不整であり，頻度も高いため可能性は高い．
- △ Afib/WPWあり（HR＞200/min，不整，多形性wide QRS）：不整だが，症例のHRがAfib/WPWを疑わせるほど高くない．
- ◯ Aflut RVR（P波なし，多くの場合整，II, III, aVFで鋸波）：変動性房室ブロックのAflut RVRだったらありうる．
- ✕ VT（整，wide QRS，頻脈＞120/min）：VTは整なので可能性は低い．
- ◯ MAT（3種類以上のP波，不整，頻脈）：頻度は高くないが，不正な頻脈としては必ず鑑別に入れたい．
- △ PMT（wide QRSの前にペースメーカースパイク）：これは本来は整のリズム．
- △ PVC（単発的wide QRS）：可能性は捨てきれない．
- △ ACS（ST上昇/低下，Q波，胸部誘導の陰性T波）：虚血により頻脈・不整になっている可能性はある．

異常所見を探してみよう！

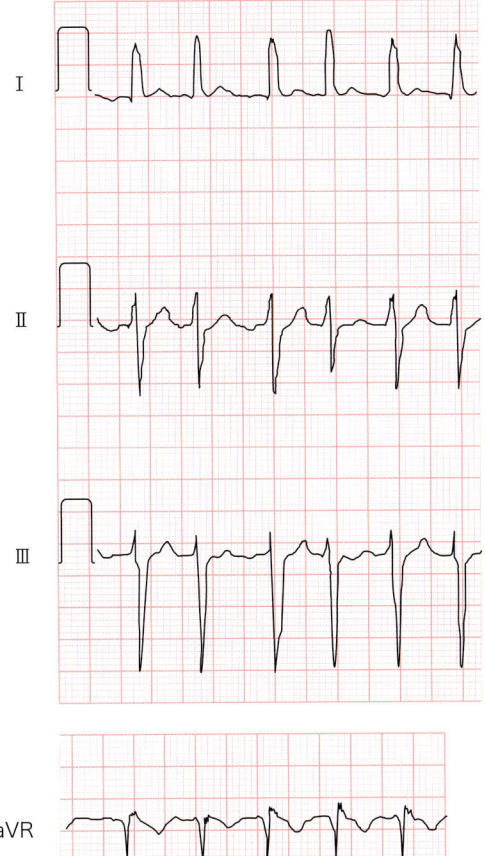

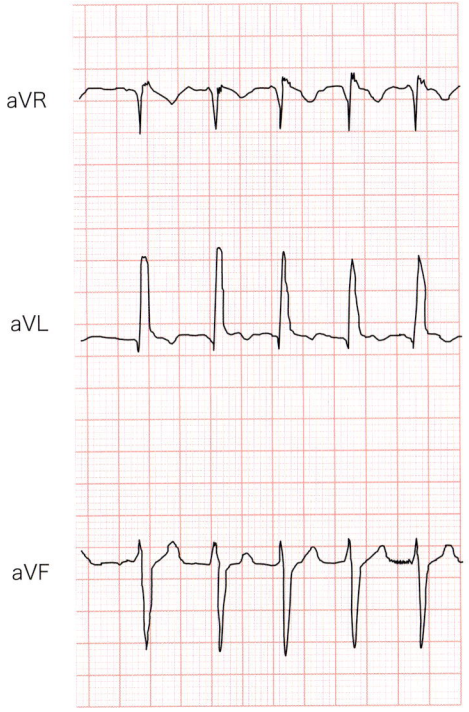

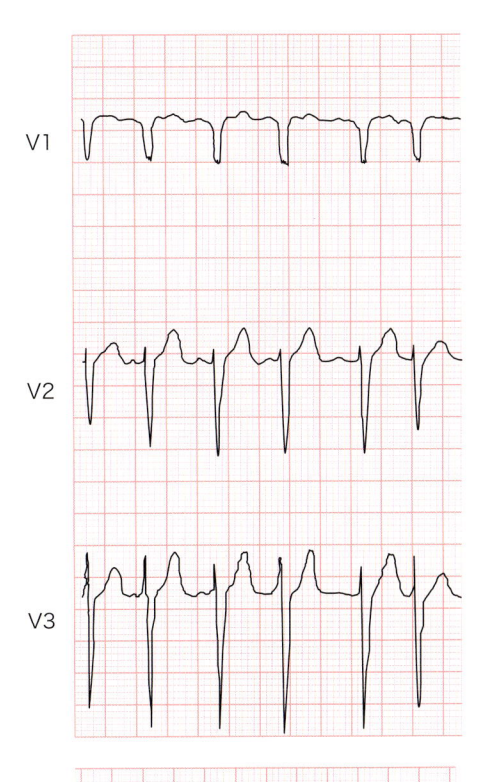

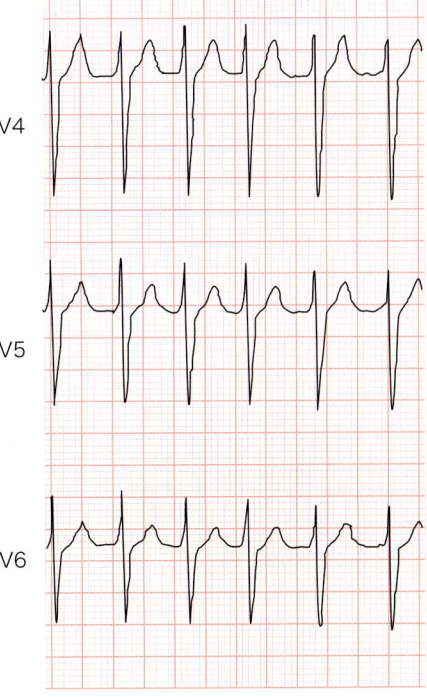

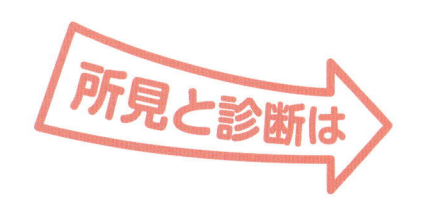

I	V1
II	V2
III	V3
aVR	V4
aVL	V5
aVF	V6

第6章 動悸

所見と診断は ➡

155

心電図を攻める！

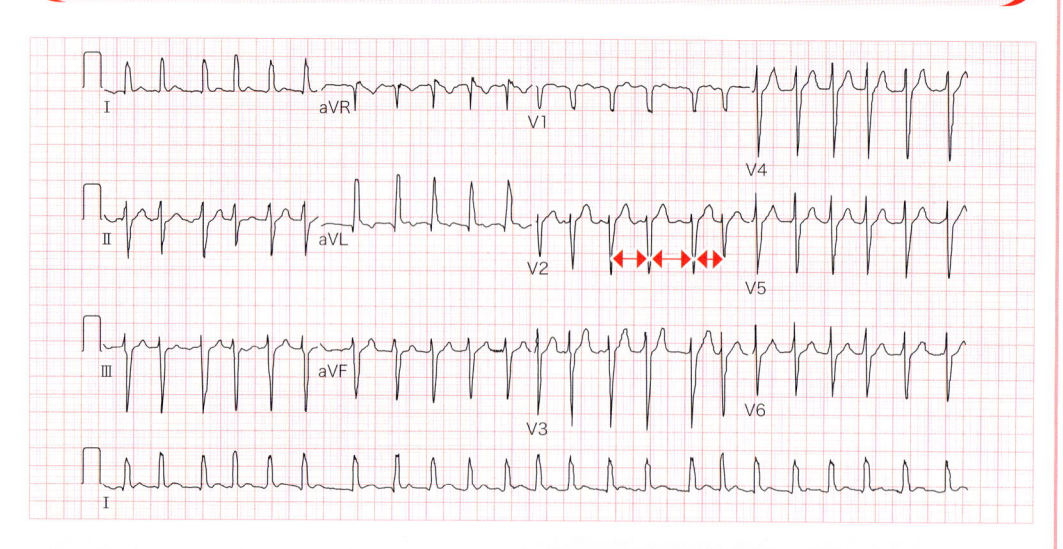

- レート：120〜150/min
- 軸：左軸偏位
- P波の存在：はっきりとしたP波なし
- P波とQRSの関係：なし（P波がないため）
- QRSの形：大きな異常はなし
- 間隔・幅（PR, QRS, QT）：正常（PR測定できず）, RR間隔不整【↔】
- ST-Tの異常：特になし

診断に迫る！

頻脈を診る際に大切な視点は以下の2つである（図1）[A]．
① QRS幅が正常か？　wideか？
② 不整か？　整か？

この2つを症例の心電図に当てはめると，「narrow QRSで不整な頻脈」といえる．

narrow QRSで不整な頻脈のトップ3は，①Afib，②Aflut，③MATである（図1）．粗動波が見られないことからAflutではなく（一般的に粗動波はⅡ，Ⅲ，aVFで見やすい），P波がないことからMAT（multifocal atrial tachycardia）（図2）でもない[B]．残るのはnarrow QRSで不整な頻脈で最も頻度の高いAfibとなる．この症例の心電図の診断はそこまで苦労しないだろう．

最終診断：頻脈性の心房細動（Afib w/ RVR）[C]

✦センスアップ！✦

[A] 頻脈の患者さんをみる際に一番大切なことは，その患者さんが安定しているか不安定かを見極めることである．胸痛，呼吸苦，意識障害，低血圧など不安定な頻脈を示唆する症状・所見を認めた場合は，まず除細動・カルディオバージョンの用意をしながら心電図をとることを試みよう．

[B] P波は一般的に下壁誘導（Ⅱ，Ⅲ，aVF）で最も見つけやすいので，P波を探すときはこれらの誘導を探そう[2]．また，Aflutにおける粗動波も下壁誘導で見つけやすい．粗動波は一般的にレートが300/min前後なので，2：1伝導だとHRは150/minぐらいになる．

こんな症状にも注意！

[C] 頻脈性のAfibで受診する患者さんのほとんどが動悸を訴える．しかし，非特異的な症状（疲労感，浮遊感，発汗，呼吸苦）で受診する患者さんもいる．頻脈性のAfibは診断にそこまで悩むことはないが，これがもっと重篤な疾患によって二次的に引き起こされている可能性があることも忘れないでほしい．原因疾患として，PE，心不全，心筋虚血，電解質異常，心筋症，弁膜症，甲状腺機能亢進症，心外膜炎，肺疾患などがある．これら原因疾患を治さないと頻脈性のAfibが治らないこともあることを覚えておきたい．

その後の経過

安定した頻脈のためすぐには電気的カルディオバージョンは行わず，ジルチアゼムの使用を試みることにした．ジルチアゼム投与後にすぐにHRは90/min台に落ち着いたもののAfibは続いていた．採血結果でKが3.2mEq/Lと軽度低値だったので補正を開始．30分後に自然に洞調律に戻った．

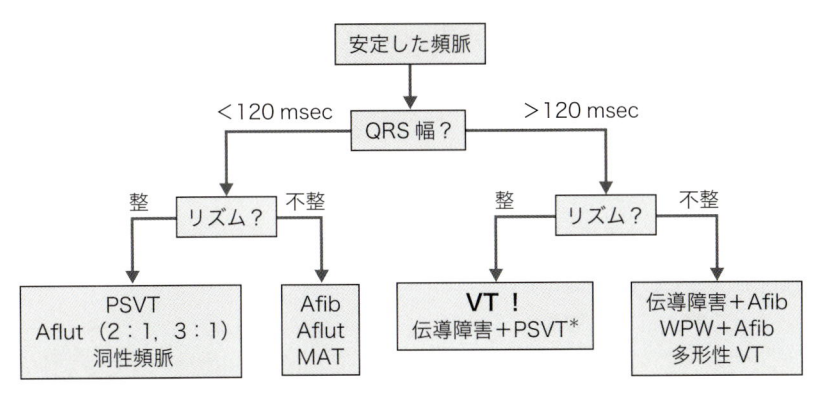

図1 ● 安定した頻脈の診断の流れ
＊以前の心電図より伝導障害が判明している場合
・ACLS2005のアルゴリズムを参考にした
・診断に重点を絞るため治療は割愛した

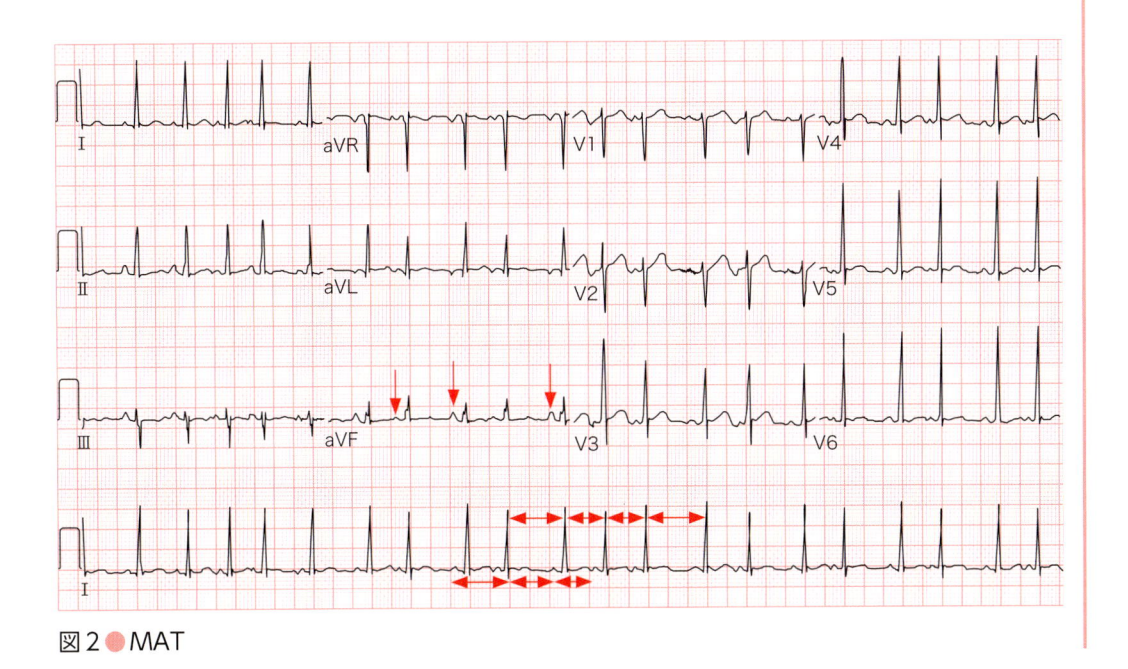

図2 ● MAT

Basic Lecture

不整な頻脈のtips

まず症例の心電図を見ると，①頻脈，②不整，③粗動波やP波を認めないので，アルゴリズム通り（図1）ほとんどの場合は，Afib w/RVRとなる．もちろんAflutの可能性もあるが，この場合は粗動波が見られることがほとんどである．

ここで，悩みどころが3点ある．

A）P波らしきものがある場合は？

P波があるのに不整とはどういうことなのか？ 頻度はあまり高くないが，多源性心房頻拍（multifocal atrial tachycardia：MAT）では，心房内のさまざまな場所から自発性の信号が発せられ，これが不規則なP波となり心室に伝わり不規則な頻拍となる．

MATの診断基準は以下の通りである．
①形の異なるP波が3種類以上ある（主となるP波は存在しない）（図2 →）．
②PP/PR/RR間隔が変動（図2 ↔）．
③不規則で不整な頻脈（図2 ↔）．

COPDやCHFなどの心臓に負荷がかかった状態に起こりやすく（他に低K/Mg，βアゴニスト，テオフィリンなどでも起こる），治療は原因疾患に向けられる[1]．

157

B) 不整の定義は？　不規則な不整 vs 規則的な不整[3]

言葉遊びのようだが，不規則な不整と規則的な不整の違いは何だろうか？　以下のリズムを見てみよう．

- 整：トン・トン・トン・トン・トン．
- 規則的な不整：トーン・トト・トン・トーン・トト・トン（繰り返しがある）．
  （例：2度房室ブロック（特に1型），bigeminy（二段脈），trigeminy（三段脈））
- 不規則な不整：トン・ト・トト・トーン・ト・トン・トーン（繰り返しがない）．
  （例：Afib，MAT，房室伝導が変動するAflut）

不整な脈もそのパターンによって鑑別が異なることを認識しておこう．

C) wide QRSで不整の場合は？

wide QRSの整の頻脈を見た場合は，一にVT，二にVT，三にVTを疑う（第8章-2参照）．しかし，wide QRSで不整の頻脈を見た場合は何を疑うか？

皆さんご存知の通り，wide QRSを認めた場合には，心拍が上室（心房）由来なのか心室由来かによって鑑別が異なる．

[上室性：伝導障害（aberrancy）によってwide QRSとなる]

- 伝導障害を伴うAfib・Aflut・MAT．
- WPWにおけるAfib．

  脚ブロックなどがあると上室性の伝導も遅延しwide QRSとなる．その代表例が右（左）脚ブロックのAfib w/RVRである．それ以外にはWPWのAfibもwide QRSとなるが，この心電図は独特である．レートは一般的なAfib w/ RVRよりも早く（200/min台）QRSの波形も何種類か混じる（詳細は第5章-2参照）．

[心室性：もともとwide QRS]

- polymorphic VT．

  比較的まれだが，VTの一種であるpolymorphic VTもwide QRS，不整を呈する症例で鑑別に出てこないといけない疾患である．

まとめ

- 不整の脈を診た場合は，その不整は規則的なのか不規則なのかをまず見極めよう．
- Afib + RVRは不規則な不整の頻脈性不整脈としての代表格だが，MATも見逃さないように．
- wide QRSの不規則な頻脈性不整脈は，伝導障害を伴う上室性の場合がほとんどであるが，polymorphic VTも忘れずに．

文献

1) Kastor JA：N Engl J Med, 322：1713-1717, 1990
2)「ECGs for the Emergency Physician」(Mattu A, Brady W, et al ed), Blackwell publishing, 2003
3) ECG Rhythm：http://lifeinthefastlane.com/ecg-library/basics/ecg-rhythm/

第7章 嘔気・嘔吐

嘔気・嘔吐で受診した場合に考えるべき鑑別疾患

全身性
- 電解質異常
- 薬剤性・中毒
- 尿毒症
- 迷走神経反射

内分泌
- DKA

中枢神経
- 頭蓋内出血
- 脳梗塞
- 髄膜炎

耳鼻科
- 末梢性めまい

心原性
- ACS

呼吸器系
- 肺炎

消化器
- 急性胃腸炎
- 消化管出血
- 腸閉塞
- 肝炎
- 膵炎
- 胆石・胆のう炎
- 虫垂炎
- IBD

泌尿器
- 尿路結石
- 尿路感染症
- 精巣捻転

産婦人科
- 妊娠(正常・異所性)
- 妊娠悪阻
- 卵巣捻転

整形
- ひどい痛みを伴う骨折

心電図で診断できる,もしくは大きく治療が変わる鑑別疾患は?

電解質異常
- 高K(P波消失,鋭いT波,wide QRSなど)
- 低K(大きいP波,平坦/陰性T波,U波出現)
- 高Ca(QT短縮)
- 低Ca/Mg(QT延長)

薬剤性・中毒
- TCA(QRS延長,aVRのR波)
- 向精神薬(QT延長)
- 不整脈薬(wide QRS)
- ジギタリス(いろいろ)
- Caチャネル遮断薬/β遮断薬(徐脈,高度房室ブロック)
- 抗ヒスタミン薬(TCAに準ずる)

頭蓋内出血
- 脳出血・SAH(ST低下,QT延長,陰性T波)

心原性
- ACS(ST上昇/低下,Q波,胸部誘導の陰性T波)

略語

ACS: acute coronary syndrome(急性冠症候群)
DKA: diabetic keto-acidosis(糖尿病性ケトアシドーシス)
IBD: inflammatory bowel disease(炎症性腸症候群)
SAH: subarachnoid hemorrhage(くも膜下出血)
TCA: tricyclic antidepressants(三環系抗鬱薬)

第7章 嘔気・嘔吐

難易度 ★★☆

1 80歳女性 嘔吐，徐脈，強い全身倦怠感

渡瀬剛人

症例提示

主　訴：嘔吐
現病歴：数日前から全身倦怠感・食思不振を認めており，家で様子をみていた．来院当日の朝になって数回嘔吐して，倦怠感が強く立てないので救急要請した．失神，胸痛，呼吸苦，下痢，腹痛なし．
既往歴：Afib，軽度の慢性腎不全
服用薬：ベラパミル
来院時現症：HR 40/min，BP 60/32 mmHg

第一印象：疲れ気味
頸　部：頸静脈怒張なし
呼吸音：両側清
心　音：徐脈，雑音なし
腹　部：平坦，圧痛なし
下　肢：浮腫なし
神　経：意識清明，明らかな麻痺なし

症状・症候から攻める！ A

■ 電解質異常
- ○ 高K（P波消失，鋭いT波，wide QRSなど）：原因不明の徐脈では除外必須！
- × 低K（大きいP波，平坦/陰性T波，U波出現）：一般的に徐脈はきたさない．
- × 高Ca（QT短縮）：一般的に徐脈はきたさない．
- × 低Ca/Mg（QT延長）：一般的に徐脈はきたさない．

■ 薬剤性・中毒
- × TCA（QRS延長，aVRのR波）：一般的には頻脈をきたす．
- × 向精神薬（QT延長）：一般的には頻脈をきたす．
- ○ 不整脈薬（wide QRS）：さまざまな電解質チャネルをブロックし徐脈をきたしうる．
- ○ ジギタリス（いろいろ）：徐脈はよく知られた副作用．
- ○ Caチャネル遮断薬/β遮断薬（徐脈，高度房室ブロック）：徐脈はよく知られた副作用．
- × 抗ヒスタミン薬（TCAに準ずる）：一般的には頻脈をきたす．

■ 頭蓋内出血
- △ 脳出血・SAH（ST低下，QT延長，陰性T波）：頭痛はないが，嘔吐＋徐脈は頭蓋内病変の可能性を否定できない．

■ 心原性
- ○ ACS（ST上昇/低下，Q波，胸部誘導の陰性T波）：さまざまな機序で徐脈をきたしうる．積極的に除外しないと手遅れになることも！

> ✦センスアップ！✦
> A 高齢者は典型的な症状で受診しないことが多い．不定愁訴的な症状（だるい，浮遊感，嘔気・嘔吐，意識障害）で受診することがむしろ多い．こういった場合に緊急を要する疾患を素早く見つけられる心電図は早めに行いたい検査の一つである．心電図は安い・非侵襲的・繰り返せるなどメリット盛りだくさんだ．

異常所見を探してみよう！

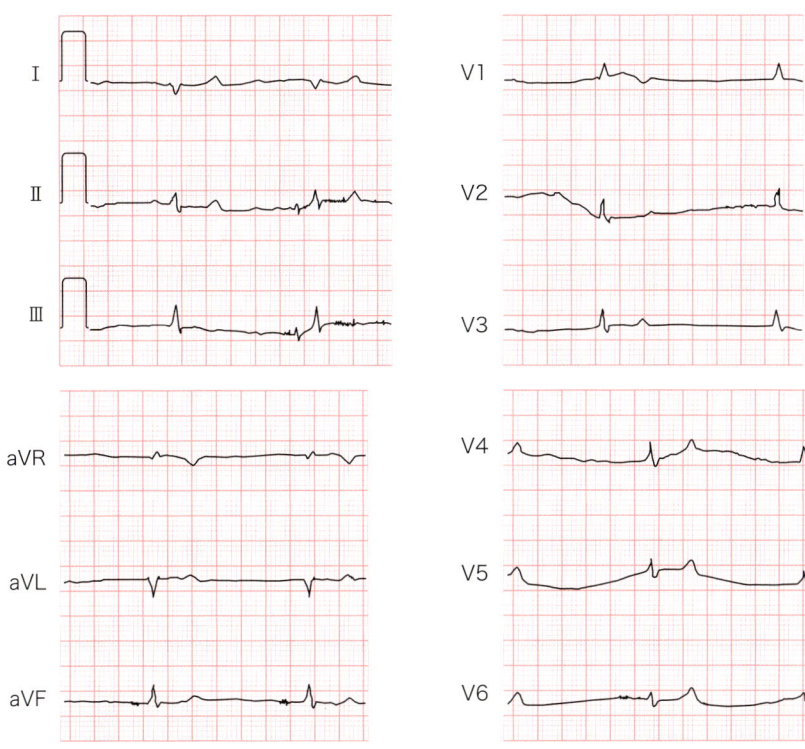

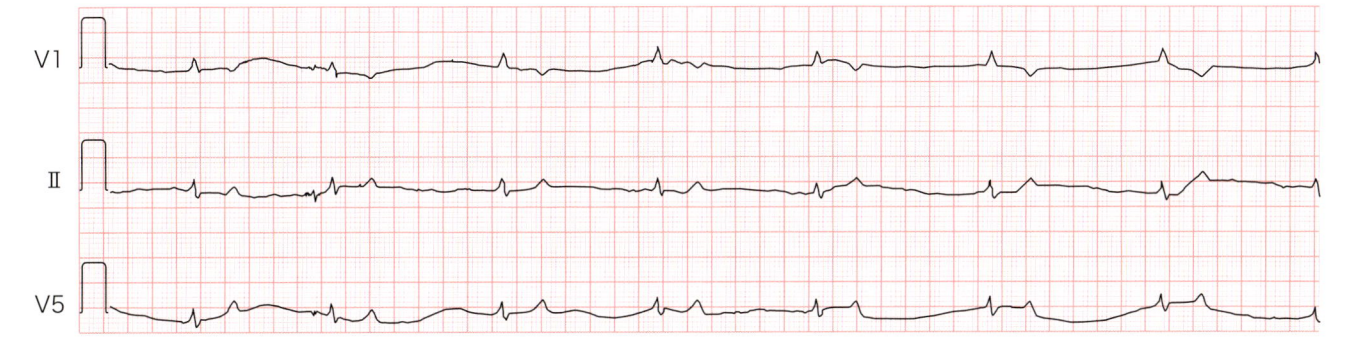

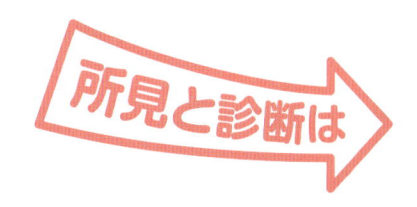

第7章 嘔気・嘔吐

所見と診断は

心電図を攻める！

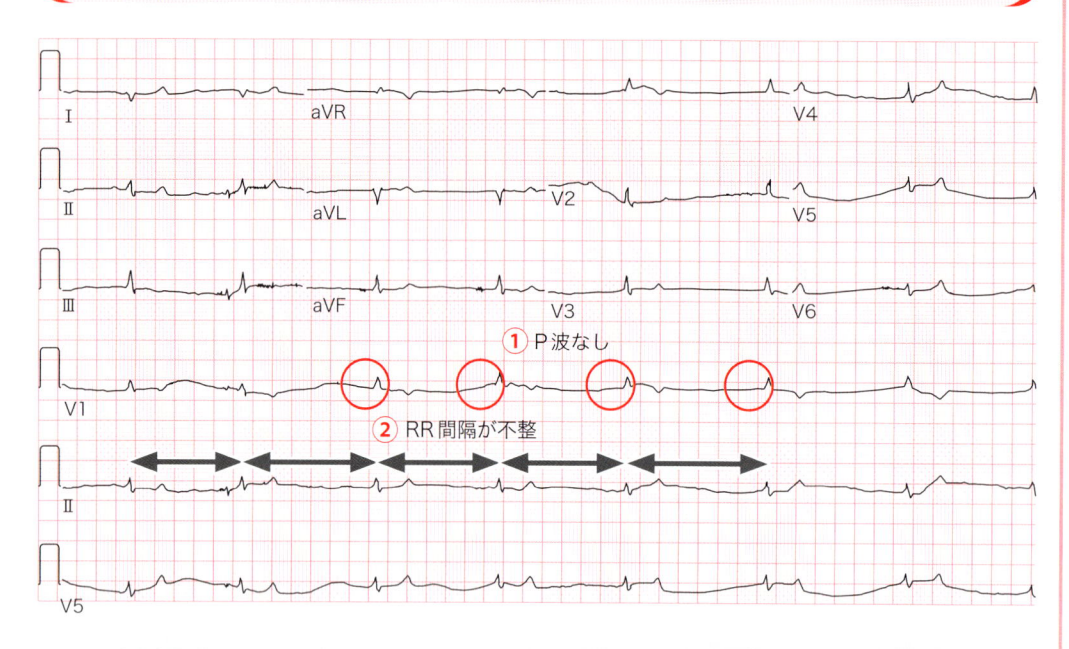

- レート：45/min
- 軸：右軸偏位
- P波の存在：はっきりとしたP波なし【上図①】
- P波とQRSの関係：なし（P波がないため）
- QRSの形：右脚ブロック？
- 間隔・幅（PR, QRS, QT）：QRS幅・QT間隔は正常, RR間隔が不整【上図②】
- ST-Tの異常：明らかな異常はない[B]

① P波なし
② RR間隔が不整

診断に迫る！

　レートは45/minとなっている．QRS幅は正常範囲内である．次に，この徐脈が洞性徐脈か否かを考えなくてはならない．P波がない【上図①】ので洞性徐脈ではないと判断できるため，残るものとして（洞停止による）不整脈もしくはslow Afibとなる．前者であれば，レートは整，後者ならレート不整となる．そこでキャリパーでRR間隔を計ると不整であることがわかり【上図②】，これはslow Afibなのだろうと考えられる．他の致死的な徐脈としてMobitz 2型や3度房室ブロックも常に考慮しないといけないが，本症例はP波そのものを認めないので，これらの疾患の可能性はかなり低い．

　本症例ではK値が7.9 mEq/Lと高値であり，急性腎不全（Cr：4 mg/dL）も認めたため，高K血症とベラパミル代謝物蓄積による心電図変化と判断した．

最終診断 高K血症＋ベラパミル中毒による slow Afib[C]

✨センスアップ！✨

[B] 虚血所見なしと書いてあるのに，陰性T波がV1にあるじゃないかと思われた読者もいると思う．V1とaVRは心臓を右側から捉えている誘導であり，心臓全体の電流ベクトルが一般的に左に向かうことを考えると，これらの誘導で正常時に陰性T波が存在しても異常ではない[1]．

こんな症状にも注意！

[C] Caチャネル拮抗薬中毒[2,3]（高K血症は第1章-5参照）
中毒症状はジヒドロピリジン系もしくは非ジヒドロピリジン系かによって異なる．

- ジヒドロピリジン系：末梢血管のCa受容体に主に働き，心機能にはほとんど影響しないため，低血圧が主な中毒症状となる．場合によっては低血圧を代償するために頻脈を認めることもある．低血圧によって，「だるさ，浮遊感，嘔気・嘔吐」などの症状を訴えることがある．
- 非ジヒドロピリジン系：主に心筋Ca受容体に働くので徐脈をきたすが，中毒量だと末梢血管のCa受容体にも働き，低血圧をもきたす（ジヒドロピリジン系と異なり臓器特異性が失われる）．

同じような中毒症状をきたすものとして比較されるのがβ遮断薬中毒だ．大きな違いをあげるとすれば，Caチャネル拮抗薬はβ遮断薬と比べて，①意識障害をきたしにくい（β遮断薬は脂溶性であるため血液脳関門を通過しやすい），②高血糖をきたしやすい（膵臓のβ細胞に影響してインスリン分泌をブロック）などの特徴がある．

その後の経過

採血結果より，K値が7.9 mEq/L，Crが4 mg/dL（平常時1.5 mg/dL）であることが判明．低血圧を認めたため，経皮ペーシングの用意をしてから，高K血症の治療（Ca，グルコース/インスリン，アロビュタロール，ケイエキセレート）を開始したところ，レートが50/min台・収縮期血圧も90 mmHg台に回復．ベラパミルを休薬し経過観察をしていたら徐々にHRも上がり，翌日の退院時にはHRは70/min台まで回復．経口摂取不良により「急性腎不全→高K血症＋ベラパミル代謝物蓄積→P波消失＋徐脈」となったものと思われる．

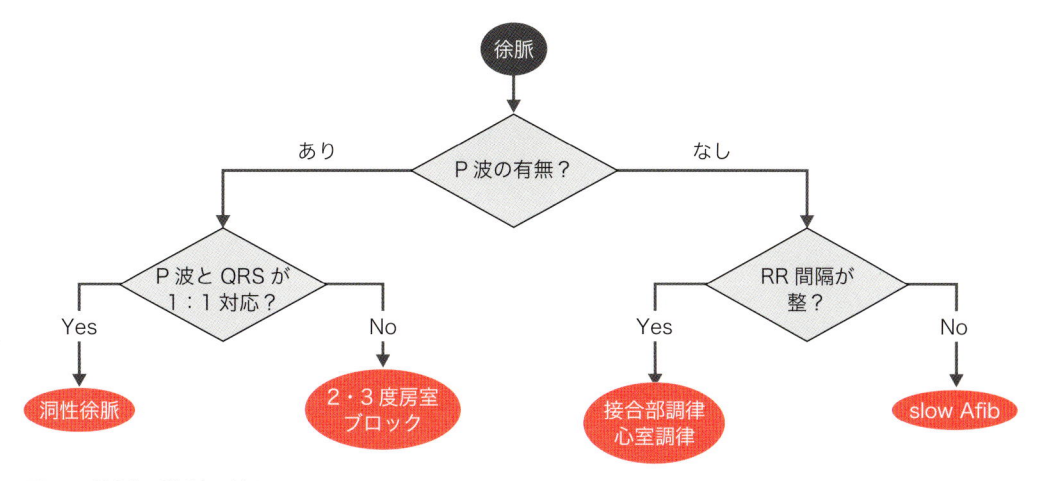

図1 ● 徐脈の診断の流れ

Basic Lecture

徐脈の心電図診断

前述した徐脈に対するアプローチをもう少し詳しく見てみよう．

① P波が存在するか？：P波が存在しない場合は2つのパターンが考えられる．1つはAfib，もう1つは何かしらの原因でP波が消失してしまった場合だ．もちろん後者のほうが緊急を要することが多い．なぜならば，P波を消失させうる疾患に洞不全症候群，高K血症，ACS，薬剤の副作用など致死的なものが多く含まれているからである．

② P波とQRSが1：1対応しているか？：P波の後にQRSが続き，呼応している場合は，まず洞性徐脈と捉えていいだろう．しかし，P波とQRSの関係がこじれているようなら，注意深くどのような関係なのかを調べる必要がある．なぜならば，これには致死的な房室ブロックが隠れているからである．

③ RR間隔が整か？：整なら洞性徐脈もしくは接合部・心室調律，不整ならAfibもしくは2・3度房室ブロックと考えるとすっきりする．

以上を図1にまとめたので，参考にしてほしい．

まとめ

- 徐脈を見たときは，P波の有無，P波とQRSの関係，RR間隔に着目しよう（Basic Lecture参照）．
- 不安定な徐脈は経皮もしくは経静脈ペーシングを用意している間に，原因疾患に応じて，心拍数を増加させる薬剤投与や原因疾患の治療を開始．

文献

1)「ECGs for the Emergency Physician」(Mattu A, Brady W, et al ed), Blackwell publishing, 2003
2) Kerns W 2nd：Emerg Med Clin North Am, 25：309-331, 2007
3)「Goldfrank's Toxicologic Emergencies 9th edition」(Nelson L, et al), McGraw-Hill Professional, 2010

第7章 嘔気・嘔吐

難易度 ★☆☆

2 87歳女性 嘔気，食欲低下

薬師寺泰匡

症例提示

主　訴：嘔気
現病歴：受診数日前から徐々に食欲低下していた．嘔気を自覚していたが嘔吐はしていない．来院日は嘔気が強くなってきたため救急要請．下痢はない．腹痛もない．最近ものが濁って見える
既往歴：近医で高血圧を治療しているらしい
内服薬：持参しておらず不明
来院時現症：BT 36.5℃, BP 128/68 mmHg, HR 66/min, RR 16/min, SpO₂ 93％（RA）

意　識：GCS15（E4V5M6）
頭　部：明らかな異常所見なし
頸　部：頸静脈怒張なし
胸　部：呼吸音清，心音整，第4肋間胸骨左縁を最強に収縮期雑音聴取
腹　部：平坦，軟，圧痛なし
四　肢：下腿に軽度浮腫を認める
皮　膚：明らかな異常所見なし
その他：特記事項なし

症状・症候から攻める！ Ⓐ

■ 電解質異常
- ○ 高K（P波消失，鋭いT波，wide QRSなど）
- ○ 低K（大きいP波，平坦／陰性T波，U波出現）
- ○ 高Ca（QT短縮）
- ○ 低Ca/Mg（QT延長）

｝高齢であり電解質異常は注意しておきたい．本人が認識せず電解質異常を誘発するような薬剤を服用していることもある．

■ 薬剤性・中毒
- ○ TCA（QRS延長，aVRのR波）
- ○ 向精神薬（QT延長）
- ○ 不整脈薬（wide QRS）
- ○ ジギタリス（いろいろ）
- ○ 抗ヒスタミン薬（TCAに準ずる）

｝内服薬の中身がわからないが，考えておく必要がある．

■ 頭蓋内出血
- ✕ 脳出血・SAH（ST低下，QT延長，陰性T波）：病歴から考えにくい．

■ 心原性
- △ ACS（ST上昇／低下，Q波，胸部誘導の陰性T波）：数日前発症の陳旧性心筋梗塞という線は考えられる．

✦センスアップ！✦

Ⓐ 高齢者の嘔気や食欲不振をきたす疾患は多岐にわたる．何らかの疾患を探しにいくつもりで，特異的変化がないか注意深く心電図を見なくてはならない．自覚せずに中毒量の内服薬を服用していることもしばしばで，心電図変化しか手がかりがないこともある．また，数日前からの嘔気の原因がMIであるということは救急外来ではたびたび経験される．

異常所見を探してみよう！

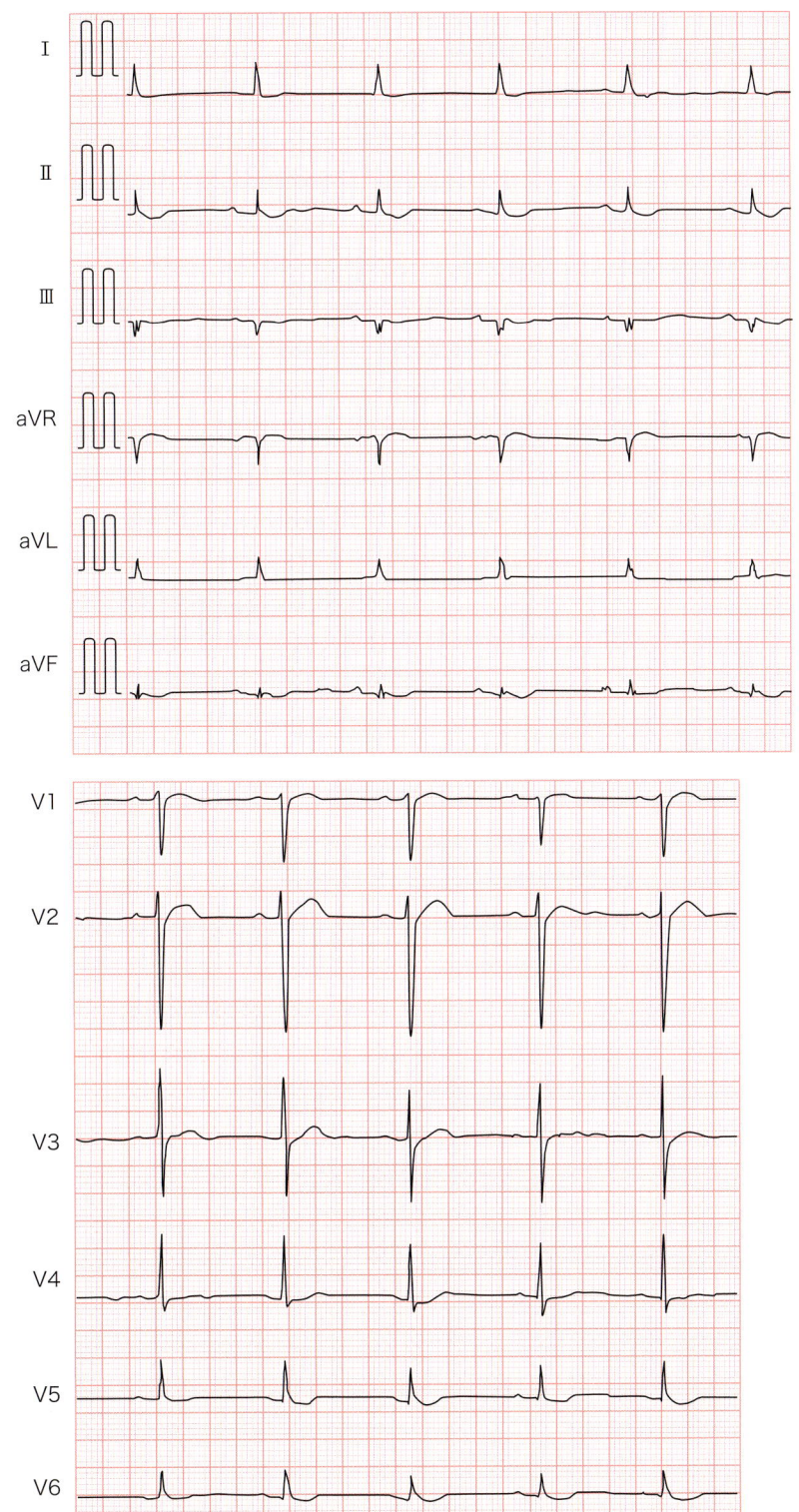

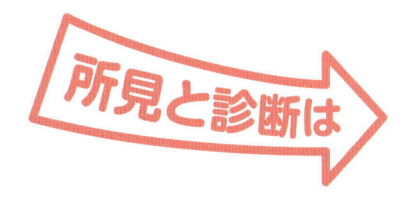

所見と診断は

心電図を攻める！

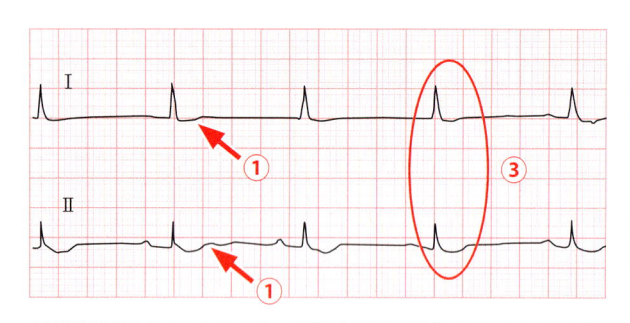

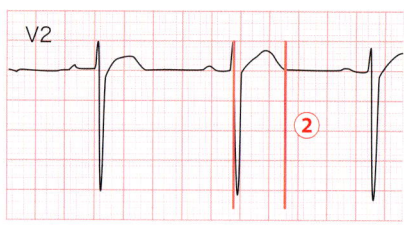

- レート：70/min
- 軸：正常範囲内
- P波の存在：存在する
- P波とQRSの関係：解離はない
- QRSの形：正常
- PR間隔：正常
- QRS幅：正常
- T波：肢誘導とV4～V6でT波の平坦化を認める【上図①】
- QT間隔（QTc）：短縮（0.29 sec）【上図②】
- ST-Tの異常：I，II，aVF，V5～V6で盆状のST低下【上図③】

診断に迫る！

　T波の平坦化，QT間隔の短縮，盆状のST低下からジギタリス効果が考えられ⑧，食欲不振，視界混濁の病歴よりジギタリス中毒が疑われる（Basic Lecture参照）．ジギタリス効果は長期間にわたるジギタリス使用でよく認められる心電図変化で，**PQ延長，T波変化（平坦化や陰転），QT間隔短縮，盆状ST低下，U波**などが出現するとされている[1]．ジギタリスの薬理効果による変化で，治療濃度域でも認められる．この変化は中毒症状そのものではなく，ジギタリス中毒ではありとあらゆる種類の不整脈が出現するのが特徴といえる©．**中毒症状の本態は，「洞結節以外に異常な興奮起原が出現すること（調律異常）」および「房室伝導が障害されること（伝導抑制）」**である．ジギタリスの作用は細胞膜にあるNa$^+$-K$^+$ ATPaseを阻害し，細胞内Na$^+$濃度を上昇させ，Na$^+$-Ca^{2+}交換機構を介して細胞内Ca^{2+}濃度を高めるものである．Na$^+$-K$^+$ ATPaseを阻害した結果，静止膜電位の上昇により脱分極速度が遅くなり伝導速度が遅延し，またペースメーカー以外の細胞から脱分極が起こりやすくなる．そして細胞内Ca^{2+}濃度上昇に伴い再分極までの時間が短縮し，不応期が短くなるため不整脈リスクが上昇するのである．

　本症例では明らかな不整脈は認めておらず，心電図変化とジギタリス中毒症状としての不整脈とは関連がないようであるが，その他に特異的所見がなければジギタリスの長期内服が示唆されるためジギタリス中毒を疑いたくなる．

　心電図変化などから虚血性心疾患も考慮し，心筋逸脱系酵素の経時的なチェックと心エコーなどを施行したが，虚血性心疾患は否定的であった．またジギタリス血中濃度を測定したとこ

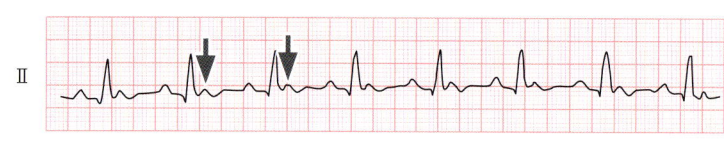

図1 ● PAT with block
→：心室に伝導しないP波を認めている．
文献4より引用

✦センスアップ！✦

Ⓑ ジギタリス効果で起こる変化としては，①PQ延長，②QT短縮，③ST-T低下があげられる．ST-T低下については，今回認めているような下に凸の盆状降下（scooped type，上図③）と，右下がりのdown-sloping（下図）型がある．scooped typeは米国救急医の間で「ダリの髭」とも呼ばれる．

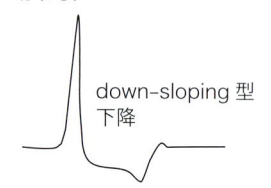

down-sloping型下降

こんな症状にも注意！

Ⓒ ジギタリス中毒では脚ブロックを除くほぼすべての種類の不整脈が起こる可能性がある．本文中の解説の通り調律異常と伝導抑制を起こすためである．不整脈はPAT with blockと呼ばれる，房室ブロックを伴う発作性心房頻拍が特徴的であり覚えておきたい．AfibやAFLに房室結節調律が加わることもある（図1）．

ろ 3.5 ng/mL と高値であった．かかりつけの診療所に問い合わせるとジギタリスの処方がされていた．

最終診断　ジギタリス中毒

Basic Lecture

ジギタリス中毒の臨床症状

ジギタリス中毒では心電図上にはどんな不整脈も出うるため，特異的な所見はない．そのためジギタリス中毒は臨床症状から疑う必要がある．中毒症状として循環器症状の他，消化器症状（食欲不振，嘔気・嘔吐，腹部膨満感など），視覚障害（光がちらつく，黄視症，目のかすみなど），精神神経症状（めまい，頭痛，認知機能低下，意識障害など）があげられる[2]．

嘔気・嘔吐については化学受容体誘発帯（chemoreceptor trigger zone：CTZ）を介する反応と考えられている．CTZ は第4脳室底，菱形窩下部の最後野に存在しており，血管が豊富で血液脳関門がないのが特徴である．血液や脳脊髄液中の代謝物や薬物，ホルモンなどによる催吐性刺激を受ける領域で，ジギタリスをはじめ，モルヒネやアルコールなどが刺激となることが知られている[3]．

その後の経過

入院して内服薬を中止して経過をみたところ，嘔気，食欲不振の各症状はすみやかに改善を認めた．視界も濁らなくなったとのことで，ジギタリス中毒に伴う黄視と考えられた．陰性T波やST低下などの心電図変化も経時的に消失した．

まとめ

- ジギタリス中毒はジギタリス効果（T波平坦化や陰転化，QT間隔短縮，盆状ST低下，U波出現）で疑い臨床症状で診断する．
- ジギタリス中毒の心電図異常は，調律異常と伝導異常に伴うさまざまな変化が認められる．
- ジギタリス中毒の典型的な症状（呼吸苦，嘔気・嘔吐，食欲不振，黄視）を知っておこう．

文献

1) Digitalis（Cardiac glycoside）poisoning：http://www.uptodate.com/contents/digitalis-cardiac-glycoside-poisoning
2) Ma G, et al：J Emerg Med, 20：145-152, 2001
3) 前田　彰，他：救急医学．32：528-530, 2008
4) Cardiac arrhythmias due to digoxin toxicity：http://www.uptodate.com/contents/cardiac-arrhythmias-due-to-digoxin-toxicity

第7章　嘔気・嘔吐

第7章 嘔気・嘔吐

3 51歳男性 嘔吐，下痢は治ったけど…

後藤　縁

症例提示

現病歴：来院2日前から水様性の下痢あり．来院当日，下痢は軽快するも，今度は嘔気が出現し，自宅で3回嘔吐したため，夜の救急外来をwalk inで受診した．腹痛はなし．胸痛はないが不快感はあり．頭痛なし

既往歴：爪白癬で皮膚科，骨折で整形外科に受診歴がある

内服歴：ノルフロキサシン，ベルベリン（下痢に対し，近医で処方）

来院時現症：BT 36.3℃，BP 103/74 mmHg，HR 120/min，RR 20/min，SpO₂ 97%（RA）

意　識：GCS15（E4V5M6）

胸　部：呼吸音清，心音整，心雑音なし

腹　部：平坦，軟　圧痛なし

その他：特記する所見はなし．独歩で来院されているが，かなりしんどそうな様子

症状・症候から攻める！

嘔吐の鑑別に際し，「心電図で診断できる，もしくは大きく治療が変わる鑑別疾患」として，以下のものがあげられる[A]．

■ **電解質異常**
- ✕ 高K（P波消失，鋭いT波，wide QRSなど）：原因となるような既往（腎機能障害など）・薬剤はなく，積極的に疑う病歴でもない．
- ○ 低K（大きいP波，平坦/陰性T波，U波出現）：下痢・嘔吐の病歴からありうる．
- ✕ 高Ca（QT短縮），低Ca/Mg（QT延長）：原因となる内服や既往は明らかでない．低Kに低Mgが合併することはあるが，多くはアルコール多飲や長期の摂取不足による．

■ **薬剤性・中毒**
- △～✕ TCA（QRS延長，aVRのR波），向精神薬（QT延長），不整脈薬（wide QRS），ジギタリス（いろいろ），抗ヒスタミン薬（TCAに準ずる）：これらを内服した病歴はない．ただし，下痢に対し，新規に開始された薬剤があるため，薬剤性の可能性は念頭におくべき．ノルフロキサシンはニューキノロン系の抗菌薬であり，QT延長の原因となりうる．

■ **頭蓋内出血**
- ✕ 脳出血・SAH（ST低下，QT延長，陰性T波）：頭痛などの症状なく，意識清明，低めの血圧，というバイタルサインからも疑いにくい．

■ **心原性**
- △～○ ACS（ST上昇/低下，Q波，胸部誘導の陰性T波）：典型的ではないが，原因のよくわからない嘔吐をみたら，ACSを必ず鑑別にあげる必要がある．

✦センスアップ！✦

[A]「嘔吐」は，鑑別すべき疾患が多岐にわたり，嫌な主訴である．頻回の水様便と嘔気・嘔吐が揃えば「胃腸炎」として良いこともあるが，あくまで「除外診断」．他に見逃してはいけない疾患が隠れていないか，常に考えよう．
代表的なものとして，脳血管障害（小脳出血/梗塞，頭蓋内圧亢進），イレウス（特に絞扼性イレウスやヘルニア），基礎疾患があれば尿毒症や糖尿病性ケトアシドーシス，若い女性なら妊娠も忘れてはならない．
そして，「嘔気や嘔吐，不快感」といった非特異的な症状の場合，心筋梗塞の可能性がないかを，常に念頭においておく必要がある．

異常所見を探してみよう！

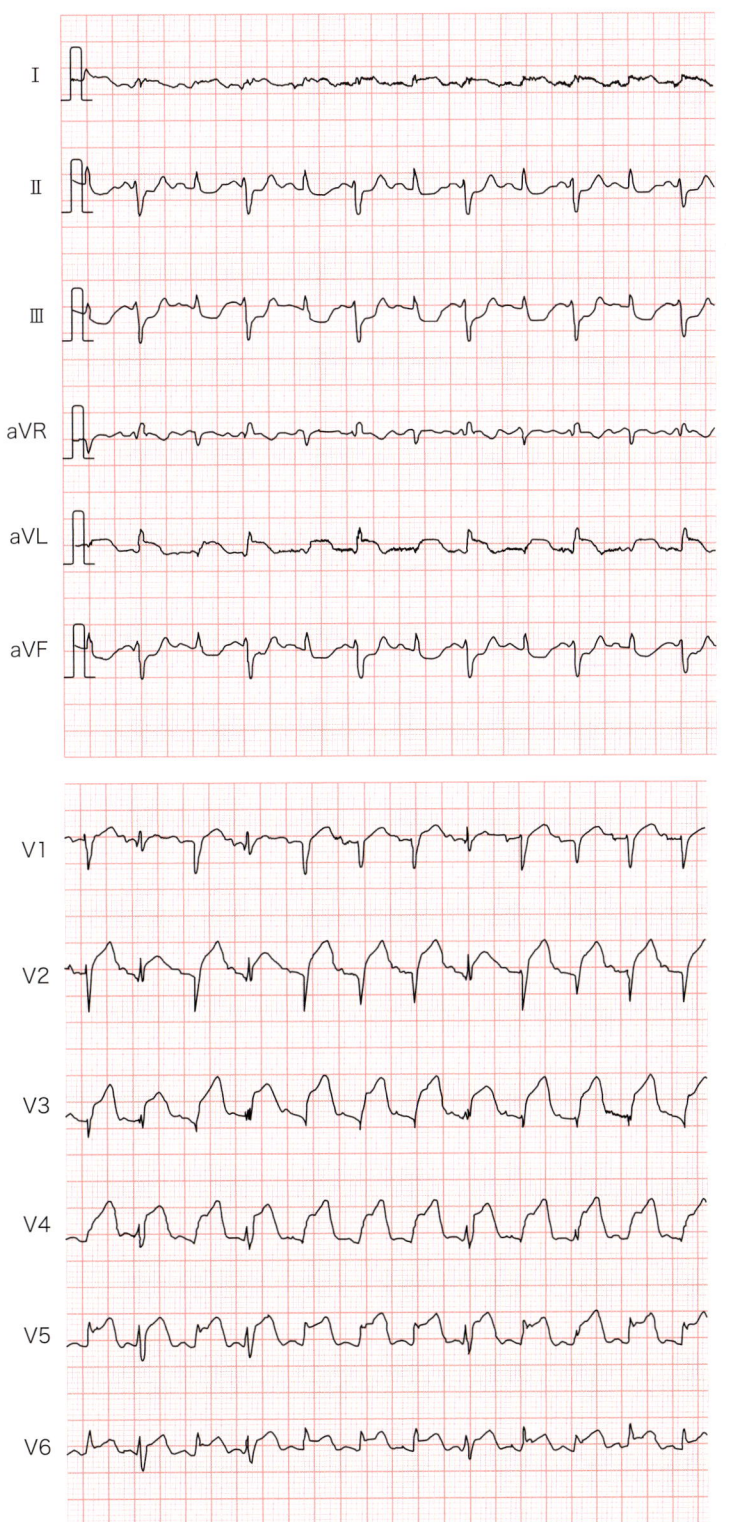

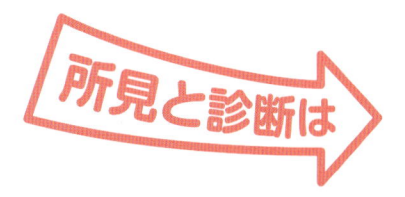

第7章 嘔気・嘔吐

所見と診断は

心電図を攻める！

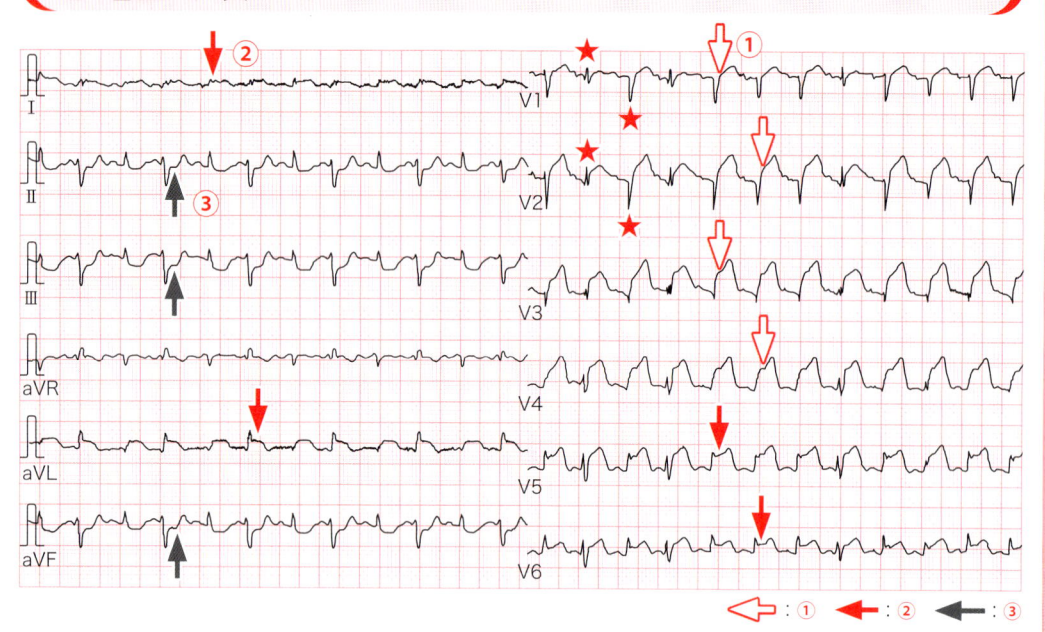

- レート：125/min
- 軸：一定でない（四肢誘導のQRSの向き【上図★】が変動している）[B]
- P波の存在：存在する
- P波とQRSの関係：解離はない
- QRSの形：四肢誘導のQRSの向きが変動している

- PR間隔：正常（0.12 sec）
- QRS幅：正常（0.07 sec）
- QT間隔（QTc）：正常（0.34 sec）
- ST-Tの異常：Ⅰ，aVL，V1～V6でST上昇を認める【上図①，②】，Ⅱ，Ⅲ，aVFでST低下（鏡像変化）【上図③】を認める
- その他：四肢誘導は低電位である

センスアップ！

[B] さらに心電図をよく見ると，四肢誘導ではQRSの向きが交互に変わっている．これは電気的交互脈（electrical alternans）といい，重篤な心嚢液貯留などで出現する所見である．低電位・頻脈であることも，心嚢液の貯留や，心タンポナーデに近い状態ではないかということを危惧する所見である．

診断に迫る！

心電図では，**多くの誘導でSTが上昇**しており，それぞれ下記の病変を示唆している．

- V1～V4のST上昇【上図①】→前壁中隔の梗塞
- V5～V6，Ⅰ，aVLのST上昇【上図②】→側壁梗塞

今回はこれらすべてを認めるため，**広範前壁心筋梗塞**の所見である．

またⅡ，Ⅲ，aVFのST低下は鏡像変化（reciprocal change【上図③】）であり，上記の診断に矛盾はない．

心電図から心筋梗塞を診断するのは難しくないが，この症例では「嘔吐を主訴に受診」という点にポイントをおきたい．

「胸痛」を訴えない心筋梗塞・狭心症患者の存在は，肝に銘じておく必要がある．このような患者は診断・治療が遅れやすく，予後不良とも関係するため，救急外来では「胸痛を訴えない患者でもACSを疑う！」というのは重要なポイントである．

心筋梗塞と確定診断された患者のうち，1/3で胸痛の症状が存在しなかった，という報告があり[1]，これらの患者は**息切れ，嘔気・嘔吐，動悸，失神，ふらつき，倦怠感などの非典型的な訴えで受診，あるいは心肺停止で搬送**されることもある[C]．

さらに，救急外来から心筋梗塞の診断で入院した患者のうち，ほぼ半数が胸痛を訴えなかった，という報告もある[2]．

こんな症状にも注意！

[C] 胸痛，胸部絞扼感に加え，上肢や肩への放散痛，下顎や歯への放散痛，冷汗などはACSを示唆する有名な症状である．息切れ，嘔気・嘔吐，動悸，失神，ふらつき，倦怠感，あるいは突然の錯乱やせん妄といった非特異的な症状にも注意しよう．

無痛性心筋梗塞の危険因子として，「高齢，女性，糖尿病」は有名だが，他にも表1のようなリスクがあれば要注意である[1]．

表1 ● 無痛性心筋梗塞の危険因子

危険因子	胸痛がなかった患者の割合
心不全の既往	51%
脳卒中の既往	47%
75歳以上	45%
糖尿病	38%
女性	39%
非白人	34%

文献1より作成

実は症例の患者さんは，50歳代・男性・糖尿病もなし…．まさに「非典型こそ典型」な心筋梗塞！症状からすると，「胃腸炎」と帰宅させかねない怖い症例である．ただ実際の症例では，患者さんがかなりしんどそうで「ただの胃腸炎ではなさそう…」という印象はあり，「中年以降の嘔気・嘔吐は，心電図を！」という教訓を覚えていた研修医がすぐに心電図をとってくれたため早期に診断された．

最終診断　広範前壁心筋梗塞

その後の経過

ERで心エコーを当てると心嚢液の貯留もあり，前壁梗塞による左室自由壁破裂が疑われた．経皮的心肺補助法（PCPS）待機下に心臓カテーテル検査を行ったところ，#6に100%の閉塞を認め，また心嚢穿刺を行うもドレナージが得られなかったため，そのまま緊急手術（左室自由壁破裂に対する修復術）となった．

Basic Lecture

「消化器症状」でやってくる心筋梗塞

下壁梗塞を代表とする右冠動脈領域の疾患では，迷走神経の緊張により消化管の蠕動運動が亢進し，嘔気や嘔吐・下痢などの消化器症状を呈することがあるとされている．

また下壁梗塞では下壁が横隔膜直上に位置していることから，「心窩部痛」「胃痛」という訴えになることも多く，嘔吐や下痢が伴っていかにも消化器疾患のように現れることがある．安易に「胃腸炎」などと診断してしまわないよう慎重に対応しなくてはならない．

…ということは，今回のような「前壁」梗塞で嘔吐は生じないはずでは？　いや，実は下壁梗塞でも前壁梗塞でも嘔吐は生じ，その頻度に差はない，という報告もある[3]．

やはり「非典型な症例が典型！」な心筋梗塞なのだ．

まとめ

- 「嘔吐」を主訴とするACSもある．
- 「胸痛」を訴えない心筋梗塞のリスク：「高齢者・糖尿病・女性」以外に「心不全既往・脳卒中既往」も！

文献

1) Canto JG, et al：JAMA, 283：3223-3229, 2000
2) Gupta M, et al：Ann Emerg Med, 40：180-186, 2002
3) Fuller EE：Am J Cardiol, 104：1638-1640, 2009

第7章 嘔気・嘔吐

難易度 ★★☆

4 59歳男性 嘔気，食欲不振，下痢

中山由紀子

症例提示

主　訴：嘔気，食欲不振，下痢
現病歴：1カ月前より下痢があり，娘に顔色不良を指摘されていた．来院3日前に娘が患者宅（独居）を訪ねると炊飯器に1週間前のご飯が残っており，本人も嘔気，食欲不振を訴えていた．娘が病院受診を勧めるも本人は拒否．来院当日，娘が衰弱した患者を発見し救急搬送となった
既往歴：アルコール依存症（今は娘が金銭管理をしており大量飲酒はできないと思われる）
内服薬：なし

来院時現症：BT 36.3℃，BP 116/60 mmHg，HR 96/min，RR 20/min，SpO$_2$ 100%（RA）
意　識：GCS14-15（E4V4-5M6）
全身状態：るいそう著明，黄疸著明
頸　部：頸静脈怒張なし
胸　部：呼吸音清，心音整，心雑音なし
腹　部：平坦，軟，腸雑音正常，圧痛／筋性防御／反跳痛なし，明らかな肝腫大なし
四　肢：浮腫なし，発疹なし，麻痺はないが四肢脱力あり
直腸診：黄色便，明らかな腫瘤触知なし
その他：特に特記事項なし

症状・症候から攻める！ ⒶＡ

■ 電解質異常
るいそう著明で，経口摂取不足や消耗性疾患が疑われる．さらにアルコール依存症の既往があることより，さまざまな電解質異常が考えられる．

- ○ 高K（P波消失，鋭いT波，wide QRSなど）．
- ○ 低K（大きいP波，平坦／陰性P波，U波出現）．
- ○ 高Ca（QT短縮）．
- ○ 低Ca/Mg（QT延長）．

■ 薬剤性・中毒
独居，内服薬なしとのことなので，同居人の薬を飲むことも考えにくく一応否定的である（**ただしウソを言っている，娘が把握していない可能性は残る**）．

- × TCA（QRS延長，aVRのR波）．
- × 向精神薬（QT延長）．
- × 不整脈薬（wide QRS）．
- × ジギタリス（いろいろ）．
- × 抗ヒスタミン薬（TCAに準ずる）．

■ 頭蓋内出血
- △ 脳出血・SAH（ST低下，QT延長，陰性T波）：血圧は低いが軽度の意識レベル低下があり，否定はできない．アルコール性肝硬変による凝固機能異常もあるかもしれない．

■ 心原性
- × ACS（ST上昇／低下，Q波，胸部誘導の陰性T波）：長い経過から可能性は低い．

✦センスアップ！✦

Ⓐ 似たような症例で，本人の見た目と派手な心電図と血液ガスの結果に気を取られ，診断が少し遅れたガフキー9号の肺結核患者を診たことがある．もちろん最初から全員N95マスクをつけて診察するのは不可能であるが，きちんとスタンダードプリコーションをし，最初に呼吸音も含めた丁寧な身体診察をすることは大切であると実感させられた一例である．

異常所見 を探してみよう！

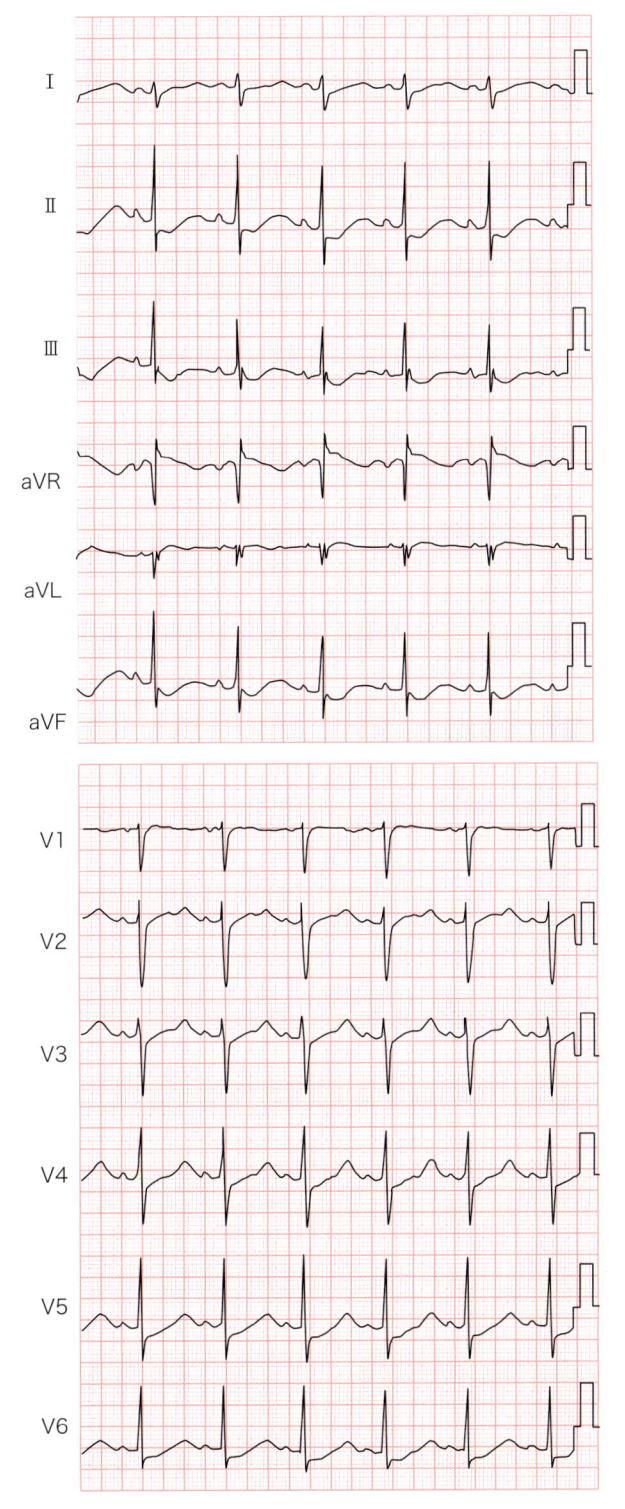

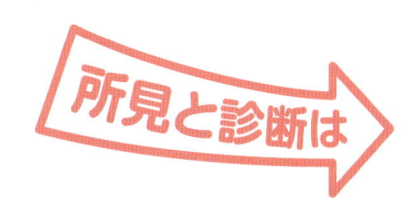

I
II
III
aVR
aVL
aVF

V1
V2
V3
V4
V5
V6

第7章 嘔気・嘔吐

所見と診断は →

心電図を攻める！

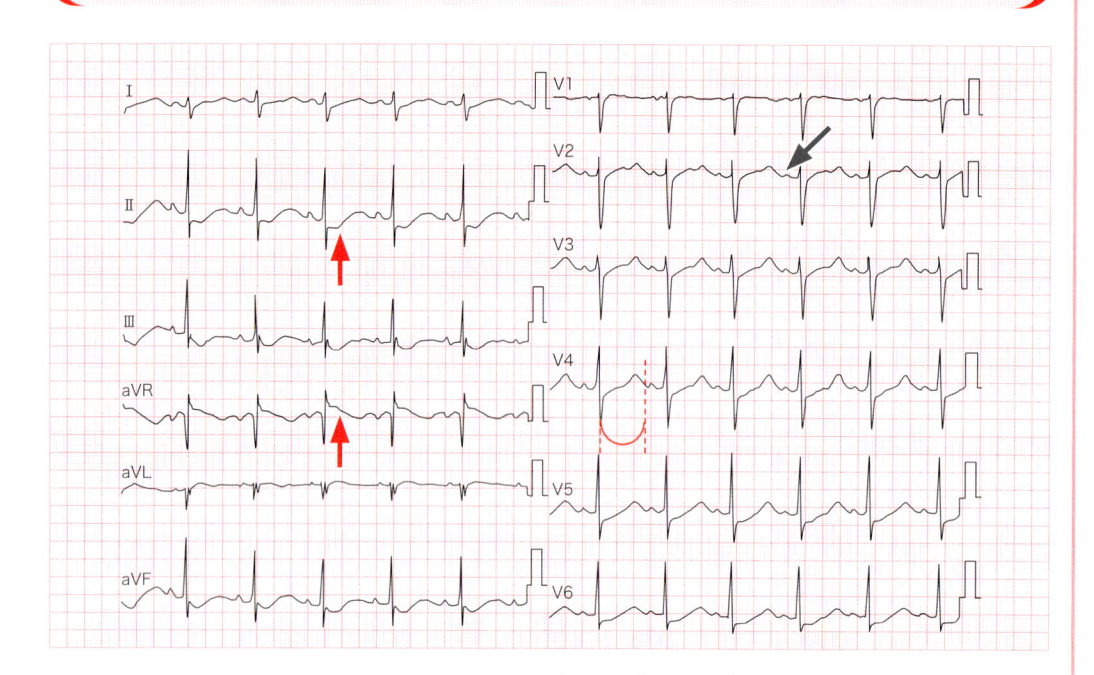

- レート：76/min
- 軸：正常
- P波：存在する．QRSとの解離はない
- QRS幅：狭い
- PR間隔：正常
- QT間隔（QTc）：ⅡやV4～V6でのQT延長
- がまず目につく【∪】
- ST-Tの異常：V2，V3ではQRS波【→】の後の波が二峰性になっており，**T波よりも高くなったU波**がありそうだ．
  また，Ⅰ，Ⅱ，aVF，V3～6のST低下，aVRのST上昇も認める【→】．

診断に迫る！

何やら電解質に異常がありそうな心電図である．

特にU波がある電解質異常といえば，そう低K血症だ[B]．広範囲なST低下はもちろんACSをまず思い浮かべるが，1週間という経過から可能性は低い．これも電解質異常によるものなのか？　血液検査の結果では，やはりNa 133 mEq/L，**K 1.6 mEq/L**，Cl 97 mEq/L，Ca 7.2 mEq/L，Mg 1.7 mEq/Lと重度の低K血症を認めた．

ここで低K血症の心電図について見てみよう．

低Kに特徴的な心電図変化[C]
① 0.5 mm以上のST低下．
② U波の高さ1 mm以上．
③ 同じ誘導でU波がT波より高い．

Kは細胞膜の静止膜電位を決定する重要因子である．K濃度異常は細胞の興奮のしやすさ，しにくさを左右する．影響が顕著にでるのは**筋肉と心臓**である．

低K血症における心電図では，再分極波（major repolarization wave）が収縮期から拡張期へ徐々にシフトしていく（図1）[1, 4]．

再分極の変化が，進行するST低下，T波の高さの低下，U波の増高として現れる．さらに低K血症が進むとT波とU波が合体しQT幅が測定できなくなる．

こんな症状にも注意！

[B] 低K血症はさまざまな不整脈を引き起こす．血中K値≦3.2 mEq/Lの患者さん82人のうち28%にPVC，22%にPACを認めたとの報告もある[3]．重度の低K血症における不整脈はジギタリス中毒（PAT with block，さまざまな房室解離）と似たような不整脈も起こる（ちなみにジギタリス中毒では低K血症ほどU波は増高しない）．ジギタリス中毒と同様に迷走神経刺激に対する感度が高まる．さらに心不全や心筋梗塞の既往，ジギタリス内服などがあるとVT，VF（心室細動），TdPなどの心室性頻拍も起こりやすくなる．

センスアップ！

[C] 2つの誘導で①～③のうち3つ以上認めた場合"typical"な心電図，①～③のうち2つ認めるもしくはU波を認めた場合"compatible"な心電図と考えられる．ある報告では血中K値2.7 mEq/L未満では78%に"typical"，11%に"compatible"な所見を認め，血中K値2.7～3.0 mEq/Lでは"typical"，"compatible"な所見をそれぞれ35%ずつ認めたという[2]．

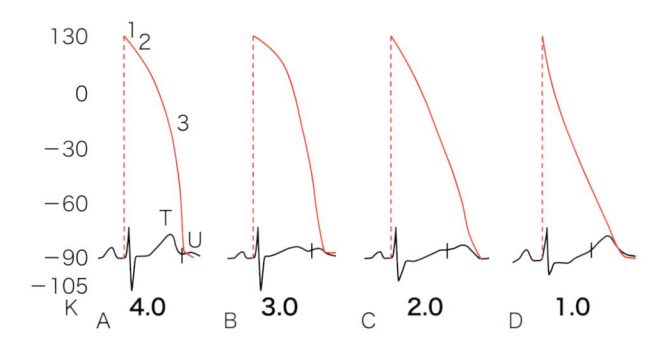

図1 ● 血中K値による活動電位と心電図の変化
上の線は心室筋の活動電位．下は低K血症の進行により変化する心電図波形．
文献1，4より引用

また，U波は：
- 正常（特に徐脈）でも認めることがあるが，この場合のU波は，上向きで高さがT波の25％以下．
- 低K血症以外でも，低Ca/Mg血症，低体温，脳圧亢進，左室肥大，ジゴキシンなどで認めることがある．

本症例は「低Kに特徴的な心電図変化」①〜③がすべて揃っていたため低K血症が疑われ，血液検査の結果（K 1.6 mEq/L）も予想通りであった．電解質異常は併存することが多く，その他にも軽度の低Ca血症，低Mg血症を認めた（血中K値3.5 mEq/L時の心電図を図2に示す）．

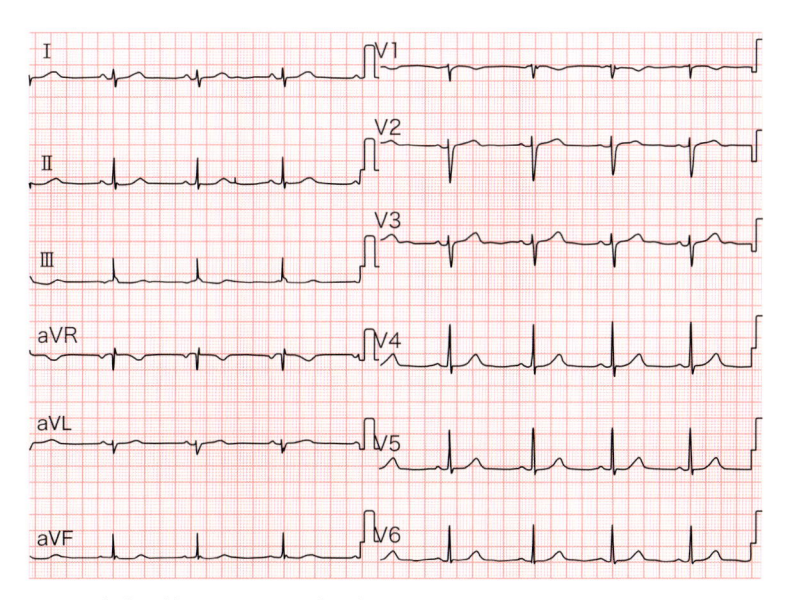

図2 ● 血中K値3.5 mEq/L時の心電図

最終診断　重度の低K血症

その後の経過
精査の結果，Kの摂取不足が原因と考えられ，中心静脈ラインよりKの補充を行った．また低栄養性溶血性貧血，亜鉛欠乏，葉酸/ビタミンB₁₂欠乏の診断となり，各種電解質，ビタミン，微量元素などを補充し環境を整えて退院となった．

第7章 嘔気・嘔吐

Basic Lecture

低K血症の原因・症状・治療

低K血症は，①下痢や利尿薬による喪失，②摂取不足，③甲状腺ホルモン，インスリン，β刺激薬，代謝性アルカローシスなどによる細胞内へのKの移動で起こる．

症状としては脱力，横紋筋融解症，テタニー，筋痙攣，腸管運動低下，尿濃縮力低下などがあり，一般に血中K値3 mEq/L以下から症状が出現し始める．また，心不全や心筋梗塞の既往，ジギタリス内服などがあると，低K血症による致死的不整脈やジギタリス中毒が起こりやすくなる．まれではあるが呼吸筋麻痺の報告もある[5]．

治療はKの補充となるが，急速静注は不整脈や心停止を起こすことがあり補充の濃度と速度には注意が必要である．40 mEq/L以下の濃度で20 mEq/h以下の速度が一般的に安全といわれる．血中K値1.5 mEq/L未満の重度の低K血症や重篤な不整脈・心肺停止ではそれ以上の濃度・速度で投与することもある．また，低K血症と低Mg血症は併存していることが多い[6]．Mgの欠乏は補充抵抗性の低K血症となる可能性があり，高度の低K血症ではMgの補充（2 g，30分かけて静注）も必要である．

まとめ

- 低栄養を疑うときは電解質異常を合併している可能性あり，心電図をチェックしよう．
- 血中K値3.0 mEq/L以下から，進行する①ST低下，②T波の減高，③U波増高（T波を超える）を認める．
- 血中K値は高すぎも低すぎも怖い．致死性心室性頻拍も起こりうることを念頭に，心電図を参考にしながらすぐに治療を始めよう．

文献

1) Surawicz B：Am Heart J, 73：814-834, 1967
2) Surawicz B, et al：Circulation, 16：750-763, 1957
3) Davidson S, et al：Arch Intern Med, 120：280-285, 1967
4) 「Chou's Electrocardiography in Clinical Practice 6th edition」（Surawicz B & Knilans T），Saunders Elsevier, 2008
5) da Silva OA, et al：Am J Trop Med Hyg, 30：69-73, 1981
6) Cohn JN, et.al：Arch Intern Med, 160：2429-2436, 2000

第8章 その他

第8章 その他

難易度 ★☆☆

1 23歳女性 意識障害，精神科通院中

後藤　縁

症例提示

現病歴：公園のベンチで横になって動かないところを通行人に発見され，救急搬送された大学生．詳細な病歴は不明

既往歴：搬送時には不明だったが，荷物の中の学生証から名前がわかり，他院精神科に強迫神経症で通院中と判明した

来院時現症：BT 36.5℃，BP 84/43 mmHg，HR 63/min，RR 21/min，SpO_2 100％（RA）

意　識：GCS6（E1V1M4）
頭　部：明らかな外傷なし
頸　部：項部硬直なし
胸　部：呼吸音清，心音整
四　肢：時折ピクピクと動かす．痙攣や強剛なし
皮　膚：冷感なし
神　経：瞳孔 1.5 mm/1.5 mm

症状・症候から攻める！

意識障害の鑑別である『AIUEOTIPS』のうち，「心電図が診断に結びつく」もしくは「心電図で治療が大きく変わる」疾患を以下にあげる．

■ **U（uremia）**
　△ 主に高K血症による変化：若年者であり積極的には考えにくいが，精神科通院歴以外の内服や既往は不明で，否定はできない．

■ **E（electrolyte）**
　△ 高K（P波消失，鋭いT波，wide QRSなど）．
　△ 低K（大きいP波，平坦/陰性T波，U波出現）．
　△ 高Ca（QT短縮）．
　△ 低Ca/Mg（QT延長）．

　　内服は不明で，否定はできない．overdoseを疑うとしても，他の薬剤を併せて飲んだ可能性には注意したい．

■ **T（temperature）**
　△ 低体温（オズボーンJ波）：屋外の発症であり考慮するが，体温は正常で冷感もなく，強くは疑わない．

■ **P（pharmacologic）**
　○ **TCA**（QRS延長，aVRのR波），向精神薬（QT延長），抗ヒスタミン薬（TCAに準ずる）：精神科通院歴のある若年者であり，鑑別の上位にあがる．
　△〜○ 不整脈薬（wide QRS），ジギタリス（さまざま）：本人の内服としては考えにくいが，overdoseの際に他の薬剤を併せて飲んだ可能性には注意したい．

■ **S（stroke）**
　△〜× 脳出血・SAH（ST低下，QT延長，陰性T波）：否定はできないが，低い血圧からは積極的に疑わない．

異常所見を探してみよう！

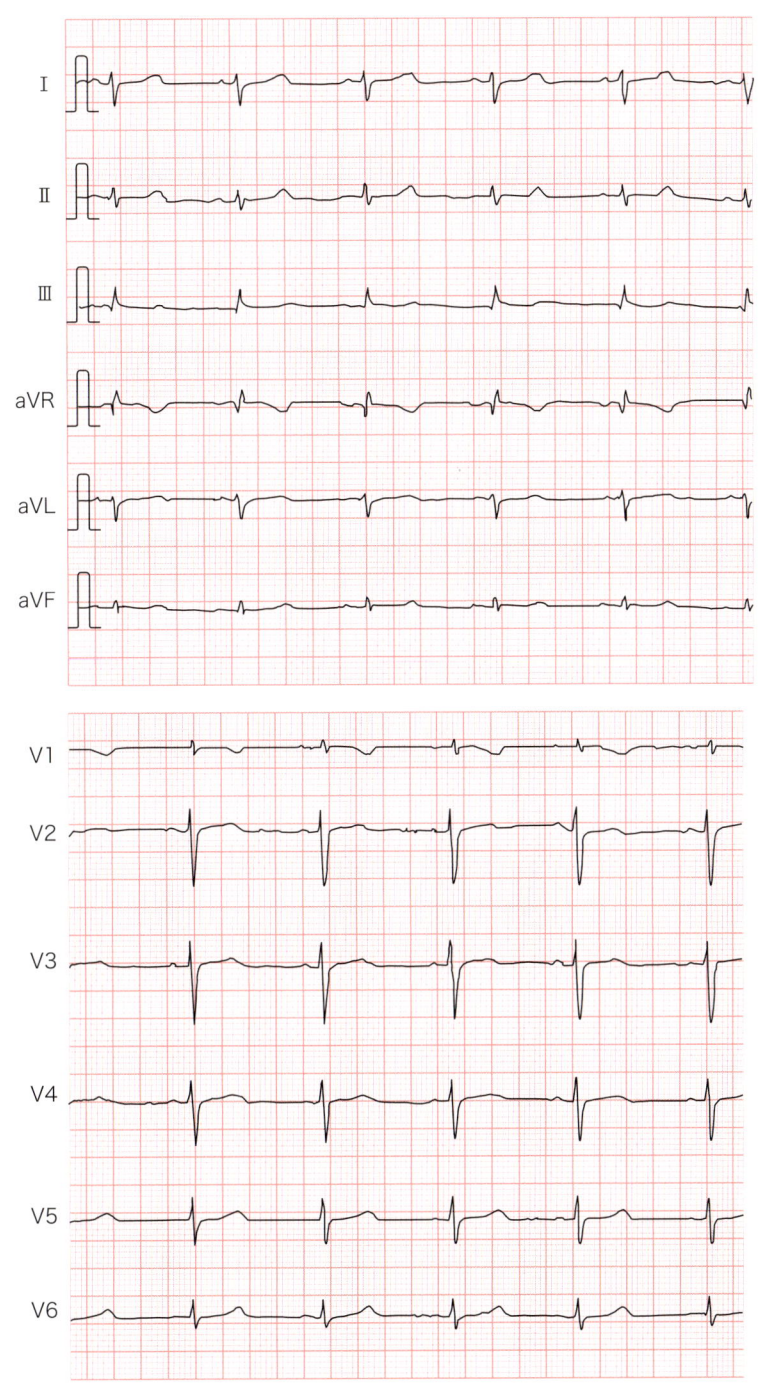

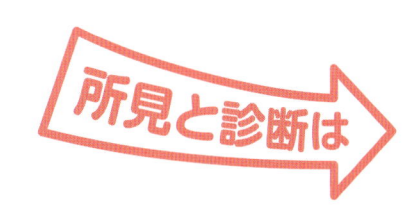

第8章 その他

所見と診断は ➡

心電図を攻める！

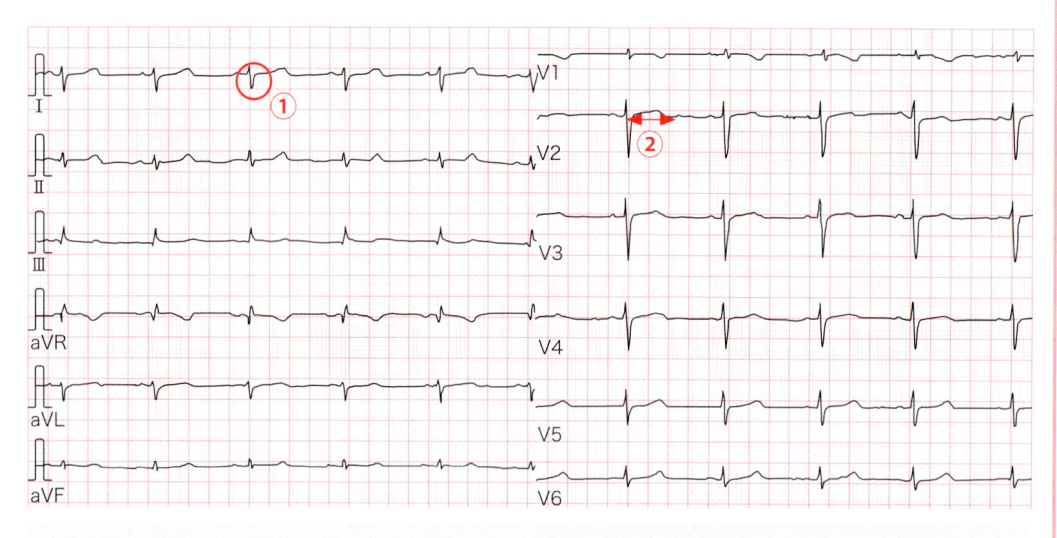

- レート：63/min，整
- 軸：**右軸偏位を認める【上図①】**（Ⅰ誘導の QRS が下向きなのがわかりやすい）
- P波の存在：P波は存在する
- P波とQRSの関係：解離はない
- QRSの形：特記すべき異常なし
- PR間隔：正常（0.15 sec）
- QRS幅：0.094 sec と長めではあるが正常範囲内
- QT間隔（QTc）：**0.45 sec と若干延長【上図②】**
- ST-Tの異常：認めない

診断に迫る！

　もちろんこの心電図から「診断確定！」とはいかないが，後述のように実はいくつか気になる所見を認めている．

　「症状・症候から攻める！」でも述べたように，**「精神科通院歴のある若年者の意識障害」**であることから，**薬物中毒は鑑別の上位**にあがる．そのため実際の診療ではトライエージ®（Basic Lecture参照）で検査を行ったところ，BZO（ベンゾジアゼピン）のみが陽性という結果だった．「ベンゾジアゼピン内服による傾眠か？」と考えながら他の検査を進めていたところで，家族と連絡が取れ，内服薬に **TCA** であるクロミプラミン（アナフラニール®）が含まれていることが判明した（もちろん内服薬にはベンゾジアゼピンもあった）．

　「overdose」とわかっている患者を診察する場合はもちろん，「原因不明の意識レベル低下」や，モニターで「原因のはっきりしない不整脈」を認めた場合に，以下の心電図所見をチェックすることでTCA中毒を疑うことができるかもしれない．**TCA中毒は致死的となる可能性があり，かつ拮抗薬のある数少ない中毒のため，ぜひ念頭におきたい病態である**Ⓐ（第1章-1も参照）．

　TCA中毒の心電図所見としては，
- **QRS幅の延長（心室内での伝導遅延）**
- **aVRにおけるR波増高（≧3 mm）**

が重要である[1,2]（QRS幅が注目されやすいが，『「aVRでの3 mm以上のR波増高」が，痙攣または心室性不整脈を予測する唯一の有意な所見であった』とする報告もある[3]）．他に，頻脈，

✨センスアップ！✨

Ⓐ TCAによって治療されている患者数は減少しているものの，それらによる中毒や死亡はいまだ大きな問題であり，薬物関連の死亡の上位を占めている．特に自殺企図など故意のoverdoseは大量内服となりやすく，また他の薬剤を同時に服用することによってTCAの代謝が阻害され，毒性が増大することも問題である．

右軸偏位，QT延長があげられる．

今回提示した心電図は，右軸偏位は認めるも，QRS幅0.094 secと長めではあるが正常範囲内，QT 0.45 secと微妙に延長，といったところ．典型的でない所見も多いが，教科書的な所見ばかりではないのがERの醍醐味！というわけで，あえて実際のものを提示した（典型的な心電図は第1章-1を参照）．

TCA中毒において，心電図変化はしばしば認めるものであり，痙攣や心室性不整脈のリスクと関与しているため，予後や急変を予測するにも有用である．特に**QRS幅＞100msecで痙攣のリスクが，QRS幅＞160msecで心室性不整脈のリスクが増加**する[1]（なおQT延長自体は，致死性不整脈の予測には使えない）．

通常内服から6時間以内に出現し，36〜48時間で消失するが，一方心電図異常を認めない場合にも中毒を否定することはできないので注意が必要である[2]．

本症例では，入院し経過観察・治療を行ったところ，徐々に意識レベルは回復し，翌日には本人から状況を聞くことができた．精神的に不安定になって家を出，クロミプラミンを含む内服薬を過剰摂取したという病歴を確認でき，TCA中毒と診断した．

最終診断　三環系抗うつ薬（TCA）中毒 B

Basic Lecture

トライエージの注意点

今回の症例でも使用したトライエージ®は中毒を疑った際，尿を検体として簡便にできる検査だが，偽陰性・偽陽性が多く精度は高くないことは知っておくべきである．TCAについても陰性だからといって中毒が否定できるわけではない．したがって，治療の必要なTCA中毒の診断は，トライエージ®よりも心電図に頼ろう．

また他の薬物の作用で偽陽性となった（例：感冒薬のエフェドリンで覚醒剤（アンフェタミン）が偽陽性となる）にもかかわらず，それを認識できずに鑑別が止まってしまうことにも注意が必要である．

こんな症状にも注意！

B 「TCA」のゴロで！
T：Tremor＝神経系．軽度の意識障害から昏睡・痙攣までさまざま．TCAがノルアドレナリン，セロトニンの再取り込みを阻害するため．
C：Cardiovascular＝心血管系．最も怖いのが致死性不整脈．TCAはNaチャネル遮断薬でもあるので，QRSが延長する．
A：anti-cholinergic＝抗コリン作用．散瞳，粘膜皮膚乾燥，発赤，腸蠕動低下などが特徴的．

その後の経過

入院後，治療薬である炭酸水素ナトリウム（メイロン®）（治療については「第1章-1」のBasic Lecture参照）を使用し，モニター経過観察としたが，幸い心室性不整脈や痙攣は出現しなかった．意識レベルが回復したところで精神科にも相談のうえ，退院となった．

まとめ

- 「原因不明の意識障害」や「overdoseを疑う状況」では，必ず心電図をとろう．
- TCA中毒では，不整脈や痙攣は心電図で予測でき，特にQRS幅，aVRのR波に注目！

文献

1) Kerr GW, et al：Emerg Med J, 18：236-241, 2001
2)「Tintinalli's Emergency Medicine：A Comprehensive Study Guide, 7th edition」（Tintinalli J, et al），McGraw-Hill Professional, 2010
3) Liebelt EL, et al：Ann Emerg Med, 26：195-201, 1995

第8章 その他

2 25歳男性 2日前から続くだるさ，発熱

難易度 ★★★

舩越　拓

症例提示

主　訴：だるい，発熱
現病歴：受診2日前，発熱・悪寒が出現．受診1日前，近医受診し「腎臓に菌が入っている」と内服薬が処方された〔ロキソプロフェン，総合感冒薬（PL顆粒®）〕．受診当日，20時頃に処方薬を内服したが動悸・悪寒の増悪があり救急要請
既　往：鎖骨骨折

来院時現症：BT 38.3℃，BP 92/47 mmHg，HR 150/min，RR 22/min，SpO$_2$ 100％（RA）
意識レベル：GCS15（E4V5M6）
全身状態：かなりだるそう，末梢冷汗著明
胸　部：明らかな心雑音は聴取しないが心音が全体的に減弱している
呼吸音：両側軽度水泡音聴取
その他：特記事項なし

症状・症候から攻める！

　だるさという訴えはやや曖昧で，ともすれば不定愁訴として捉えられてしまうこともある．しかし急性発症もしくは進行性の倦怠感を，精神疾患や不定愁訴としてとるに足らないもの，もしくは緊急性のない疾患であると判断するのは危険である．
　具体的に循環器疾患以外では，下記を考える必要がある．

- 電解質異常
- 内分泌疾患
- 消化管出血
- 薬剤
- 感染症
- 呼吸器疾患
- 頭蓋内疾患
- 血液疾患

　また，心電図で診断できる・治療方針が変わる疾患としては以下に注意する．

■ **不整脈**

- ◯ PSVT/WPWなし（整＋頻脈，P波なしか逆行性P波）．⎫
- ◯ PSVT/WPWあり（PSVT所見＋δ波）．　　　　　　⎬ 一般に突然発症といわれ若年でもみられることから考えられる．
- △ Afib/WPWなし（不整＋頻脈，P波なし）：この歳では頻度は低い．
- ◯ Aflut RVR（P波なし，多くの場合整，II，III，aVFで鋸波）：HR 150/min前後のときは考慮すべきである．
- ◯ VT（整，wide QRS，頻脈＞120/min）：頻度は低いが否定しておきたい．
- × MAT（3種類以上のP波，不整，頻脈）：脈は不整となる．
- × PMT（wide QRSの前にペースメーカースパイク）：ペースメーカー挿入なし．
- × PVC（単発的wide QRS）：長時間の動悸としては自覚しにくい．
- △ ACS（ST上昇／低下，Q波，胸部誘導の陰性T波）：年齢とリスクからは否定的．

異常所見を探してみよう！

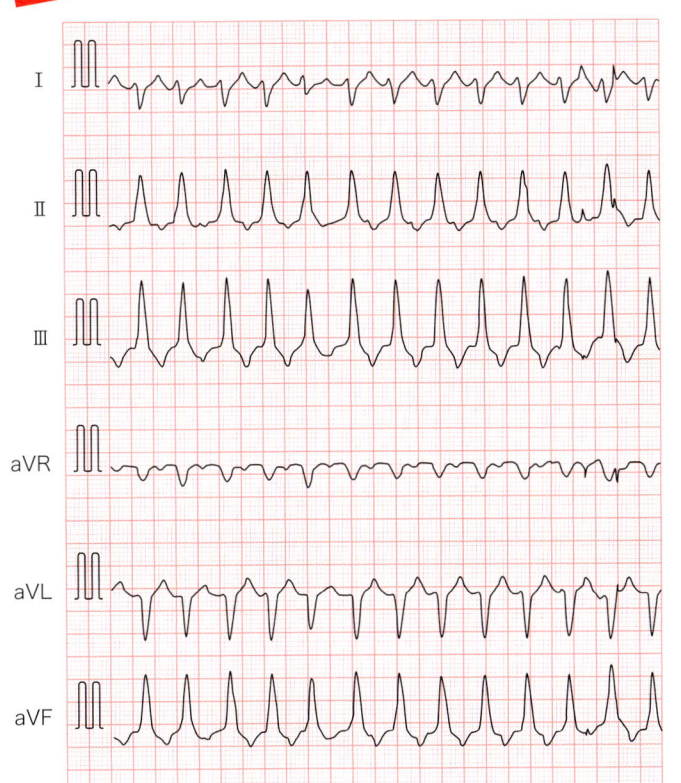

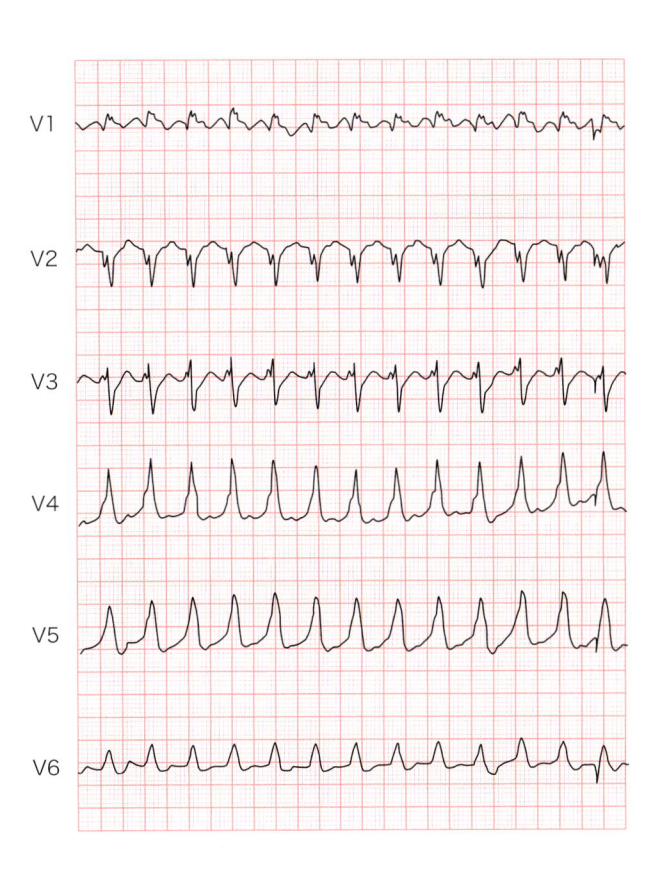

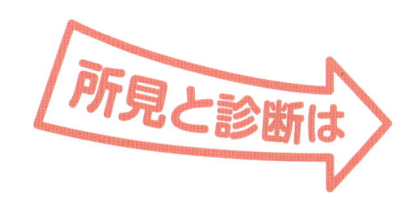

I, II, III, aVR, aVL, aVF, V1, V2, V3, V4, V5, V6

第8章 その他

所見と診断は →

183

心電図を攻める！

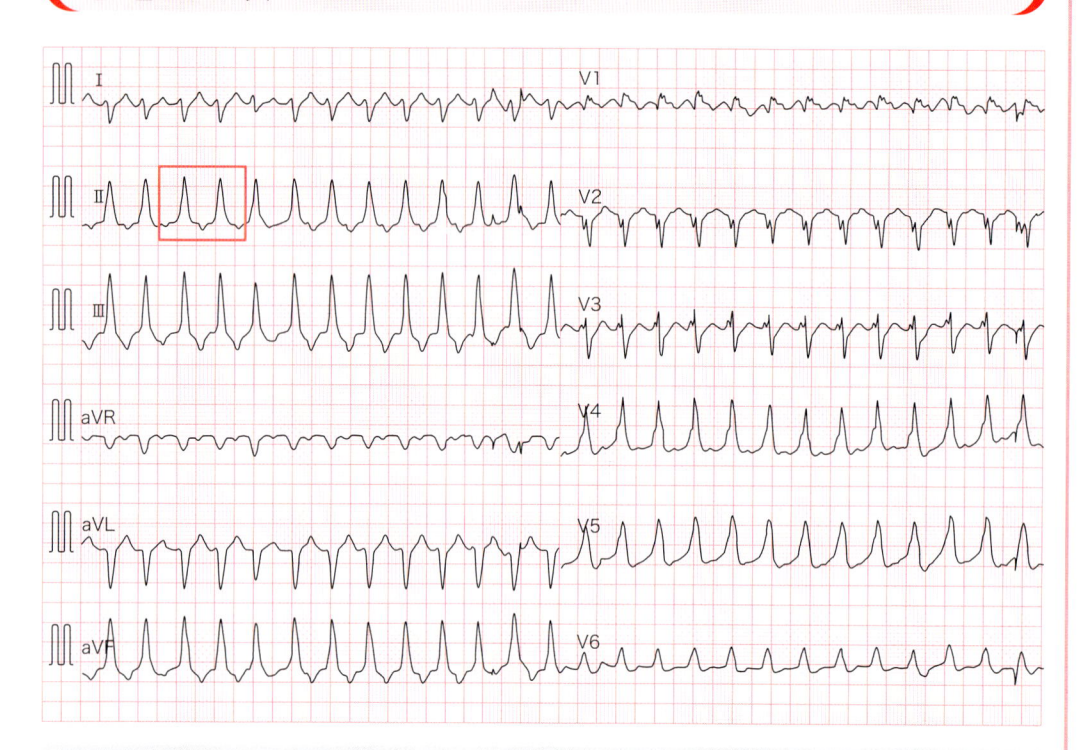

- レート：150/min 程度の頻脈
- 軸：右軸偏位
- P 波の存在：はっきりと P 波の存在を指摘できない
- P 波と QRS の関係：P 波を指摘できず対応が不明である
- QRS の形：4 mm 程度の wide QRS complex であり，伝導障害が示唆される
- 間隔・幅（PR, QRS, QT）：wide QRS であり，PR, QT 間隔は評価が困難である
- ST-T の異常：変行伝導と頻脈の影響もあり ST-T の変化ははっきりしない
- その他（U 波，融合収縮など）：なし

診断に迫る！

　wide complex tachycardia（wide QRS の頻脈）に対する救急外来でのマネジメントはまず安定か不安定かを考えることにある．具体的には，末梢循環不全を示唆する冷感（決して血圧のみで決まるわけではない），冷汗，網状皮斑，胸痛，息苦しさ，めまい，不穏などがないかを確認する．

　これらがあれば不安定な状態と判断し早期のカルディオバージョンを選択すべきであろう．

　そして，その間，頭のなかで考えるべき鑑別疾患は「VT, VT, VT！」である．

　上室性頻拍の変行伝導を伴ったものはもちろん考慮されるべきだが，バイタルが不安定なときに種々の上室性頻拍を評価する時間は限られている．さらにこの場面で必要なのは早期の除細動であり，疾患特異性の高い薬剤の使用ではない．しかも，上室性頻拍であったとしても除細動が有効とされているため，まったく的外れな治療にはならないことも理由としてあげられる．

　VT であるのかそれ以外を考える必要があるのかに関して「不安定な状態であれば，まず VT として対応すべき」だが，循環動態が安定している患者さんに対してはどのように考えればい

いのだろうか．AHA心肺蘇生と救急心血管治療のためのガイドライン2010日本語版[1]をみるとまず推奨されているのは脈をみることである．脈が不整であれば，Afibに変行伝導を伴ったものを考えるといいとしている．

では，次に脈が早すぎて判断が難しかったり，脈が整であったりした場合はどうするか．1つのヒントとして，房室解離が明らかであったりfusion/capture beat[A]を認めたりした場合はVTとして扱うのが妥当であろうとはいえる．

さらに確定診断には電気生理学的検査（EPS）をするしかないが，心電図の波形から推測するための数点の診断に有用とされるスコアリングもあり外的妥当性の検討がなされている．しかし，どのアルゴリズムを用いても感度特異度には有意差がないことが知られており，やや乱立状態になっている状況である[2〜4]（第6章-5参照）．

✦センスアップ！✦

[A] **fusion beat**
VTの心室性の興奮の合間に心房興奮がまれに伝わってnarrow QRS波が交じることがある．これをfusion beatという．

Capture beat
VTの合間に補充調律として洞性脈が入り込んだもの．

その後の経過

本症例では末梢循環不全の徴候を認めたため，不安定と判断し除細動を施行しようとしたところで脈が落ち着いた．しかしながら，明らかな種々の伝導障害を認め，経胸壁心臓エコーでも壁全体の著明な収縮力低下を認め，V-A ECMOでの循環補助となった．最終的にはコクサッキーウイルスが検出され，心筋炎の診断となり，これによるVTが起こったと思われる．

最終診断　心室頻拍（VT）

Basic Lecture

最凶のシマウマ：心筋炎

心筋炎は感冒症状から少し遅れて呼吸困難や胸痛などの胸部症状を呈する．しかしながら若年者から壮年者に多いことや，呼吸困難というはっきりした訴えとならず，だるさなどの非常に曖昧な症状になることもあり，外来で正確な診断をつけることは非常に難しい．

その一方で心臓突然死の10％程度を占めるとされ，診断されても急性期の致死率が高く慢性期に拡張型心筋症のリスクになるなど，予後の悪い疾患であることから救急外来で見逃したくない「シマウマ」の一つであろう．

劇症型心筋炎の初発症状は60％に発熱，25％程度に倦怠感があるほか，嘔気・嘔吐や関節痛など非特異的な症状が上位を占める．その一方で循環器症状として半数が血圧90 mmHg未満であったり100/min以上の頻脈で来院する．

そのため顔面蒼白や四肢末端の冷感など通常の感冒とは異なる「具合の悪さ」に目を光らせ，鑑別に入れることが必要となる．診断に有用な検査として心原性酵素はほぼ全例で上昇するとされるほか，心電図上の伝導障害や超音波での壁運動障害などが高率に認められるため，それらの所見を見落とさないようにしたい[5]．

まとめ

- 不安定なwide complex tachycardiaはVTと考え，除細動を考慮！
- VTか変行伝導を伴うSVTかの鑑別にはさまざまな診断基準が提唱されているが決定的なものはなく，迷うときはVTとして扱ったほうが無難である．
- wide complex tachycardiaで房室解離やfusion/capture beatを認めれば，ほぼVTとみなしていいだろう．

文献

1)「AHA心肺蘇生と救急心血管治療のためのガイドライン2010」（American Heart Association），シナジー，2012
2) Lau EW, et al：Pacing Clin Electrophysiol, 23：1519-1526, 2000
3) Griffith MJ, et al：Lancet, 343：386-388, 1994
4) Law EW, et al：Pacing Clin Electrophysiol, 25：822-827, 2002
5) Aoyama N, et al：Circ J, 66：133-144, 2002

第8章 その他

難易度 ★★☆

3 1歳6カ月女児 顔色不良，枝豆をつまらせた

中山由紀子

症例提示

主　訴：顔色不良，枝豆をのどにつまらせた

現病歴：直前まで変わった様子はなかった．来院30分前，枝豆を食べながら走り回っていたが突然泣き出した．抱き上げると顔色不良で呼吸が止まっているようだったため救急車を呼んだ．救急隊接触時，祖母に抱かれていた．祖母の話では枝豆をのどにつまらせたということであったが，救急隊の診察時はチアノーゼはなく呼吸音の左右差もなかった[A]

既往歴：在胎週数37週，出生体重2,420 g，NICU入院歴（−），成長／発達 検診では異常指摘なし

予防接種：BCG（＋），DPT×3，ヒブ／プレベナー（−）

家族歴：特に心疾患や遺伝性疾患なし

来院時現症：BT 37.0℃，BP 70 mm/Hg（触診），HR 250/min，RR 34/min，SpO$_2$ 98%（RA）

全身状態：易刺激的（Alert）

頭　部：眼瞼浮腫（−），口唇チアノーゼ（−）

頸　部：ストライダー（−）

胸　部：呼吸音清，心音整，心雑音なし

四　肢：チアノーゼ（−），末梢冷感（−），mottled skin（−），発疹（−）

その他：特記事項なし

症状・症候から攻める！

■ 不整脈

乳児の不整脈でよくみられる症状は，易刺激性，哺乳不良，頻呼吸，嗜眠傾向，嘔吐，蒼白，mottled skin，チアノーゼなどである．自分で症状を訴えることは難しいため，心拍出量が明らかに低下するまで気づかれないことも多くなる[1, 6]．

バイタルサインはどうだろうか．

1〜10歳ではSBP（70＋年齢×2）mmHg未満であれば低血圧である．

また，洞性頻脈であれば通常，乳児で220/min未満，小児で180/min未満であり，今回の250/minは明らかに異常である．血圧も低めで何らかの頻脈性不整脈があるかもしれない[1, 4]．

- ○ PSVT/WPW なし（整＋頻脈，P波なしか逆行性P波）：小児では頻度の高い不整脈である．
- ○ PSVT/WPW あり（PSVT所見＋δ波）：小児では頻度の高い不整脈である．
- △ Afib/WPW なし（不整＋頻脈，P波なし）：先天的心疾患があれば小児でもありうるが，この年齢では否定的である．
- △ Afib/WPW あり（HR＞200/min，不整，多形性wide QRS）．
- △ Aflut RVR（P波なし，多くの場合整，II，III，aVFで鋸波）：先天的心疾患があれば小児でもありうるが，この年齢では否定的である．
- ○ VT（整，wide QRS，頻脈＞120/min）：頻度は低いが否定しておきたい．
- × MAT（3種類以上のP波，不整，頻脈）：この年齢では否定的である．
- × PVC（単発的wide QRS）：今回は持続して頻脈が続いているためPVCの可能性は低い．
- × ACS（ST上昇／低下，Q波，胸部誘導の陰性T波）：この年齢では否定的である．

✦センスアップ！✦

[A] 救急隊からの申し送りでは「枝豆を食べながら走り回って，突然泣き出し顔色不良，呼吸が止まっているようだった」ということである．この時点で窒息（枝豆誤嚥），痙攣，不整脈，心筋炎，敗血症などを考え，ERでは小児蘇生の準備をしておく．小児科医がいる施設なら，一声かけておいたほうがいいだろう[1, 6]．

○ 先天性心疾患：否定できない．
○ 心筋炎：やや発症の仕方が突然すぎるが否定できない．

異常所見を探してみよう！

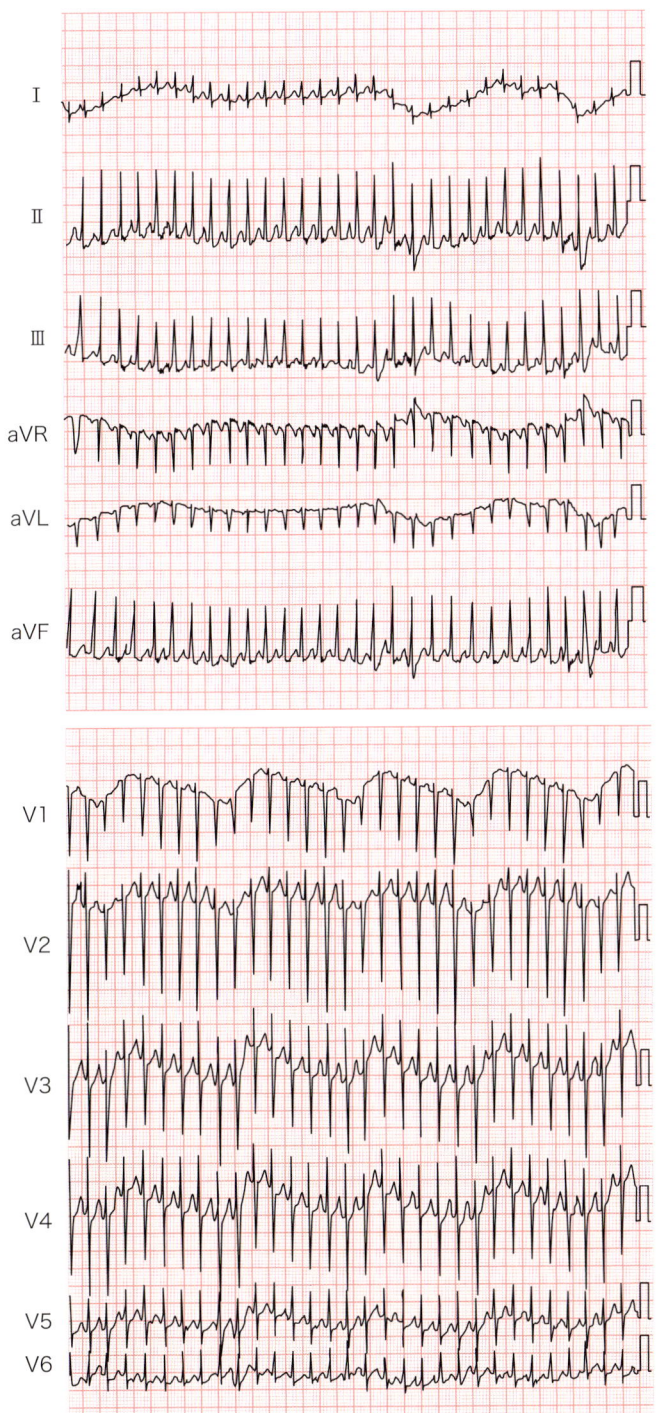

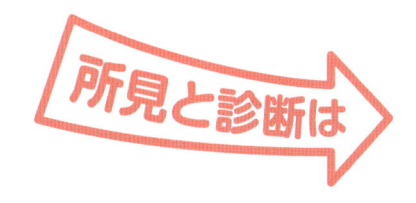

所見と診断は ➡

心電図を攻める！

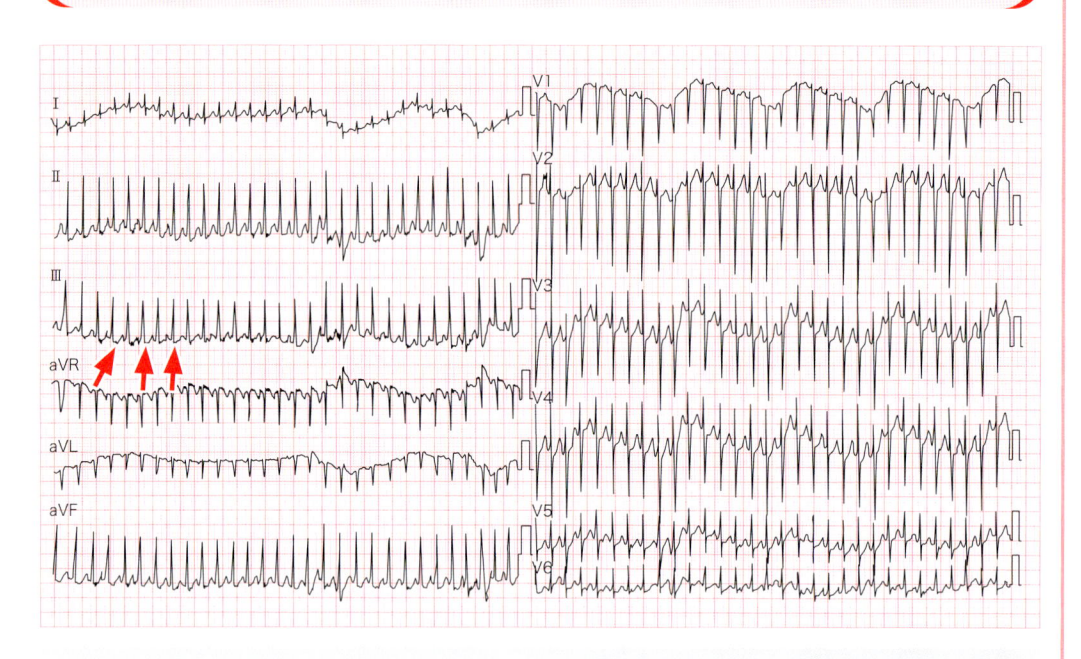

- レート：280/min
- 軸：正常
- P波：頻脈で同定困難だが➡に陰転化した逆行性P波らしきものが見える気もするがよくわからない（Ⅱ，Ⅲ，aVF，V1誘導で見やすい）
- QRS：ブロック波形は認めず幅は狭い
- PR間隔：よくわからない．RR間隔は規則的
- QT間隔（QTc）：非常に頻脈でよくわからない
- ST-T：明らかな上昇や低下はなさそうである

診断に迫る！

リズムが整の狭いQRS幅の頻脈である[B]．突然症状が出現していることや疫学的にSVTが最も疑われる．1:1のAflutも否定できないが，この年齢ではまれである．SVTの90％は房室結節の二重伝導路に伴う房室結節回帰性頻拍（AVNRT）とWPW症候群のKent束などの副伝導路に伴う房室回帰性頻拍（AVRT）のいずれかである（残りは心房頻拍，洞結節回帰性頻拍など）．心電図でこれらを鑑別するのは難しいことが多く，また救急での治療法も大きく変わらないためSVTと総称される．

またSVTは乳児期に心血管障害を起こす**最も一般的**な頻脈性不整脈でもある．**体動，刺激による心拍数の変動がほとんどない**のもSVTの特徴の一つである[1, 2]．

最終診断 ➡ 上室性頻拍（SVT）

✦センスアップ！✦

[B] narrow QRSの頻脈の場合，小児では洞性頻脈とSVTを考える．
HR 300/minに近い頻脈なので，成人であれば1:1のAflutの可能性が考えられるが，Aflutは小児ではまれであり，そのほとんどが先天性心疾患の術後や胎児期・新生児期である．

その後の経過

まずアイスパックにて迷走神経刺激をしたが洞調律は得られずATP（アデホス-Lコーワ®）0.1 mg/kg静注，さらに0.2 mg/kg静注をしたところ啼泣が止みHR140/min台の洞調律に回復した（図1）．

こんな症状にも注意！

[C] 自分で症状を訴えられない小児では虐待の可能性も常に頭の片隅においておき，小さなサインを見逃さないことも救急医としてとても大切な能力である．外傷はないか，身だしなみはどうか，きちんと検診を受けているか，予防接種はどうだろうか．

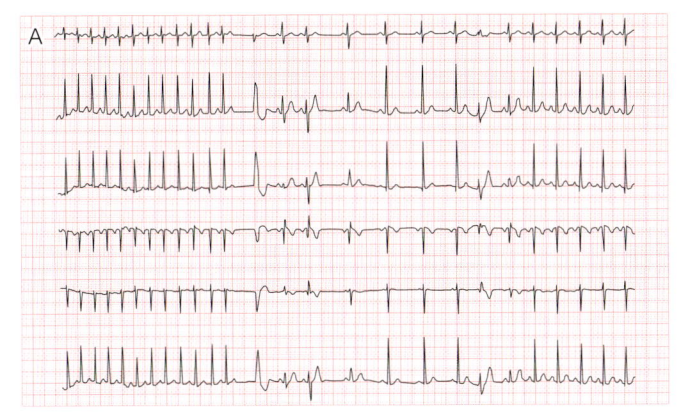

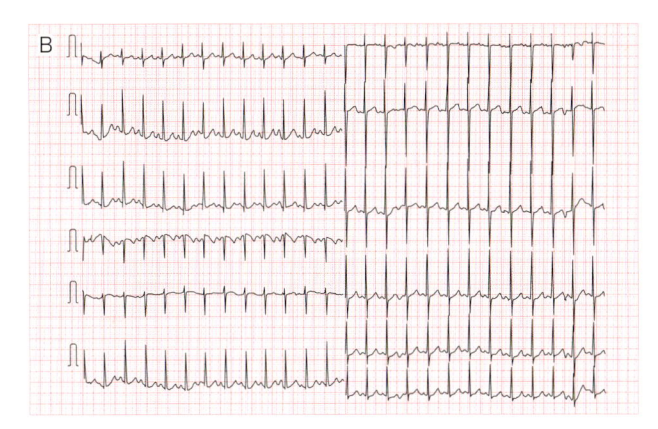

図1 ●洞調律に戻った瞬間（A）と洞調律の心電図（B）

Basic Lecture

SVTの初期対応

初期対応は①アイスパック，②ATP（アデホス-Lコーワ®）急速静注，③同期下カルディオバージョンの順にバックアップを準備して処置を行う．

SVTの治療は基本的に成人と同じだが成人に比べて小児は迷走神経刺激が起こりやすいのでまず試してみよう．状態が不安定であれば早めに小児科専門医を呼ぶことも大切である．

①アイスパック：顔の上半分に15〜20秒あてる（図2）．鼻/口を塞いだり眼球圧迫をしないように注意する．

年長児では細いストローの出口を指で塞いで強く吹かせるValsalva法や頸動脈洞マッサージも安全で簡単な迷走神経刺激である．これらは大人より小児のほうが効果がある．小児のほうが迷走神経反射が起こりやすいからである．

②ATP（アデホス-Lコーワ®）：0.1〜0.2 mg/kg（最大6 mg）を急速静注，すぐに生食5〜10 mLで後押しする．無効なら0.2 mg/kg（最大12 mg）に増量して投与可能．骨髄内投与も可能．

③同期下カルディオバージョン：苦痛を伴う処置であり，可能な限り静脈ライン確保のうえ，鎮痛・鎮静を行う．血行動態が不安定の場合に同期下カルディオバージョンを選択する．初回エネルギー量0.5〜1 J/kgで2回目以降は2 J/kgまで増量する．なるべく小児科専門医と一緒に行いたい[1,3,4,5]．

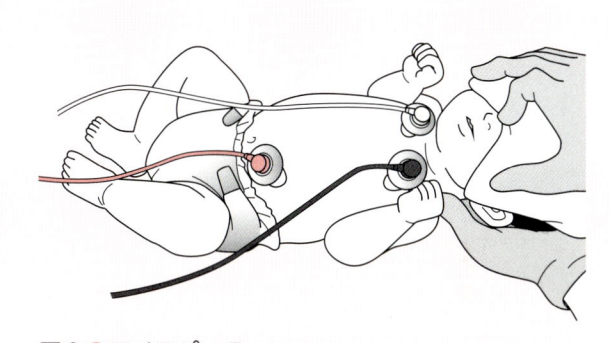

図2 ●アイスパック
文献1より引用

まとめ

- 小児（特に乳児）は自分で症状を訴えられない[c]．易刺激性，哺乳不良，頻呼吸，嗜眠傾向の原因が不整脈の場合もあるため，心電図をとろう！
- 洞性頻脈であれば通常，乳児で220/min未満，小児で180/min未満．それ以上の頻脈が持続するなら頻脈性不整脈を疑い，心電図をとってみよう．
- 小児のQRS幅の狭い頻脈性不整脈は圧倒的にSVTが多い．まずは迷走神経刺激をしてみよう．

文献

1) 「PALSプロバイダーマニュアル AHAガイドライン2010準拠（American Heart Association/著），シナジー，2013
2) Link MS：N Engl J Med, 367：1438-1448, 2012
3) ACLS for Experienced Providers Manual And Resource text（G2010）
4) 「日本版PALSスタディガイド改訂版—小児二次救命処置の基礎と実践」（宮坂勝之/編），エルゼビア・ジャパン，2013
5) ダイジェスト版 不整脈薬物治療に関するガイドライン：http://www.j-circ.or.jp/guideline/pdf/JCS2004_kodama_d.pdf
6) HALL KL, et al：Am Fam Physician, 71, 2301-2308, 2005

第8章 その他

難易度 ★★☆

4　78歳男性 徐脈，進行する麻痺

安藤裕貴

症例提示

主　訴：徐脈，進行する麻痺

現病歴：脳梗塞の既往があり左上下肢の不全麻痺があったが，昨日の朝より悪化して歩行困難感が出現．そのまま様子をみていたが夜より呼吸困難感が生じた．その後安静時胸部絞扼感が出現し30分持続したため，深夜0時半頃に息子夫婦により救急要請され搬送となった．胸部症状出現時に冷汗や放散痛，嘔吐などの症状はなく，上気道症状もなかった

既往歴：高血圧，糖尿病，脳梗塞（左不全麻痺）

内　服：シロスタゾール，スルホニル尿素（SU）薬，ビグアナイド（BG）類，DPP4阻害薬（血糖降下薬），ARB・Ca拮抗薬配合剤，スタチン，PPI

アレルギー歴：なし

生活歴：飲酒喫煙歴なし，体型：肥満

来院時現症：BT 38.0℃，BP 155/74 mmHg，HR 38/min，RR 10/min，SpO₂ 97%（6L O₂ mask）

意　識：GCS13（E3V4M6）

頭　部：眼瞼結膜貧血なし

頸　部：項部硬直なし

胸　部：wheeze（−），crackle（−），心雑音（−）

腹　部：肥満，圧痛なし

四　肢：下腿浮腫なし

神経所見：瞳孔3 mm/3 mm，対光反射＋/＋，他顔面に異常所見なし，Barre test 左回内し軽度落下，Mingazzini test 左軽度落下，四肢感覚低下なし，指鼻指試験 左右差なし，回内回外試験 左右差なし

症状・症候から攻める！ Ⓐ

- 〇 洞性徐脈：加齢により洞性徐脈になっていることもある．
- 〇 房室ブロック：心筋梗塞が原因でなっている可能性もあり除外が必要．
- 〇 洞不全症候群：高齢者でもありリスクは高い．
- 〇 徐脈頻脈症候群：Afibの既往があれば可能性はある．
- 〇 薬剤性徐脈：高血圧治療中でCa拮抗薬を内服している．
- 〇 血管迷走神経反射：何かしらの刺激に誘発されて起こっている可能性がある．
- 〇 高K血症：徐脈性不整脈の原因として外せない．
- 〇 低K血症：摂取不足の可能性も除外できない．
- ✕ 低体温症：高体温であり否定的．

こんな症状にも注意！

Ⓐ 徐脈をみたらすぐに低血圧がないかをみる．徐脈＋低血圧の鑑別は「VF AED ON」で覚える．
- V：Vasovagal reflex（迷走神経反射）
- F：Freezing（低体温）
- A：AMI, Adamstokes, Acidosis（心筋梗塞/アシドーシス/不整脈）
- E：Endocrine, Electrolyte（電解質異常/内分泌）
- D：Drug（薬剤性）
- O：Oxgen（低酸素）
- N：Neurogenic（神経原性ショック）

異常所見 を探してみよう！

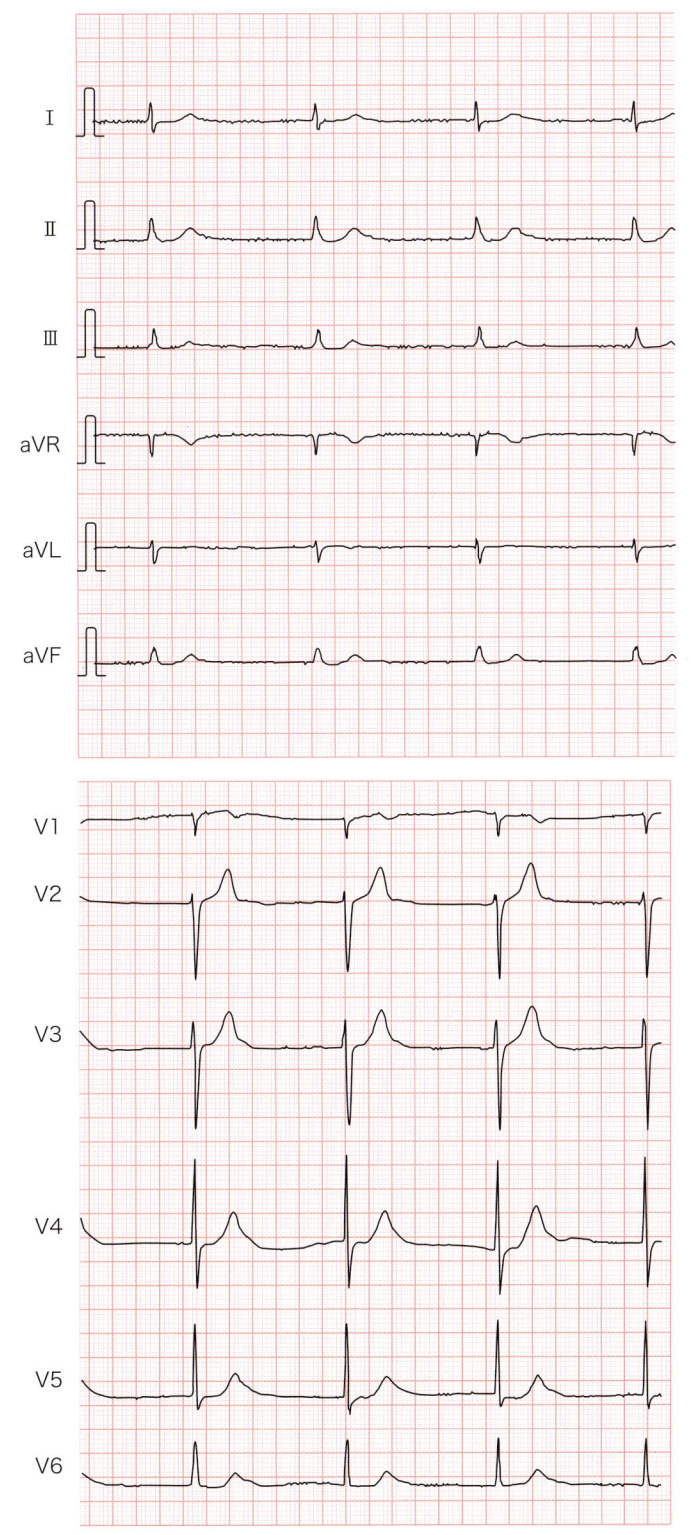

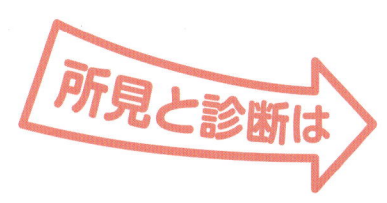

所見と診断は

心電図を攻める！

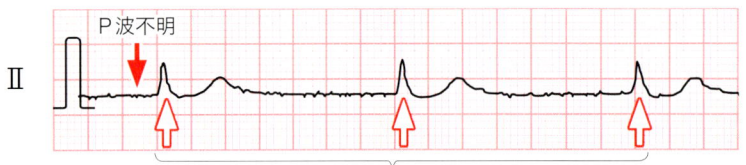

II　P波不明 ↓　　　RR間隔は正

- レート：45/min
- 軸：正軸
- P波の存在：各脈に先行するP波は不明
- P波とQRSの関係：P波が不明であるためQRSとの関係性も不明
- QRSの形：明らかな異常なし
- 間隔・幅（PR，QRS，QT）：明らかな異常なし
- ST-Tの異常：明らかなST変化は認めない
- その他（U波，融合収縮など）：特記事項なし

診断に迫る！

徐脈の鑑別診断を表1にまとめる．

P波の消失ということから，まず洞性徐脈は否定的で，PQ延長やP波とQRSが無関係になる洞房・房室ブロックも否定的となる．Afibはどうかと考えるとAfibならRR間隔の不整があるはずだが，それも認められない．したがって，何らかの原因で洞停止が起こっているのだと考えられる．

こういった洞停止による徐脈などを洞不全症候群（SSS）という．原因としては虚血性病変，炎症（心筋炎，心膜炎），心筋症，外科手術などの機械的圧迫，腫瘍，アミロイドーシス，ヘモクロマトーシス，遺伝性，変性疾患などさまざまである．リスクファクターとしては65歳以上[2]，心筋梗塞の既往，降圧薬・抗不整脈薬の内服，高K血症，甲状腺機能低下症，睡眠時無呼吸症候群（SAS），先天性心疾患術後，代謝異常がある[3]．

臨床症状としてはめまい，動悸，眼前暗黒感，失神，心不全などがありモニタリングを継続しつつ薬剤投与を試みることになる[2]．

使用する薬剤は第一に硫酸アトロピンで，ドパミンやアドレナリンの静注も使える[4]．効果が乏しいときは交感神経作動薬のイソプロテレノールなどを使用し，HRが90/min以上になる

表1 ● 徐脈の鑑別診断

虚血または梗塞	下壁梗塞（特に右室梗塞の合併）
神経原性の反射	血管迷走神経反射 頸動脈洞過敏症 腹腔内出血 頭蓋内圧亢進
代謝，内分泌，環境	甲状腺機能低下症 高K血症 低体温症
感染症（感染症後）	Chagas病 Lyme病 ウイルス感染 梅毒
中毒	処方薬のチェック，過量内服

文献1より作成

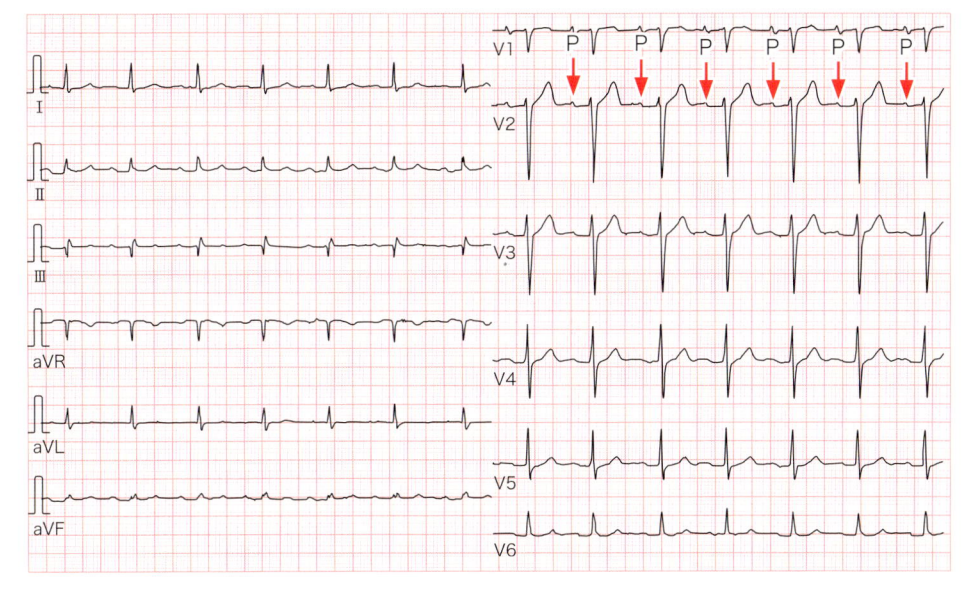

図1 ●薬剤使用後の心電図

か，投与前の30％以上増加するかを見る[B]．薬剤に反応がなければ一時的ペースメイキングが必要となり，薬剤投与前にスタンバイペーシング（パッドを貼っておく）も必要となる．また，薬剤に反応がない場合，循環動態が不安定な場合は早急に循環器科医にコンサルトする．重度のSSSの場合はペースメーカー埋め込みとなる．

センスアップ！

[B] 薬剤投与した後の心電図を必ずとって変化を確認しよう．

その後の経過

本症例では硫酸アトロピン0.5 mg静注には反応がなくイソプロテレノール0.01〜0.03 μg/kg/min投与によりHR 70 / minまで増加した．
投与後の心電図を図1に示す．
投与後ではP波はあるがST変化はなく，PQ延長から1度の房室ブロック所見である．その後，頭部MRIにて脳梗塞が認められSSSによる心原性脳梗塞および心不全，誤嚥性肺炎による発熱としてICU入院となり，状態が落ち着いた後，循環器科にてペースメーカー埋め込みとなった．

最終診断 ▶ 洞不全症候群（SSS）

Basic Lecture

洞不全症候群の考え方

　ペースメーカーである洞機能が停止しているにもかかわらず，なぜ心室の収縮（QRS）が起きているのかというと，補充収縮という現象が起きているからと考えられる．心臓の興奮伝導指示は「会社組織」によくたとえられる．会社には社長がいて，社長からの命令を部長がまとめて社員に指示を出して運営されるものだ．社長の指示が社員に届かない状態をどこかでブロックが起きているといい，このまま部長や社員が何もしなければ利益が上がらず会社は赤字（Adams-Stokes症候群）になったり，倒産（死亡）してしまう．この場合，命令を出す社長は心房，命令をまとめて伝達する部長は房室接合部，社員は心室となる．

　会社が倒産するかもしれないと思った部長や社員は，社長の命令が届かなくても（社長が死んでいるか，ぼーっとして仕事をしない状態）自主的に仕事をして何とか会社を存続させようとする．この動きを補充収縮という．部長が指示を出して社員が働く（房室接合部で興奮が起きて心室収縮が起きている）状態を房室接合部調律（junctinal rhythm）という．部長もダメで社員だけが頑張っている状態を心室性補充調律（idioventricular rhythm）という．通常，社長がダメなら部長が頑張るのと同様に，心臓でもほとんどの場合は房室接合部調律となる．余談だが社長から部長へ指示が届かない状態が洞房ブロック，部長から社員へ指示が届かない状態が房室ブロックということになる．

　さて，この症例の心電図ではP波がまったく見えない．細かくいうと房室接合部調律でもP波（この場合逆行性P波）が見える場合が実はある．それは房室接合部のどこで興奮が起きているかによっているのだ．わかりにくいので図2で説明する．

　図2の通り房室接合部の中心で興奮が起きた場合はP波とQRSが重なるため，P波の消失という現象が起きる．頻度からすると心室性補充調律より房室接合部調律のほうが高く，QRSの幅は心室性補充調律が広いのに比較して房室接合部調律ではQRSは基本調律と同じである．

　今回は房室接合部調律疑いとなった．他にP波の消失が起こるものに高K血症があげられるが，一般的に高K血症ではQRSの拡大やT波の先鋭化があるが，本症例では採血結果からも高K血症は否定的であった．

房室接合部の前で　　房室接合部の中心で　　房室接合部の後で
興奮が起きた場合　　興奮が起きた場合　　　興奮が起きた場合

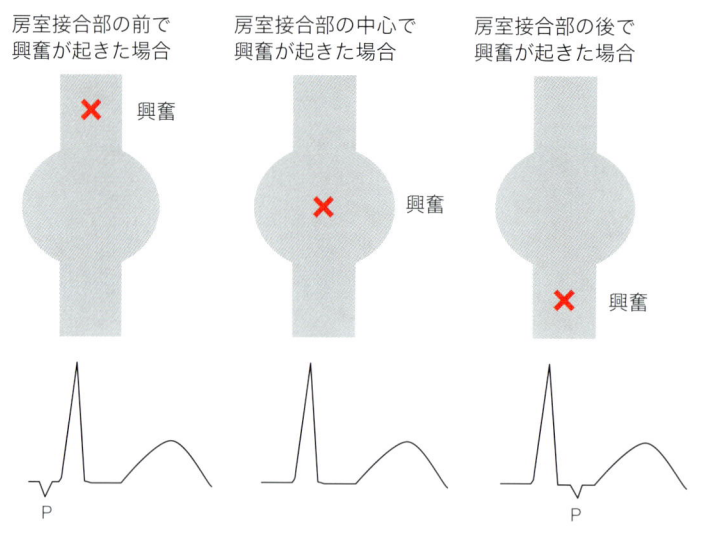

図2 ● 房室接合部と興奮，P波の関係

まとめ

- 徐脈性不整脈ではP波の消失の有無から鑑別が大きく絞り込める．
- 心電図では心房（社長），房室接合部（部長），心室（社員）のどこで興奮が起きているのかを判読する．
- SSSでの対応はスタンバイペーシング，薬剤投与．治療不応性や血圧が低いときはすぐに循環器科医Callを！

文献

1) Dean N：Emerg Med Pract, 15：1-15, 2013
2) Dobrzynski H, et al：Circulation, 115：1921-1932, 2007
3) Semelka M, et al：Am Fam Physician, 87：691-696, 2013
4) Neumar W, et al：Circulation, 122：S729-S767, 2010

略語一覧

ACC：American College of Cardiology（米国心臓病学会）
ACLS：advanced cardiovascularlife supportadvanced cardiac life support（二次救命処置，2次循環救命処置）
ACS：acute coronary syndrome（急性冠症候群）
Afib：atrial fibrillation（心房細動）
AFL：atrial flutter（心房粗動）
Aflut：atrial flutter（心房粗動）
AHA：American Heart Association（米国心臓協会）
AICD：automatic implantable cardioverter-defibrillator（植込み型自動除細動器）
AMI：acute myocardial infarction（急性心筋梗塞）
ARVD：arrhythmogenic right ventricular dysplasia（不整脈原性右室異形成）
AV block：atrioventricular block（房室ブロック）
AVM：arteriovenous malformation（動静脈奇形，脳動静脈奇形）
AVNRT：atrioventricular nodal reentrant tachycardia（房室結節回帰性頻拍）
AVRT：atrio-ventricular reciprocating tachycardia（房室回帰性頻拍）
AV結節：atrioventricular node, A-V node（房室結節）
BNP：brain natriuretic peptide（脳性ナトリウム利尿ペプチド）
BP：blood pressure（血圧）
BT：body temperature（体温）
CABG：coronary artery bypass grafting（冠動脈バイパス術）
CAM：clarithromycin（クラリスロマイシン）
CHF：congestive heart failure（うっ血性心不全）
CI：confidence interval（信頼区間）
COPD：chronic obstructive pulmonary disease（慢性閉塞性肺疾患）
CPA：cardiopulmonary arrest（心肺停止）
CPR：cardiopulmonary resuscitation（心肺蘇生，心肺蘇生法）
Cr：serum creatinine（血清クレアチニン）
CRP：C-reactive protein（C反応性蛋白）
CTZ：chemoreceptor trigger zone（化学受容体誘発帯）
CYP：Cytochrome P450（シトクロムP450）
DVT：deep vein thrombosis（深部静脈血栓症）
ECG：electrocardiogram（心電図）
EF：ejection fraction（駆出率）
EM：erythromycin（エリスロマイシン）
EPS：electrophysiologic study（電気生理学的検査）
GCS：Glasgow Coma Scale（グラスゴー・コーマ・スケール）
HCM：hypertrophic cardiomyopathy（肥大型心筋症）
Hct：hematocrit, hematocrit value（ヘマトクリット値）
HOCM：hypertrophic obstructive cardiomyopathy（肥大型閉塞性心筋症，閉塞性肥大型心筋症）
HR：heart rate（心拍数）
IC-PC：internal carotid-posterior communicating（内頸動脈後交通動脈分岐部）
ICD：implantable cardioverter defibrillator（植込み型除細動器）
IRBBB：incomplete right bundle branch block（不全右脚ブロック，不完全右脚ブロック）

JCS：Japan Coma Scale（ジャパン・コーマ・スケール）
LAD：left anterior descending artery（左前下行枝）
LCX：left circumflex artery（左回旋枝）
LMT：left main coronary trunk（左冠動脈主幹部）
MAT：multifocal atrial tachycardia（多源性心房頻拍）
MCLS：mucocutaneous lymph node syndrome（小児急性熱性皮膚粘膜リンパ節症候群，川崎病）
MI：myocardial infarction（心筋梗塞）
NICU：neonatal intensive care unit（新生児集中治療室）
NSAIDs：nonsteroidal antiinflammatory drugs（非ステロイド性抗炎症薬）
NSTEMI：non-ST elevation myocardial infarction（非ST上昇型心筋梗塞）
OR：odds ratio（オッズ比）
PAC：premature atrial contraction（心房期外収縮）
Paf：paroxysmal atrial fibrillation（発作性心房細動）
PAT：paroxysmal atrial tachycardia（発作性心房頻拍）
PCI：percutaneous coronary intervention（冠動脈インターベンション，経皮的冠動脈形成術）
PCPS：percutaneous cardiopulmonary support（経皮的心肺補助法）
PE：pulmonary embolism（肺動脈塞栓症）
PEA：pulseless electrical activity（無脈性電気活動）
PERC：pulmonary embolism rule-out criteria（肺塞栓除外基準）
PMT：pacemaker mediated tachycardia（ペースメーカー関連頻脈）
PPI：proton pump inhibitor（プロトンポンプ阻害薬）
PR：pulse rate（脈拍数）
PSVT：paroxysmal supraventricular tachycardia（発作性上室頻拍）
PVC：premature ventricular contraction（心室期外収縮）
RCA：right coronary artery（右冠動脈）
RR：respiratory rate（呼吸数）
RVR：rapid ventricular response（急速心室反応）
SAH：subarachnoid hemorrhage（くも膜下出血）
SAS：sleep apnea syndrome（睡眠時無呼吸症候群）
SBP：systolic blood pressure（収縮期血圧）
SSS：sick sinus syndrome（洞不全症候群）
STEMI：ST-elevation myocardial infarction（ST上昇型急性冠症候群，ST上昇型心筋梗塞）
SVT：supraventricular tachycardia（上室性頻拍）
TCA：tricyclic antidepressants（三環系抗うつ薬）
TdP：torsades de pointes（トルサード・ド・ポアン，トルサード・ド・ポワント）
tPA：tissue plasminogen activator（組織プラスミノーゲンアクチベータ）
TSH：thyroid stimulating hormone（甲状腺刺激ホルモン）
V-A ECMO：extra corporeal membrane oxygenation（膜型人工肺）
VF：ventricular fibrillation（心室細動）
VT：ventricular tachycardia（心室頻拍）
WCT：wide complex tachycardia（頻脈で幅の広いQRS）
WPW：Wolff-Parkinson-White syndrome（Wolff-Parkinson-White症候群）
#4PD：posterior descending artery（後下行枝）

索引

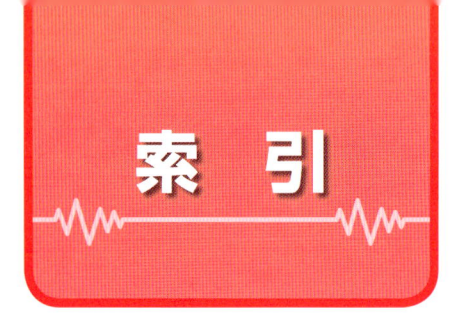

太　字：主訴として掲載されているページ
色文字：最終診断として掲載されているページ

数字

1度房室ブロック	85
3度房室ブロック	114

英文

A

Afib	121
Afib with aberrant conduction	121
Afib with pre-excitation	121
Afib w/ RVR	156
AMI	91, 95
ARVD/C	60, 61
aVRにおけるR波増高	12, 180

B〜E

Brugadaアルゴリズム	151
Brugada症候群	47, 48, 60
Capture beat	185
chemoreceptor trigger zone	167
CTZ	167
de Winter ST/T wave complex	111
DVT	71
δ波	52
EPS	46
ε波	60

F〜M

fascicular tachycardia	136
fusion beat	185
Griffithアルゴリズム	151
HOCM	60
ICD	48
irregular wide complex tachycardia	120, 121
Long QT	60
MCLS	53
MI	164

P

PAf	48
PAT with block	166
PE	57, 70, 107
PERCルール	107
PMT	132
PQ延長	166
PR上昇	74, 98
PR低下	74, 98
pseudo infarction	53
pseudo infarction pattern	52
pseudo VT	120
PSVT	141, 147, 150
Pulmonary Embolism Rule-out Criteria	107

Q〜R

QRS延長	12
QRS幅の延長	180
QTc	42
QT延長，QTc延長	42
QT延長症候群	38, 42
QT間隔延長	42
QT間隔短縮	166
R Wave to Peak Time（RWPT）	151

S

SAH	25
slow Afib	162
SSS	193
STEMI	102
ST上昇	72, 74, 75, 76, 98, 170
ST上昇型急性心筋梗塞	103
ST低下	24
ST変化	99
SVT	188

T

TCA	10, 178
TCA中毒	12, 13, 180, 181
TdP	38
torsade de pointes	39, 43
T波陰転化	60
T波の陰性化や平坦化	16
T波変化（平坦化や陰転）	166

U〜W

U波	166
Vereckeiアルゴリズム	151
VF	35, 47
VT	136, 137, 185
Wellens' 症候群	67, 127
Wells criteria	57
wide complex tachycardia	121
wide QRS	120
WPW	60
WPW症候群	53, 121

和文

あ行

アブレーション既往	148
息切れ	64
意識障害	10, 14, 18, 22, 26, 178
イプシロン波	60
陰性T波	24
右室梗塞	78, 80
右室負荷	106
右側胸部誘導	78
嘔気	124, 164, 172
嘔吐	124, 138, 160, 168

か行

顔色不良	186
化学受容体誘発帯	167
カテーテル	26
下壁梗塞	79, 85
癌性心外膜炎	99
完全房室ブロック	117
顔面打撲	36
起座呼吸	92
急性心筋梗塞	85, 91, 95
急性大動脈解離	80
胸痛	54, 64, 68, 72, 76, 82
虚血性心疾患	148
くも膜下出血	25
痙攣	181

INDEX

下痢 168, 172
高K血症 29, 162
高Mg血症 20
抗菌薬 40, 43
高血圧 22
甲状腺機能低下 16
広範前壁心筋梗塞 171
後壁梗塞 85
呼吸苦 68, 88, 100, 104, 108, 134
呼吸困難 14, 54, 96

さ行

左脚ブロック 91
左脚ブロック既往 88
三環系抗うつ薬中毒 13, 181
ジギタリス効果 166
ジギタリス中毒 166, 167
失神 32, 36, 40, 44, 50, 54, 114
上室性頻拍 188
小児QRS幅の正常値 140
食欲低下 164
食欲不振 172
ショック 18
徐脈 18, 26, 76, 160, 190
徐脈性不整脈 115
心外膜炎 72, 75, 98, 99
心筋炎 185
心筋梗塞 170
心筋心外膜炎 75
心室細動 35, 47
心室性不整脈 60
心室頻拍 185

心臓電気生理学的検査 46
心タンポナーデ 96, 99
心肺停止 108
心房細動 121
心膜摩擦音 72, 75, 99
精神科通院中 178
前失神 58
全身倦怠感 160
早期再分極 75
束枝頻拍 136

た行

大動脈解離 76
多形性VT 120
立ちくらみ 58
だるさ 182
単形性VT 120
炭酸水素ナトリウム 13
低K血症 175
低電位 16
動悸 44, 130, 134, 138, 144, 148, 154
洞不全症候群 114, 193
特発性単形性心室頻拍 137
トルサード・ド・ポワント 43

な行

粘液水腫性昏睡 17
脳血管障害 24

は行

肺動脈塞栓症 57, 70, 107

発熱 182
非圧痕性浮腫 14
非小細胞性肺癌 96
頻脈 10
頻脈性の心房細動 156
浮腫 14
不整脈原性右室異形成/心筋症 60
浮遊感 114
ペースメーカー 130
ペースメーカー関連頻脈 132
ベラパミル感受性VT 137
ベラパミル中毒 162
房室解離 136
捕捉収縮 136
発作性上室頻拍 141, 147, 150
発作性心房細動 48
盆状ST低下 166

ま行

麻痺 190
無痛性心筋梗塞 171
めまい 118, 124

や行

薬剤性QT延長症候群 43
融合収縮 136

ら行

良性早期再分極 75

197

編者プロフィール

渡瀬剛人（Taketo Watase）

Division of Emergency Medicine, Harborview Medical Center, University of Washington

2003年名古屋大学卒業，2007年にアメリカ西海岸のポートランドに渡りレジデンシーとフェローを修了．2012年よりシアトルのワシントン大学救急スタッフとして働く．ERのオペレーションに主に携わる．Harborview Medical Centerの呼吸管理 Associate Medical Director．アメリカ救急専門医，MBA取得．

主訴から攻める心電図
異常波形を予測し、緊急症例の診断に迫る！

2015年11月10日　第1刷発行	編　集　渡瀬剛人
	著　者　EM Alliance 教育班
	発行人　一戸裕子
	発行所　株式会社 羊　土　社
	〒101-0052
	東京都千代田区神田小川町2-5-1
	TEL　　03（5282）1211
	FAX　　03（5282）1212
	E-mail　eigyo@yodosha.co.jp
ⓒ YODOSHA CO., LTD. 2015	URL　　http://www.yodosha.co.jp/
Printed in Japan	装　幀　山口秀昭（Studio Flavor）
ISBN978-4-7581-0755-6	印刷所　株式会社平河工業社

本書に掲載する著作物の複製権，上映権，譲渡権，公衆送信権（送信可能化権を含む）は（株）羊土社が保有します．
本書を無断で複製する行為（コピー，スキャン，デジタルデータ化など）は，著作権法上での限られた例外（「私的使用のための複製」など）を除き禁じられています．研究活動，診療を含む業務上使用する目的で上記の行為を行うことは大学，病院，企業などにおける内部的な利用であっても，私的使用には該当せず，違法です．また私的使用のためであっても，代行業者等の第三者に依頼して上記の行為を行うことは違法となります．

JCOPY　〈(社)出版者著作権管理機構　委託出版物〉
本書の無断複写は著作権法上での例外を除き禁じられています．複写される場合は，そのつど事前に，(社)出版者著作権管理機構（TEL 03-3513-6969，FAX 03-3513-6979，e-mail：info@jcopy.or.jp）の許諾を得てください．

羊土社のオススメ書籍

救急ICU薬剤ノート
希釈まで早わかり！

清水敬樹／編

救急・ICUで頻用する180の薬剤が使いこなせる！「何で溶かして何分で投与する？」といった超具体的な希釈・投与方法がわかり，計算なしでも投与ができる．エキスパートからのアドバイスも盛りだくさん！

- 定価（本体4,500円＋税） ■ B6変型判
- 375頁 ■ ISBN 978-4-7581-1764-7

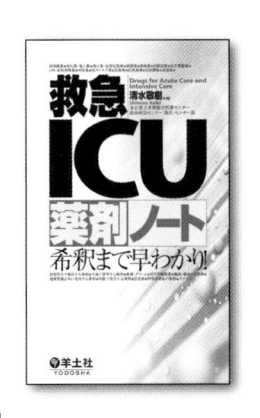

救急・ICUの体液管理に強くなる
病態生理から理解する輸液、利尿薬、循環作動薬の考え方、使い方

小林修三，土井研人／編

急性期の体液管理について，各病態ごとに，病態生理をふまえながらしっかり解説！輸液のほか，利尿薬や循環作動薬の解説も充実！病態に応じた使い分けや処方例も掲載．呼吸・循環を中心とした全身管理に役立つ！

- 定価（本体4,600円＋税） ■ B5判
- 367頁 ■ ISBN 978-4-7581-1777-7

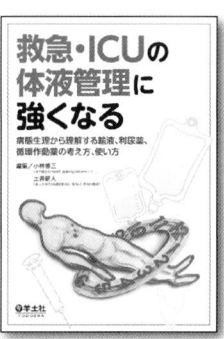

ER実践ハンドブック
現場で活きる初期対応の手順と判断の指針

樫山鉄矢，清水敬樹／編

ERで必要な知識を網羅した決定版．初療からDispositionまでの対応手順と考え方を明確に示し「いつ何をすべきか」がわかる．役立つ知恵とテクニックも満載．知りたい情報をサッと探せる，頼りになる1冊

- 定価（本体5,900円＋税） ■ A5判
- 620頁 ■ ISBN 978-4-7581-1781-4

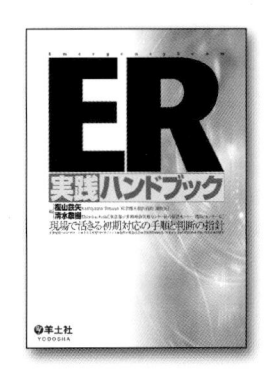

教えて！ICU Part 2
集中治療に強くなる

早川 桂／著

レジデントノート誌の人気連載の単行本化，待望の2巻目！
教科書では教えてくれない，ICUの現場で必ずぶつかる疑問や，日頃気になっているアレコレについて，研修医目線でやさしく噛み砕いて解説！

- 定価（本体3,800円＋税） ■ A5判
- 230頁 ■ ISBN 978-4-7581-1763-0

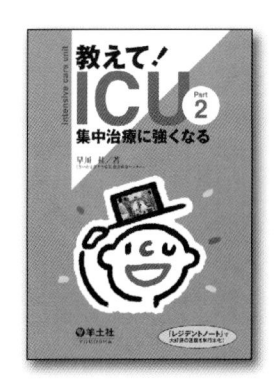

発行 羊土社 YODOSHA
〒101-0052　東京都千代田区神田小川町2-5-1　TEL 03(5282)1211　FAX 03(5282)1212
E-mail：eigyo@yodosha.co.jp
URL：http://www.yodosha.co.jp/

ご注文は最寄りの書店，または小社営業部まで

羊土社のオススメ書籍

犯人は誰か？ 循環器臨床の推理の極意
the great debates from CADET

香坂　俊／監，
香坂　俊，水野　篤，永井利幸，
西原崇創／編著

研修医に人気のCADETセミナーを，カンファ形式でそのまま再現！診断基準やガイドラインを現場でどう活かす？難しい症例の糸口は？教科書にはない，現場の医師の考え方や臨床の「ホントのところ」がよくわかる！

- 定価（本体3,800円＋税）
- A5判
- 215頁
- ISBN 978-4-7581-0750-1

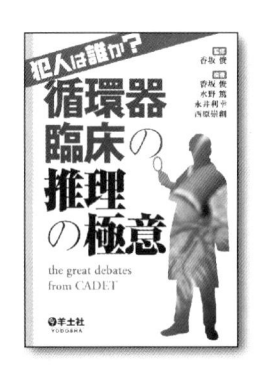

研修医のための 見える・わかる 外科手術
「どんな手術？何をするの？」基本と手順が
イラスト300点でイメージできる

畑　啓昭／編

研修で出会いうる50の外科手術について，初期研修医向けに解説した1冊！所要時間・出血量などの基本情報や，手術の手順を，イラストを用いて噛みくだいて解説．これを読めば，手術がイメージできるようになる！

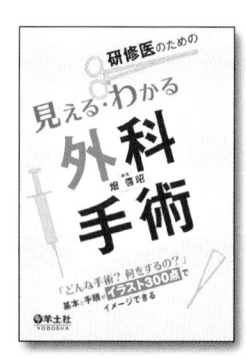

- 定価（本体4,200円＋税）
- A5判
- 約370頁
- ISBN 978-4-7581-1780-7

研修医に絶対必要な 器具・器械 がわかる本。
使い方と使い分けマスターガイド

野村　悠，田中　拓，
箕輪良行／編

同じような器具だけど，どう違う？どう使う？日常診療，救急，手術の現場でよく使う器具の特徴や，意外と知らない同じ用途の器具同士の違いと使い分けがよくわかる！研修医の手技上達の近道となる1冊！

- 定価（本体2,900円＋税）
- B6変型判
- 237頁
- ISBN 978-4-7581-1775-3

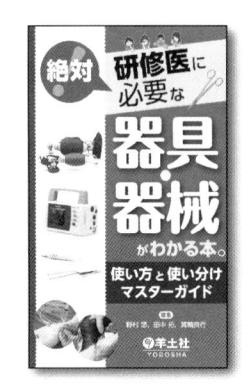

症状と患者背景にあわせた 頻用薬の使い分け 改訂版

藤村昭夫／編

頭痛や不眠，めまいなど，よく出合う症状別に頻用する薬の特徴を比較して解説．患者の年齢や基礎疾患，本人の希望などあらゆる状況を考慮した薬選びのコツがよくわかる．処方例も充実し日常診療にすぐ活かせる一冊！

- 定価（本体3,600円＋税）
- A5判
- 333頁
- ISBN 978-4-7581-1779-1

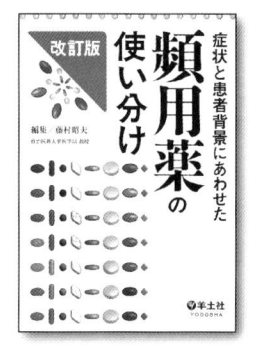

発行　羊土社 YODOSHA
〒101-0052　東京都千代田区神田小川町2-5-1　TEL 03(5282)1211　FAX 03(5282)1212
E-mail：eigyo@yodosha.co.jp
URL：http://www.yodosha.co.jp/

ご注文は最寄りの書店，または小社営業部まで